LA RISA Y LA SALUD

RUBEN DELAURO

LA RISA Y LA SALUD

***

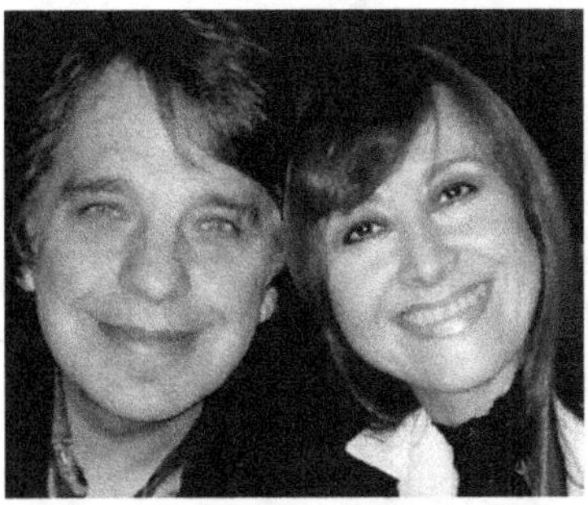

Con la colaboración de MIRTHA MANNO

***

Colección NUEVA SALUD

Delauro, Rubén-Manno, Mirtha
La risa y la salud / Rubén Delauro. - 2a ed . –
Ciudad Autónoma de Buenos Aires : Nueva Risa Ediciones, 2016.
308 p.; 22 x 15 cm.

ISBN: 9781792752742

1. Ciencias de la Salud. I. Título.
CDD 158.1

Diseño de tapa: Rubén Delauro
Caricatura de contratapa: Guflo/2004
Ilustraciones internas: Rubén Delauro (excepto las que se indican)

Primera edición: Junio, 2006
Segunda edición: Junio, 2016

Este libro está dedicado a
mi compañera y esposa MIRTHA MANNO,
por su alma inspiradora,
por su personalidad positiva y alegre,
y por su risa muy sonora;

y a VALENTIN, nuestro hijo,
que ya vino a este mundo sabiendo
del valioso poder de reír y de hacer reír,
recibido de médico a los 24 años
y actual cantante lírico.

PRÓLOGO A LA SEGUNDA EDICIÓN

Han pasado algunos años desde que se imprimió la primera edición de este libro que tienes en tus manos ahora, y que seguramente comprarás para llevarlo a tu casa y disfrutar de su lectura. En esta segunda edición hemos corregido muchos conceptos de aquél primer intento. También he agregado frases al pié de las páginas; algunas muy profundas, otras con un sano humor.

Algunos temas pasaron como material para otros libros y que corresponden a lo que he llamado **Colección Nueva Salud**: *"El Alma y la Salud"*, *"La Energía y la Salud"* (continuación del anterior), *y "Los Maestros y la Salud"*. Igualmente hubo capítulos que engrosaron el libro que es continuación de éste: *"La Alegría y la Salud"*. Hay un título que compone la colección (escrito por mi compañera Mirtha Manno) que, aunque desde otra perspectiva, también está integrado: *"Telepatía entre planos-Mensajes de los Guías"*. El séptimo libro, junto con este referido a la risa, son --a nivel personal-- mis dos favoritos: *"Sobre Jesús: quien quiera oír que oiga"*.

A pesar que esta segunda edición está más reducida, he agregado aquí nuevos estudios bien recientes sobre los --por momentos-- inacabables laberintos de la risa, en especial en cuanto a su relación con la salud psicofísica y hasta con la historia de la humanidad.

Fuimos **pioneros** en Argentina (como en gran parte de Latinoamérica) en trabajar profesionalmente con la risa y, hasta el momento, la única Escuela de la especialidad con Plan de Estudios conformando casi una "carrera corta". Por ello, siempre presente está el recuerdo de y hacia los que fueron y son **alumnos** por confiar en poner mucho de sus vidas en nuestras manos. Tenemos la serena certeza de haber contribuido a un **cambio** de vida en la gran mayoría de esas personas y eso nos alienta a ir por más: por más aprendizaje, por más conocimiento, por más experiencia, por más personas...

La risa es la única medicina gratis del mundo, el mejor partido político, el más perfecto equipo de fútbol, la más sana religión, la mejor inversión. Pero cuando te olvidas de reír, te olvidas del amor, te olvidas de las canciones, te olvidas de la danza; no sólo te olvidas de reír. La gente toma todo tan seriamente que están agobiados. Y tal vez es posible que se les haya desaparecido la risa en años. Para ello, la *risaterapia*.

Esperamos compartir contigo la renovada experiencia de este nuevo intento por conceptualizar la risa. *¡Muchas gracias!*

Rubén Delauro - Mirtha Manno (2016, Buenos Aires, Argentina)

UN CAMINO CORTO... Y PARECE TAN LARGO...

"La risa, remedio infalible", quien no conoce o escuchó hablar de esa sección que, desde la década de 1930, es parte fundamental de un clásico mundial en revistas tipo libro: las *"Selecciones del Reader's Digest".* Cualquier persona, haya leído o no esa revista, con sólo escuchar la frase piensa: "¡que gran verdad es ésa!".

Es como que se intuye que la risa es un "remedio" infalible, que hace bien, que mejora el ánimo y el físico, y se termina aceptando otra frase célebre y popular: **la risa ES salud**. ¿Alguna vez ha encontrado a alguien que no esté de acuerdo con esa vieja afirmación? Parece que nadie lo duda. Pero, cabe la pregunta: "¿**por qué** la risa es salud?" Pues porque provoca *respuestas neurofisiológicas* beneficiosas en nuestro organismo: el hábito de reír se transforma en *realidades bioquímicas* concretas. Bien, pero persiste la pregunta: "¿por qué?", y sobre todo, "¿cómo?" se producen esas reacciones. En este libro se va a enterar.

Ahora bien, si la risa es tan saludable y, no obstante, nos reímos tan poco, ¿cómo acceder a esos beneficios de manera **consciente**?, sin tener que esperar a que alguna circunstancia nos haga reír. ¿Cómo recuperar la sonrisa y la risa perdidas? En este libro se va a enterar.

Y más aún: lo va a poder poner en práctica.

¿Sabe a que se le llama "sincronicidad"o "sincronismo"?

Término acuñado nada menos que por Carl Jung, y que se menciona desde la metafísica o desde la angelología: son acontecimientos o vidas que están alejados entre sí en el tiempo y que no parecen tener ningún tipo de relación, hasta que en algún momento, *sincrónicamente*, se "cruzan" o se "tocan" o se "juntan" y es en ese momento cuando uno advierte la relación que tenían. Y se comienza a encontrarle explicación a muchas cosas. Y los detalles se agolpan y se ordenan. Y todo empieza a aclararse y hasta a justificarse.

Eso nos pasó a Mirtha y a mí, con la particularidad de que, a partir de ese "cruce" continuamos juntos en el mismo camino... Ocho años después, en un parto normal, encarnó otra alma con similares características, nuestro hijo Valentín, que --conociéndolo, claro está, de antemano-- vino a agregarse a nuestro propósito de vida actual: transmitir una enseñanza con y a través de la risa.

Siendo niños, Mirtha y yo, y muy alejados entre sí geográficamente (nacimos en ciudades muy distantes), comenzamos a tener experiencias parecidas. Una de ellas muy graciosa: ambos pensábamos --al leer *Selecciones*-- que la risa, como "remedio" infalible, se podía ingerir como "grageas". No comprendíamos el sentido de la frase. Ya en el colegio a ambos nos gustaba "actuar en público". Personalmente fui siempre un hábil "cuenta-chistes". Luego, de adolescentes, a ambos nos apasionaban las lecturas esotéricas.

Por razones de salud de mi padre, nos fuimos a vivir con mi madre al centro geográfico de nuestro país Argentina, a la ciudad de Cosquín, en las serranías cordobesas, muy cerca de la capital de esa provincia de Córdoba, donde vivía Mirtha. Al fallecer mi padre, abandoné los estudios de abogacía en cuarto año y me dediqué profesionalmente a la actividad actoral. Conocí a un maravilloso y anciano maestro de voz y canto, Eloy Iriondo, con quien perfeccioné mi voz hablada. También, en su momento, estudió Mirtha con él. Como actor logré un premio muy importante otorgado por la Fundación del Banco Regional de Córdoba por mi interpretación de un conocido unipersonal dramático titulado *"Las manos de Eurídice"*, del autor brasilero Pedro Bloch quien, "sincrónicamente", fue médico especializado en el habla y en el lenguaje.

Dirigí teatro y posteriormente comencé con la enseñanza y formación de actores. Allí se presentó un día a estudiar teatro: Mirtha, muy joven y entusiasmada con una carrera universitaria que yo desconocía, la fonoaudiología.

Fue en ese entonces que me propusieron hacer humor con algún personaje cómico en la televisión cordobesa y le pedí a Mirtha que me acompañe como partenaire. Fue el primer programa local (*"Gran Club Casino"*) y la primera vez que actores cordobeses irrumpían en la TV provincial. Aunque personalmente me costó reconocer que hacer humor no era un género "menor", el éxito fue tan grande que nos marcó para siempre. Decidimos dedicarnos a hacer reír a la gente. Tuvimos la oportunidad de construirnos una sala de teatro (220 localidades) y transitar la experiencia de ser durante algún tiempo "empresarios" teatrales.

Paralelamente, elegí a Mirtha como actriz en una pieza teatral que yo había escrito adaptándola de una novela de Eduardo Gudiño Kieffer (*"Guía de Pecadores"*), y que titulé *"Prohibido aflojar"* (título que fue un paradigma en nuestra vida), y por la cual obtuve el premio "Trinidad Guevara" a la mejor labor protagónica masculina en teatro, otorgado por los SRT de la Universidad de Córdoba. Éramos sólo un actor y una actriz para crear varios personajes. Gran esfuerzo, pero aprendíamos y nos divertíamos.

El mismo Gudiño nos alentó para presentarnos en Buenos Aires. Había comenzado auspiciosamente una nueva vida: ya éramos pareja, actuábamos juntos en teatro y en la ciudad capital de la Argentina.

Hubo muy buenos momentos: excelentes críticas, intervenciones en cine y en televisión, yo fui recomendado por una gran actriz argentina, Tita Merello, para interpretar aquel personaje "tarambana" que hacía en la TV cordobesa, en un programa muy famoso de Canal 9 de Buenos Aires: *"Sábados de la Bondad"* (el personaje se llamó *Prometeo Contrera* y era un político cómico).

Fue en ese entonces cuando Mirtha tomó la decisión de que ingresemos en la Facultad de Medicina de la UBA (Universidad de Buenos Aires) para estudiar la carrera de Fonoaudiología. Una experiencia muy enriquecedora.

Simultáneamente comenzamos a crear, siempre en pareja, *shows de humor*, los cuales --junto al apoyo financiero que nos brindó mucho tiempo mi madre Aída-- nos permitieron cursar económicamente la nueva carrera universitaria. Comenzamos a "amenizar" humorísticamente todo tipo de eventos, pero se hacía complicado ya que era como "desdoblarse" entre la medicina y la actuación cómica. Necesitábamos amalgamar armoniosamente ambas actividades.

Como siempre ocurrió, fue Mirtha la que introdujo en nuestra existencia ciertas lecturas que nos fueron de gran ayuda, primero espiritual y material después: aparecieron Louise L. Hay con *"Usted puede sanar su vida"* y Conny Méndez con sus libros de Metafísica Cristiana. Luego esa obra inspirada pero difícil que es "*Un Curso de Milagros"*. Nuevos conceptos empezaron a abrirse camino con el enorme peso que tienen ciertas "verdades", vengan de la extracción que sea. Los autores empezaron a sucederse de manera imparable, desde la línea llamada "actitud mental positiva", pasando por lo científico, hasta la línea "espiritual": Napoleón Hill, Dale Carnegie, Og Mandino, Raymond A. Moody, Rubén Cedeño, Wayne L. Dyer, Deepak Chopra, Ignacio Larrañaga, Sai Baba... y muchísimos más.

Nos graduamos con muy buenas calificaciones, y comenzamos a ejercer la profesión en hospitales bajo la tutela de una maestra de la fonoaudiología argentina: la doctora Ethel Wells de Píccoli; posteriormente nos especializamos en la voz hablada (foniatría) en consultorio particular.

Desempeñándonos como bibliotecarios ad-honorem de A.S.A.L.F.A (única asociación de fonoaudiología de nuestro país) decidimos presentar un trabajo (*"La voz y el habla en el lenguaje teatral"*) en el "XXII Congreso

Panamericano de Cirugía de Cabeza y Cuello", que resultó el primer premio entre 120 trabajos de toda América Latina.

Cuando nos invitaban a disertar sobre el tema, introducíamos en forma natural mucho humor en las conferencias, hasta que por una "sincrónica" sugerencia de un médico cardiólogo, decidimos incursionar en la importancia del buen humor, del deseo de vivir y de la risa en la salud. Así llegaron a nuestras manos los libros de Norman Cousins y uno de Raymond A. Moody dedicado al poder curativo de la risa.

Comenzamos a investigar lo que ya habíamos experimentado durante muchos años de humor profesional: *la gente quiere reír porque íntimamente siente que lo necesita, que le hace bien reírse...* pero nuevamente aparecía la pregunta: "**¿por qué**?".

Por sobre todo eso, deseábamos fervientemente poder combinar de alguna manera los conocimientos científicos y médicos adquiridos a través de la fonoaudiología, con la vasta experiencia como actores de humor. Al fin quedó conformado un "espectáculo-terapéutico" al que, en la actualidad, continuamos llamando *Seminario* (con chistes y hasta con un cuadro cómico musical, y ahora con la incorporación de nuestro hijo Valentín --recibido a los 24 años de médico-- cantando lírico), de dos horas y media de duración a través del cual logramos transmitir todos los fundamentos de nuestra propuesta con la risa y, al mismo tiempo, haciendo reír... y mucho.

Con él comenzamos a viajar por el interior y exterior de nuestro país, dictándolo en todo tipo de ámbitos (desde reuniones particulares, pasando por hospitales, instituciones, asociaciones, fundaciones, hasta salas de teatro), y para todo tipo de público, con idéntico resultado: un éxito sostenido.

Fue el segundo parto: nació "*La Risa y la Salud*".

Pero faltaban algunas experiencias personales. Mirtha padeció una neuralgia de trigémino que la llevó a poner en práctica lo que ya estábamos enseñando: *¡reírse a carcajadas* cuando le venían las agudas pulsaciones de dolor dentario! Junto con la medicación logró su recuperación en diez días, cosa que llamó poderosamente la atención del neurólogo que la medicaba.

Por mi parte, padecí una fuerte depresión que me llevó a la medicación, y como no mejoraba sentí la necesidad de acercarme a los "talleres de oración", hasta que advertí que la cosa venía desde lo *energético*, todo se debía a ciertas "influencias negativas", lo que nos motivó a buscar ayuda en dos profesores que compartían la misma emisora de radio FM donde nosotros teníamos un espacio dedicado a "la risa y la salud". Así conocimos a Luis Carlos Schweitzer (sobrino-nieto del famoso Albert) y Juan Carlos Spadafora, creadores de varios métodos de defensa energética.

Fue la introducción al mundo de los "otros planos" y de los seres espirituales; estudiamos radiestesia y radiónica y varias disciplinas de las llamadas "complementarias". La esperada alquimia del humor y lo científico se produjo.

Nacieron los *talleres vivenciales* y posteriormente, los *cursos:* un plan de estudios a través de cuatro niveles de aprendizaje, que se cursan cada uno cuatrimestralmente; tomó forma la *Escuela de Automejoramiento "La Risa y la Salud",* y un método propio al que llamamos *Método RH (risa holística)*: la enseñanza del poder curativo de la risa desde lo físico, lo mental-emocional y lo espiritual, que es el que --en parte-- desarrollamos en las próximas páginas. Un Método es un conocimiento a la vez teórico y práctico, donde hay un orden explicativo y aplicable, donde se brindan herramientas: hay pasos a seguir con diferentes técnicas y, sobre todo, con resultados.

Como en casi todos los emprendimientos originales, el boca a boca (en este caso "el risa a risa") resultó la mejor forma de difusión.

Aunque parecía que todavía faltaba algo (y tal vez haya más): comenzamos a contactarnos de una manera muy natural con nuestros Guías Espirituales --para mucha gente los Ángeles de la Guarda-- y Mirtha con los Guías de otras personas (sobre todo de los alumnos) de quienes tiene la enorme dicha de recibir información.

Al respecto, me pareció muy ilustrativo incluir aquí, por hacer directa alusión al tema de la risa que nos ocupa, un mensaje recibido o canalizado por Mirtha en ocasión de un fin de curso con alumnos del segundo nivel de aprendizaje. Fue presentado como *"mensaje para toda la escuela"*, y vino de alguien que fue en vida un ser humano muy especial, quien nos transmitió lo siguiente:

La risa forma parte del espíritu,
si ríes Dios ríe contigo...
La risa forma parte del campo de la vida,
si ríes tendrás trigo...
La risa forma parte de la sabiduría,
si ríes serás sabio...
La risa forma parte del intelecto,
si ríes serás un intelectual sano...
La risa forma parte del rezo,
quien reza ríe y quien ríe reza...
La risa es como las cuentas de un rosario,
más te ríes más la repites...

Como perlas rosadas
circula entre quienes la hacen circular...
La risa forma parte de la santidad,
el santo que ríe ayuda...
La risa forma parte de la religión,
quien ríe en su religión es un buen religioso...
La risa forma parte de las reuniones,
si ríes en una reunión creas alegría...
La risa forma parte de la naturaleza,
todo combina con la risa...
La risa es como el agua del mar,
como olas va y viene entre una sonrisa y una lágrima...
La risa es parte del mundo,
y de la vida de cada uno...
Ríe, reza, implora y agradece.
Con Amor.
Madre TERESA de Calcuta

Fue recibido un 22 de Junio del 2003 (ella desencarnó el 5 de Setiembre de 1997 a los 87 años de edad). Si usted ha leído poemas, escritos u oraciones de la Madre, reconocerá su estilo de expresarse. Este tema está ampliamente tratado en el libro *"Telepatía entre Planos - Mensajes de los Guías"*, sobre las canalizaciones de Mirtha. Hablar sobre este último punto resulta para nosotros muy natural, aunque entiendo que tal vez no sea así para todos los lectores.

En este libro usted va a encontrar mucha información, datos técnicos, médicos y científicos muy precisos, y también algunos datos esotéricos, aunque usados con un lenguaje accesible y, por momentos, entretenido y entremezclados con chistes y anécdotas cómicas, ya que escribir o disertar sobre la Risa requiere, a nuestro entender, poder lograr en quien lee o escucha el esbozo de una sonrisa o la liberación de una carcajada, para que se vivencie en el otro lo que uno está teorizando. Así ocurre en nuestros seminarios, talleres y cursos.

Algo parecido hemos buscado al escribir este libro: un proceso de compartir, ya que *cambia el rumbo de su vida*, y por lo tanto la de los que le rodean. Eso se logra corrigiendo diariamente el lenguaje cotidiano, entrenando la mente subconsciente en busca de una actitud mental positiva, ejercitando la alegría, el optimismo, el buen humor y el entusiasmo, sosteniendo la sonrisa y estimulando la risa; y, también, practicando los

ejercicios diarios para estar, el mayor tiempo posible, *armonizados* psicofisicamente. Y si la sonrisa y la risa aparecen en usted a lo largo de la lectura, junto con la comprensión de *por qué* sonríe y ríe, y el conocimiento de los *beneficios* que le reporta, ¡nuestro objetivo está cumplido!

Pero necesito advertirle que con toda la lectura y el conocimiento teórico sobre las inmensas variables de la risa, no es suficiente. A la risa, además de teorizarla, es necesario **vivenciarla**, para reír "hay que poner el cuerpo". Y si usted necesita recuperarla, tendrá que ir más allá de la lectura de un libro, deberá acceder a la ***práctica***.

Mi gratitud a los autores que figuran en la bibliografía, cuyos aportes inspirados ayudan al desarrollo de la humanidad y cuya lectura es imperiosa.

Expreso un profundo reconocimiento a Norman Cousins y a esos maravillosos seres que son los Guías y los Maestros Espirituales.

Ah... un último recordatorio para Adán --el primer hombre-- cuya experiencia con la Risa no tuvo, sin duda, ningún precedente en este mundo.

INTRODUCCIÓN

CONÓCETE Y TE CONOCERÁS

1

SOLO EXISTE UNA PERSONA . . .

...capaz de hacerle feliz. Y sólo existe una persona en el mundo capaz de hacerle infeliz. Ya se habrá dado cuenta quién es esa persona, ¿verdad? Son **sus** luchas y **sus** exigencias las que le harán infeliz o feliz. En ambos casos, su infierno y su paraíso se lo forja en esta vida, en este planeta, *solamente* **usted**.

Dijo George Bernard Shaw: "La gente siempre le echa la culpa a sus circunstancias por lo que ellos son. Yo no creo en las circunstancias. La gente que le va bien en la vida es la gente que va en busca de las circunstancias que quieren y si no las encuentran, se las hacen, se las fabrican".

Muchas personas están convencidas de que no pueden cambiar. Su conducta negativa se halla tan arraigada que no conocen otra forma de ser. No pueden imaginarse siendo diferentes. ¿O no quieren? Carecen de la energía suficiente para desarraigar la antigua, establecida y familiar personalidad que han adquirido. También *temen* al cambio: "más vale malo conocido que bueno por conocer" y ni lo intentan por sentirse abrumados, obsesionados con sus problemas, incapaces de volver a controlar su vida.

Asegura Penélope Russianoff (63)* que las *excusas* son la razón fundamental de la *inacción,* son como cuchillos que utilizamos para pinchar los salvavidas que nos tiran los demás. Nosotros comprobamos constantemente, a lo largo de nuestras actividades con estos temas, que ante la propuesta de **un conocimiento que cambia el rumbo de su vida**, mucha gente se *boicotea*, para no acceder a lo nuevo, a través de cuanta excusa pueda generar la consciencia con el ego como actor protagónico. Aparece la poderosa y nunca bien advertida **resistencia**: *se acostumbraron a estar bien sintiéndose mal.*

---

* *Este número al lado de algunos nombres de autores remite a la referencia Bibliográfica.*

Reflexiona Susy Prudden (59): "Cada día en alguna forma estás eligiendo. Eliges lo que llevas puesto, eliges dónde trabajarás. Puedes elegir creer que no tienes elección, que los demás están controlando tu vida, o puedes elegir ser responsable de tu propia vida y del modo que la experimentas. Siempre has estado tomando decisiones que afectan tu cuerpo y tus sentimientos.

Puedes ignorar un *dolor* de espalda decidiendo que no es importante o el dolor *puede empeorar hasta que apenas puedas soportarlo".*

Escribió Dale Carnegie como sugerencia para aprovechar uno de sus libros (5): "Aprender es un proceso activo. Aprendemos actuando. Si usted desea dominar los principios que está estudiando en este libro, haga algo en relación con ellos. Aplique estas normas en todas las oportunidades que se le presenten. Si no lo hace, las olvidará muy rápidamente".

Efectivamente, sólo se aprende la teoría que se lleva a la práctica. Conozca y *aplique* los principios aquí desarrollados, no se limite simplemente a leer lo que está escrito.

El psicólogo Abraham Maslow dedicó su carrera al estudio de las personas a las que llamó "autorrealizadas", descubriendo que, con sus actitudes positivas y creativas --cada una en su disciplina o profesión-- generaban, además de éxito, una robusta salud. Pero al mismo tiempo, descubrió que las personas "débiles", aquellas que se han conformado con la neurosis, la mala salud y la infelicidad como algo "normal" en sus vidas, muestran temor a fortalecerse, a aprender, a cambiar. Incluso evitan a la gente que demuestra ser saludable, que tiene éxito, que es cariñosa y sensata, que es feliz. En pocas palabras: *tienen miedo de evolucionar.*

¿Y que mejor tarea creativa que modelar el cambio en nuestra propia vida? El ser humano tiene una vida, --y lo vemos en los próximos capítulos-- no sólo física; también psicológica, moral, ideológica, social, política, de convivencia, energética y espiritual especialmente compleja, delicada y sensible.

Con frecuencia, de forma consciente o inconsciente, llevamos una vida "antiecológica": alcohol, tabaco, sustancias alucinógenas, "fase-food" con el nerviosismo y la angustia de los trabajos que nos esperan, descanso insuficiente, ociosidad, carencia de amor, pérdida de alegría, falta de ideales que oxigenen el espíritu, ausencia de un *propósito de vida.* Estamos viviendo la cultura del "plástico" y de la "lata", de la hamburguesa, del automóvil, del avión, de los celulares y las redes sociales, de la "caja boba" del televisor y de la "caja mágica" de la computadora. Una forma artificiosa de vivir: sin esfuerzo físico, sin esfuerzo mental, sin esfuerzo espiritual.

Muchos hemos empezado a darnos cuenta que *"algo hay que hacer"*. Usted también. De lo contrario **no estaría leyendo este libro**.

El ser humano añora el paraíso perdido y lucha por reencontrarlo. Eso es bueno. Pero no lo lograremos sin hacer antes las paces con nosotros mismos, con los otros seres humanos, con la espiritualidad que nos abarca por completo y con la naturaleza en la cual estamos inmersos.

Sólo nosotros podemos percibir y modificar los instintos primarios del ser y dar paso a una consciencia superior. Hay una sola forma de organizar la existencia: trabajar por el *automejoramiento* que conduce a la verdadera realización personal.

1. El conocimiento y el cambio

El conocimiento es acceder a la Verdad. Jesucristo dijo: "La Verdad os hará *libres*". Y el Conocimiento que nos hace acceder a esa verdad también. Sin duda, el conocimiento nos hace libres, ser y sentirse libre otorga *poder,* y si podemos con casi todo, llegaremos a obtener *sabiduría.*

El conocimiento le permitirá trabajar para quitarse todas esas ataduras a las que nos referimos en esta primera parte del libro, que le aferran a viejos y perniciosos hábitos. Pero aunque a usted le ayuden, **usted está en soledad con esta tarea**.

Si alguien, a través de un seminario, un taller, un curso o un libro, le dice que en usted existe la posibilidad de que *automejore* y progrese en su vida, por lo menos deténgase a pensar antes de responder que es imposible. Es necesario conocer y comprender cómo se debe trabajar para producir el cambio. Asegura Dale Carnegie: "el conocimiento no es poder hasta que no es aplicado".

El conocimiento brinda herramientas, y éstas, bien utilizadas, son verdaderos "senderos" para acceder a los cambios, arribar a metas, concretar proyectos, restaurar pérdidas, disolver y/o transmutar situaciones desfavorables, recobrar salud, reencontrar la alegría. Mal utilizadas, las herramientas (por más buenas que sean) no sirven para nada, y hasta pueden causar reacciones adversas. Pero ¡atención! Porque **conocerlas, y *no usarlas*, es la más *grave actitud de omisión.***

Nosotros sostenemos que hay "controles" que podemos manejar: podemos cambiar lo que pensamos, lo que hablamos y lo que hacemos, y eso lo verá a lo largo de este libro. Si podemos enfrentarnos con nuestra conducta negativa, poco a poco comenzamos a polarizarla, pieza por pieza.

Podemos trabajar nuestra sonrisa y nuestra risa; podemos acceder, conscientemente primero y subconscientemente después, a poderosas emociones positivas como el buen humor, la alegría y el optimismo; podemos estimular favorablemente nuestro sistema inmunológico; todos *pilares* de nuestro **Método RH (risa holística)**.

El punto más importante es el hecho de que este método se hace más y más fácil a medida que usted lo practica día a día. Y si por allí tiene alguna "recaída" y se le produce una paralización de la práctica diaria, no se asuste.

"Recaída" --*salirse del eje* para nosotros-- significa actuar según sus largamente incorporados *hábitos mentales negativos*, a los que distinguimos con la sigla **HMN**. Cuando usted se descuide es normal que reaccione según sus impulsos negativos. Tenga paciencia y persevere. Se va a sorprender advirtiendo cambios casi desde el principio. Y sepa esto: siga usted el método que siga, nunca evitará "salirse del eje" (pues siempre ocurren circunstancias en la vida que nos "desequilibran"). La cuestión es *"como volver a* **mi** *eje rápidamente"*: de eso trata este libro.

Ahora bien, el "trabajo" es sobre uno mismo, las técnicas son siempre para aplicarlas sobre uno mismo, el cambio debe producirse primero en uno mismo. Olvídese, por el momento, "del otro". Aunque sean sus seres más queridos, olvídese de los demás. Trabaje sobre usted. La cantidad de espacio que ocupe en el mundo es ahora una cuestión que debe elegir solamente usted. Tal vez, al leer estos conceptos, le aparezca alguna pregunta parecida a ésta: ¿no es una postura muy *ego-ísta* hacer tanto hincapié en el cambio individual?

Solo nuestras pequeñas victorias --no importa cuán insignificantes sean al principio-- comenzarán a engendrar un nuevo control sobre nuestra vida. Ni intente *cambiar al otro* si todavía no logró **su** cambio. El "otro" (sea su pareja, sus padres, un hijo, un hermano, la compañera de trabajo, un amigo) tendrá su momento y su oportunidad. Cuando el cambio comience a manifestarse en usted, tal vez "el otro" empiece a cambiar solo, o se interese por saber de qué manera usted logró su cambio y en ese momento, sí podrá "ayudarle a que se ayude" con el mismo conocimiento, con las mismas herramientas, usadas por usted. Pero si "el otro" no logra comprender estas actitudes de *automejoramiento*, será inútil, lamentablemente, cualquier esfuerzo de su parte. Como suele decirse "no le llegó el momento".

Otro interrogante suele ser: "¿con tantas técnicas para lo cotidiano y terrenal no estoy dejando de lado a mis creencias religiosas, o a Dios?".

La propuesta del automejoramiento en lo terrenal limpia y ordena nuestra conducta humana; se comienza a poner al *ego* en su justo lugar: un colaborador y no un amo de nuestra mente; se cambia hacia lo positivo la "programación" de nuestro *subconsciente*; se logra una *armonización psicofísica* y, así **"como es abajo es arriba"**, es ahora, en este momento, cuando se tiene verdaderamente despejado el camino hacia la Verdad Espiritual. Es decir: ordenándose, equilibrándose, centrándose aquí en lo "terrenal" usted no solo no se aleja de sus creencias religiosas o de su idea de Dios, sino que mejora sus condiciones en este plano físico de tercera dimensión, para contactarse con los otros planos, con los Guías y Maestros, con la espiritualidad. O con Dios o sus creencias religiosas. O con el Universo o su Yo Superior. O como usted lo entienda o quiera llamarlo.

Muchos asocian de forma errónea la *espiritualidad* con la *religión organizada*. Lo *espiritual* trasciende lo religioso y, por supuesto, lo humano. Hoy en día la palabra *espíritu* está en boca de profesionales de distintas disciplinas, de amas de casa, de directores de banco, ejecutivos, militares, profesores, presidiarios. ¡Esta sí es una buena noticia!

Sin duda nuestro cuerpo físico y nuestra mente (aún la parte subconsciente) no nos pueden llevar muy lejos, sólo nuestro *espíritu-alma* puede conducirnos de regreso al Hogar. El Hogar es la Consciencia Universal, Dios, el Gran Sol Central, el Plano Espiritual, el Todo --según Hermes Trismegisto--: el lugar de donde venimos y hacia donde debemos volver luego de aprender y evolucionar (estos conceptos los reiteramos y ampliamos en nuestros otros libros).

2. Los hábitos

¿Por qué damos algunas nociones previas de estos conceptos? Pues porque nuestro Método se basa en formar nuevos hábitos, y muy especialmente el hábito de **sonreír** y de **reír.**

También el de conformar un lenguaje cotidiano positivo (nosotros le llamamos *lenguaje sonriente* y lo desarrollamos en forma vivencial en los cursos), y el hábito de practicar diariamente algunos de los ejercicios que sugerimos y que forman parte de nuestra *secuencia de la salud* (ver apartado n° 54) **.

** *Cuando destacamos un* ***número*** *estamos remitiendo a la lectura de dicho apartado en la estructura de este libro.*

Los hábitos, una vez adquiridos o instalados no se van fácilmente. Pero vayamos paso a paso. Un **hábito** es individual, personal, adquirido por medio de la reiteración de una conducta o por medio del aprendizaje. Es una actividad voluntaria, consciente y repetitiva que termina convirtiéndose en algo "mecánico". Actualmente, usted, ¿piensa cómo cepillarse los dientes, ponerse un saco y abrocharse los botones, o peinarse? ¿Y cómo sonreír o reír?

A las numerosas tareas que hacemos diariamente, alguna vez tuvimos que aprenderlas *voluntariamente,* poniendo voluntad y atención: como aprender a escribir, subirse a una bicicleta o manejar un automóvil. Con la práctica, vamos prestando menos atención a lo que hacemos, hasta que el automatismo o la mecanización va "llevando" nuestro aprendizaje a los planos de la mente **subconsciente** y nuestra mente consciente deja prácticamente de participar. Así es como desempeñamos numerosas tareas en la vida diaria: caminamos, saludamos, hablamos, escuchamos y trabajamos en forma *simultánea.*

Conforme con Calleja y Aguilar (3) aceptamos que en sus comienzos, cuando un hábito se está formando, es consciente: nos damos cuenta de lo que estamos haciendo o aprendiendo. Cuando la actitud "se fija", se vuelve estable, se hace *subconsciente:* comenzamos a ignorar que el hábito **nos maneja** y lo tomamos como algo "normal" en nuestra conducta: el gordo sigue comiendo, el fumador fumando, el alcohólico bebiendo. El organismo humano es un mecanismo impulsor de vida, capaz, pero no acostumbrado (y menos aún educado) a controlar las fuerzas interiores.

Asegura Napoleón Hill (31): "Cada hombre es un conjunto de sus hábitos". Aunque puede ocurrir también que seamos "influenciados" externamente y desde "otros planos" de existencia (este tema lo desarrollamos en nuestro libro *"El Alma y la Salud"*).

La mente ¡que negación!

Cuando hablamos de hábitos mentales se ha distinguido desde ya hace mucho tiempo entre *negativos* y *positivos,* y la poderosa influencia que sobre nuestro psiquismo primero, y sobre nuestro cuerpo después, tienen por igual unos y otros. A los positivos nosotros los llamamos **EP: emociones positivas** (ver n° 5). Con referencia a los negativos los llamamos **HMN: hábitos mentales negativos**, y de ellos nos ocupamos ahora.

Por supuesto que no consideramos los momentos *circunstanciales* en que pensamos, sentimos y estamos negativos (¿quién no se sintió alguna vez algo depresivo o tuvo una potente sensación de miedo o manifestó mucho mal humor?), sino cuando **persistimos** en convivir con esos estados. Cuando damos rienda suelta a nuestros HMN, es como si introdujéramos *sustancias* peligrosas en nuestro cuerpo. Y así ocurre, nos estamos envenenando. Creando, además, nuestro propio ambiente negativo con nuestras familias, en el trabajo y entre las relaciones.

El hábito de afrontar la vida negativamente se encuentra tan arraigado en algunas personas que terminan considerando que incluso las experiencias felices vividas en el pasado ya no son válidas. Crean lo que Penélope Russianoff ha llamado una "desdicha retroactiva". Como si fuera ridículo o cursi o vergonzoso ser positivo y alegre o buscar el lado positivo a las cosas de la vida; y que si alguna vez supieron vivir alegres y felices sólo fue un estado de ánimo *momentáneo*, una pura casualidad (sin saber, por supuesto, que la "casualidad" no existe, sólo hay "causalidad").

Es obvio que hay momentos en que nos sentimos mal, tristes o irritados. Se trata de respuestas perfectamente humanas frente a lo difícil que se hace vivir en determinadas circunstancias y durante algún período de tiempo razonable. En el marco adecuado, las emociones negativas (aún no son hábitos) poseen un valor *positivo*. Forman parte de nuestro equipo de supervivencia biológico.

Por ejemplo, en momentos de peligro, el miedo nos lleva a comportarnos de manera tal que podemos salvar nuestra vida. La descarga de adrenalina, nos proporciona una fuerza adicional para hacer frente a las emergencias. También es saludable dar un fuerte grito (sin insultar y sin estar dirigido a alguien en especial) para descargar una furia o mal humor momentáneo, ¡y qué decir cuando nos martillamos un dedo...!

Cuando nos suceden cosas negativas tenemos derecho a las pocas o muchas "cuotas" de la correspondiente emoción negativa. Pero lo que aquí nos ocupa no es la negatividad que se refiere a un solo hecho y que el tiempo curará o aliviará (como la pérdida de un ser querido, de la pareja o del trabajo), sino el caso de las personas que ponen un deficiente marco psicológico a **todo** lo que hacen: se sienten siempre culpables, o los ocupa el mal humor permanente, la depresión crónica, la habitual ausencia de autoestima, el pesimismo constante ante cualquier situación personal o social; todas actitudes que invaden y contaminan sus vidas. Los atrapa el "hábito" de sentirse mal. Incorporamos los HMN que tenemos en la actualidad por haberlos usado y reforzado durante toda nuestra vida. Muchos aceptan sus comportamientos ("yo soy así, ¿qué puedo hacer?") y no se ocupan de la posibilidad de cambiarlos.

Los HMN que adquirimos y que los demás y nosotros mismos debemos soportar, muestran una falla en la *inteligencia emocional* de cada uno. Si Rudyard Kipling no pudo dominar su preocupación y su ira con su cuñado y terminó en una de las batallas judiciales más famosas de la historia ¡porque su cuñado no le dejó recoger un poco de hierbas y flores!, pese a que fue el hombre que escribió tantas páginas maravillosas y sobre todo esta frase: "...si puedes conservar la serenidad cuando todos los demás la pierden y te echen de ello la culpa...", debemos pensar que no era *emocionalmente* inteligente para las cosas de la vida.

Eso si consideramos --como dice Wayne Dyer (15)-- que el verdadero barómetro de la inteligencia es una vida feliz y efectiva vivida cada día y en cada momento de cada día. Quien es feliz viviendo cada momento y aprovechando al máximo sus posibilidades, es una persona emocionalmente inteligente, y por lo tanto, no debe dar lugar a ningún HMN, sea éste una grave depresión o una pizca de mal humor.

A menudo nuestras reacciones emocionales no tienen explicación: un día, podemos hacer frente a casi cualquier cosa, al día siguiente, un simple detalle nos hace caer. Un Lunes impedimos fácilmente que nos lleven por delante y el Martes todas nuestras defensas están abiertas y somos blanco de cualquier agresión. Y no podemos explicar el cambio (algunos lo explican con el estudio del "biorritmo").

Sea como sea, es normal sentirse mal durante parte del tiempo; pero cuando descubrimos (y es necesario que sepamos descubrirlo) que estamos actuando de forma **negativa la mayor parte** del tiempo, significa que necesitamos ayuda.

Es evidente el daño que producen a nuestra *alma* los HMN. El hábito de la tristeza nos priva de la alegría. El hábito de la culpa tortura nuestra consciencia y nos lleva al autocastigo. El miedo al rechazo nos lleva al suicidio social: no intentamos hacer nada. El hábito del mal humor nos conduce a la violencia. Pero también producen daño a nivel físico, y eso lo vemos en la segunda parte de este libro.

Ahora bien, ¿cuál es el mecanismo que facilita que dichos HMN "impresionen" tan profundamente en nuestra mente? Y lo que es aún más serio, ¿por qué se "manifiestan" luego en nuestro cuerpo y hasta en el *mundo material de nuestro entorno*? Vamos ya anticipándolo, ese mecanismo se llama para algunos y para nosotros: **subconsciente**.

Aquí solo hablamos de **dos** HMN (muchos otros los desarrollamos en nuestros cursos y en nuestro libro *"La Alegría y la Salud",* continuación de éste): el **pesimismo**, que se relaciona con la temática de este libro, y la **soberbia** que se relaciona, entre otras cosas, con la resistencia a producir ese "cambio" del que hablamos al comienzo. Solo le adelantamos que las experiencias en esta gran escuela que es la Tierra, contribuyen al entendimiento del ser humano acerca de sus mundos interno y externo.

La filosofía, la psicología, las religiones, los lineamientos orientales, y la ciencia, ayudan a este conocimiento, pero el hecho de que el ser humano continúe inmerso en la confusión, la infelicidad, el miedo y la falta de salud, nos habla de un buen número de deficiencias en estas disciplinas.

3. El pesimismo

¿Funcionará en este HMN la expresión de Albert Ellis?: *Lo que provoca la infelicidad emocional no es tanto lo que sucede como lo que nos decimos a nosotros mismos que sucedió.* ¿Se nace pesimista o se construye la actitud pesimista ante la vida? ¿Es una persona pesimista por naturaleza, hasta tal punto que está convencida que nunca podrá cambiar?

La abrumadora mayoría de personas optimistas famosas, crecieron (tal vez como también muchos de nosotros) en medios no muy favorables y sufrieron aplastantes reveses en algún momento. Sin embargo, fueron descubriendo técnicas para derrotar el pesimismo y mantener el entusiasmo en alto. Estas habilidades psicológicas son tan naturales para algunos que las utilizan de manera subconsciente. Otros tuvieron que transformarse de pesimistas en optimistas por un deliberado plan de acción.

Las personas pesimistas alegan en su defensa que sólo son "realistas", que es suficiente ver la realidad que se vive, para que resulte ingenua una visión optimista de la vida. Sin duda es ingenuo intentar vivir como si en nuestro mundo no existiera el dolor y la injusticia. Pero lo que sí podemos es elegir entre lo malo y lo bueno, entre el suicidio y la vida, entre el odio y el amor, entre la gratificación inmediata a cualquier precio y las metas honestas a largo plazo. Si lo deseamos podemos optar por la visión cínica y pesimista del mundo.

O podemos tomar la propuesta de la *esperanza*, la cual es lo suficientemente obstinada como para creer que "lo mejor aún está por llegar". Esa elección: la elección de la predisposición por alguna de las dos caras de la moneda, la pesimista o la optimista, es únicamente suya.

En verdad, el pesimista es, precisamente, el que menos evalúa las situaciones y, por supuesto, no lo hace para nada con los aspectos positivos, simplemente porque nos lo ve, o viéndolos no los acepta como tales. El que efectivamente vive "fuera de la realidad" es el pesimista, ya que sólo ve los aspectos negativos y, lo que es peor, se enferma por culpa de esa actitud.

El pesimista "catastrofiza" muy rápidamente: "¡ay, que desastre, como está el mundo!" o "¡difícilmente podamos salir de esta crisis en la cual estamos inmersos por culpa de este gobierno...y de los que estuvieron antes...y de los que van a venir!" Reparan en todas las muertes y violaciones y corrupciones y estafas (que por supuesto existen); nunca en la belleza, la buena suerte y los múltiples ejemplos de amor y risa que hay a su alrededor. Hacen interminables comentarios sobre la noticia del avión que se cayó, pero nunca piensan en los miles de vuelos diarios en el mundo que llegan a feliz término.

Además, busca a quienes piensen como él y, juntos, se regodean en enumerar todo lo que anda mal o que "muy pronto va a andar mal" en sus vidas, en el país, en el mundo y hasta en el universo: "¡esto no da para más!", "¡aquí sí que se acaba todo!". Y el otro pesimista le confirma toda la predicción. Tiene un permanente sentimiento de desamparo. Actúa basándose en la falsa presunción de que el resultado pesimista es el único posible. Al estar convencido de que todo debe salir mal, se comporta de tal manera que siempre se le **cumple** la profecía.

Cuando alguien los halaga, prefieren desestimar el halago como una cortesía superficial y lo borran de la memoria con rapidez. Pero si se los critica, el recuerdo de la ofensa perdura y pueden recordarla palabra por palabra años más tarde. Los HMN más comunes que aparecen en el pesimista son: *protesta*, *burla*, *queja*, *subestimación*, *apatía*, *superstición*, *desconfianza*.

Carecen de *sentido del humor:* cuando escuchan un chiste, en lugar de divertirse y sonreír o soltar una carcajada, comienzan a analizarlo como si fuese verdadero y sacan las conclusiones propias del caso, con lo cual se pierde el aspecto cómico del chiste.

Es muy común también la *obstinación;* por ejemplo, cuando escuchan nuestra propuesta --sobre todo durante el dictado de nuestro seminario-espectáculo-- se acercan y comentan: "lo que ustedes proponen está bien y es bueno, pero nunca funcionaría conmigo".

Son de cuidar en el sentido que nos pueden "contagiar", si nosotros no estamos muy firmes en nuestras convicciones positivas y optimistas, y terminamos dándoles la razón, o lo que es peor: ¡nos tiran abajo todas las intenciones que teníamos de tener un buen día orientados hacia nuestro "trabajo" cotidiano de *ir cada día mejor*! Pero si nos mantenemos en nuestra postura, nos discuten --porque nos quieren convencer de que vivimos adentro de algún "frasco" alejados de la realidad-- y se enojan, aunque terminan retirándose, ya que no aguantan la vibración energética de los optimistas.

Sin embargo, existe otra postura: algunos psicólogos heterodoxos tratan de rescatar la cara positiva del pesimismo, en lo que ellos llaman "las virtudes olvidadas de la negatividad". Para ello describen a los *pesimistas defensivos*, los que apelan a una estrategia que consiste en plantearse expectativas absurdamente mínimas ante una circunstancia para evitar desilusiones. De este modo logran sentirse menos ansiosos frente a los resultados, cosa que --según dicen-- el optimista no logra evitar. Aunque ¿de donde sacan que el verdadero optimista no logra evitar el derrumbe ante un fracaso? Justamente por ser optimistas es que se recuperan rápidamente.

Alan Loy MacGinnis transcribe en su libro (46) un relato del doctor Bruce Larsen sobre el diálogo mantenido con un taxista que lo había recogido en el aeropuerto de Indianápolis:

--Es un día espléndido aquí en Indiana --dijo Larsen--

--Debería haber estado aquí ayer --replicó el taxista--. Estuvo horrible. Siempre hace mal tiempo aquí.

--Sabe, --continuó Larsen-- las hojas del otoño desaparecieron en Maryland, donde yo vivo, pero aquí los árboles aún están hermosos. Me alegro de haber venido esta semana.

--No se alegre tanto. Estas hojas van a desaparecer en tres o cuatro días.

--¿Este es el circuito de Indianápolis? --preguntó Larsen--

--Sí.

--Me gustaría mucho ver algún día la carrera.

--Yo ni me acercaría.

--¿Por que no?

--Puede ser peligroso. Prefiero ver correr a los caballos.

--Ah, ¿le gusta ir a ver las carreras de caballos?

--No, no voy nunca. Demasiado caro.

Efectivamente, así es el lenguaje de un pesimista y negativo. Como ese otro a quien le dices con sano optimismo que la vida empieza a los cincuenta y te contesta: "¡y el reumatismo!". O como aquél otro que en cuanto huele flores empieza a mirar dónde está el velorio. Son esos tipos que seguro si oyeran a la suerte llamar a su puerta, se quejarían del ruido.

4. La soberbia

También entendida como *vanidad*, aunque tiene bastantes sinónimos: presuntuosidad, altivez, engreimiento, contemplación de las propias habilidades o virtudes con menosprecio de los demás. Elegimos este HMN porque está muy emparentado con nuestro ego. La persona soberbia posee un orgullo desmedido, es arrogante hasta tal punto que le cuesta aceptar que la quieran. Sus criterios, --la mayoría de las veces-- son huecos y faltos de solidez. En muchas ocasiones es una persona que genera actos violentos.

Desde un aspecto menos material --definen los metafísicos-- se trata de orgullo o *"gusanillo" espiritual*: están convencidos de haber alcanzado un alto grado de evolución.

Un importante diario de nuestro país, Argentina, publicó un "método rápido y práctico para vencer la soberbia", y que su autor, Miguel Pablo Gallardo, tituló: *"La risa de Dios"* (13).

Aquí lo transcribimos, con algunas leves modificaciones y sin comentarios agregados porque el texto habla por sí mismo:

"Diríjase usted a una zona rural, lejos de la población, elija el campo que más le guste, desnúdese y espere a que anochezca.

"Cruce entonces el alambrado con cuidado y camine hasta que sienta que está en medio de la soledad más absoluta. Una vez allí, levante su vista al cielo y mire las estrellas.

"En ese instante, usted, visto desde el espacio debe parecer algo así como un virus instalado sobre una pelota de fútbol. Así de pequeñito.

"Piense entonces que está usted de pié sobre un minúsculo planeta que gira alrededor del sol, y que el sol es sólo una estrella entre millones de estrellas que forman una galaxia. Pero también recuerde que nuestra galaxia, es una entre millones de galaxias que se mueven a través del espacio.

"Una vez que esté en situación de dónde está usted en el Universo, coloque sus puños sobre su cintura desnudita, con sus codos hacia afuera, en actitud desafiante.

"O adopte otra postura que le parezca lo suficientemente importante como para demostrar el inmenso poder que usted tiene. Y, en ese momento, hinchando las venas del cuello, ¡grite!, con toda la voz de que sea capaz, esta frase:

YO SÍ QUE SOY ALGUIEN VERDADERAMENTE
IMPRESCINDIBLE Y NO TENGO MAS NADA
QUE APRENDER.

"Luego, espere a ver el resultado en medio de la noche. Si ve que algunas estrellas se sacuden en el negro cielo, no se haga demasiado problema.

"Es DIOS... que a veces... ¡no puede contener la **risa**!"

5. Las emociones ¡que positivas!

¿Qué es una emoción? Según el psicólogo norteamericano William James "es un estado de la mente que se manifiesta a través de nítidas alteraciones en el cuerpo".

¿Y que son las EP o *emociones positivas*? Para el doctor John Schindler son las que tienen dos efectos generales: primero, sustituyen los HMN que estaban produciendo una acción perniciosa en nuestro organismo; y segundo, generan determinadas respuestas en las funciones internas del cuerpo físico estableciendo un óptimo equilibrio del estado psicofísico. Ambos efectos son los que nos llevan a exclamar: "¡Qué bien me siento!".

¿Usted ha notado que cuando se siente bien con su propia persona, las circunstancias y las demás personas se tornan más agradables? El mundo es, en buena parte, un reflejo de nosotros mismos. Cuando pensamos, sentimos y hablamos positivamente, es decir, cuando *vivenciamos* que estamos conformes de ser quienes somos, todo nuestro entorno resulta maravilloso.

Sólo las emociones y un *lenguaje* positivos pueden mover las montañas de los HMN generados por nosotros mismos y los que nos crearon los falsos condicionamientos y una visión parcializada del mundo por parte de nuestros padres, de nuestros maestros, de la sociedad en su casi totalidad y hasta de las creencias religiosas. Sin culparnos ni culparlos, somos "víctimas de víctimas", como dice Louise L. Hay.

Fuimos criados y educados por nuestros antecesores de la mejor manera que ellos pudieron o supieron, como a su vez, lo habían hecho con ellos. Nos habituamos, porque nos habituaron, a creer que es *difícil* --y para algunos *imposible*-- pensar en positivo, porque "las cosas no son fáciles"; "en esta vida todo cuesta un gran sacrificio"; "vivimos en un valle de lágrimas y sufrimientos"; nuevamente pensamos en las cosas *buenas imposibles* de lograr o en las cosas *malas imposibles* de erradicar.

Somos nosotros los que ahora **sabemos** y --si **queremos-- podemos**, cambiar lo que Deepak Chopra llama “el antiguo paradigma”. Fueron los vacíos de conocimiento de nosotros mismos los que nos hicieron víctimas de la enfermedad, de la escasez, de las malas relaciones, del envejecimiento y hasta de la muerte. Por nuestra *creencia de imposibilidad.*

La vida de los sentimientos, dice Chopra, debe ser rica y satisfactoria, pero si sus emociones le son desconocidas no podrá disfrutarlas. Y sin duda que las emociones positivas son algo para disfrutar. Muchas personas se han convencido de tener o vivenciar pocas EP y, por supuesto, esto no es así. Por eso es necesario descubrir con cuanta frecuencia siente usted cosas que le pasan desapercibidas y que, no obstante, le permiten la liberación de emociones que reprimía normalmente.

Por ejemplo, tal vez no sea fácil describir qué se siente al experimentar *“coraje”* o *“confianza”* pero si usted está alerta a las circunstancias que le provocaron esas emociones llegará a conocerlas más íntimamente. Por eso es importante tener conciencia del *origen* de una emoción positiva, es decir, qué *circunstancia* le provocó o le provoca una determinada EP, por ejemplo: el nacimiento de un hijo, o la llegada de un amigo, o escuchar una música que le agrada, o cantar y bailar, o el triunfo de su cuadro de fútbol favorito. Situaciones o circunstancias *físicas* que despiertan distintas EP.

Los HMN limitan nuestro mundo y nos separan de él, por eso nuestro objetivo en esta vida debe ser despertar en nuestros niveles de consciencia las EP, que son “creativas” y “expansivas” y permiten disipar los pensamientos y sentimientos negativos.

Suele ser una sorpresa para la gran mayoría de nuestros alumnos cuando “trabajamos” las EP y descubren la gran cantidad que existen. Esto es muy importante, sobre todo por los que creen y dicen que en la vida abundan más las circunstancias y condiciones negativas: “Yo he vivido muy pocos momentos de felicidad”.

Y aunque algunas se parezcan, en esencia son todas distintas, ya que “trabajar”, por ejemplo, el agradecimiento, no es lo mismo que trabajar la alegría, o el optimismo, o el buen humor, o la *sonrisa* y la *risa,* como aprenderá a trabajarlas en los próximos capítulos.

A continuación vemos **dos** casi necesarias EP que creemos deben explicarse. Al igual que lo sucedido con los HMN, no es el objetivo extendernos en la totalidad de las EP.

Aclaramos que otros autores hablan de “valores humanos” o de “cualidades morales” cuando se refieren a las EP.

6. El optimismo

En nuestro libro, continuación de éste *("La Alegría y la Salud")*, desarrollamos de manera más práctica estos conceptos. ¿Alguna vez se preguntó por qué hay personas que evolucionan ante los problemas? ¿Por qué algunos enfermos recuperan sus fuerzas y hasta su salud y otros con antecedentes similares nunca se recobran?

¿El optimista nace o se "hace"? Por supuesto que hay quienes nacen optimistas, pero sin dudas, desde que nacemos, las necesidades de aprender y corregir son incesantes y podemos --y debemos-- aprender a ser optimistas. Es una decisión que no todos ponderan genuinamente.

Un elemento fundamental que hace del optimismo algo subjetivo es que involucra el modo en que se interpreta la realidad. Para el optimista la vida es básicamente un desafío. Evalúa, y frente a lo dado, opera positiva y creativamente.

¿Hoy tenemos un día parcialmente nublado o parcialmente soleado?, ¿el 50 % de los matrimonios acaban separándose o el 50 % se mantiene estable?, ¿las rosas tienen espinas o las espinas tienen rosas?, ¿el vaso de agua está medio lleno, medio vacío o tiene el doble de tamaño del que debería tener? ¿Usted que opina? ¿Cómo evalúa? El optimismo es un modo de entender la propia experiencia, y ser optimista, por lo tanto, es un modo mental de entender y verse en el contexto. El optimista no desestima las dificultades sino que las asume y las enfrenta con lucidez, con creatividad, jugando con las posibilidades.

Cuenta con una actitud muy afortunada que resulta ser muy eficaz en los momentos en que las circunstancias parecen dificultarse: siente una tendencia a buscar nuevas experiencias, insistir, empezar de nuevo, asumir la vida y sus riesgos.

Según los autores Goleman y Seligman, optimismo se define como convencimiento del individuo que tiene a su disposición su voluntad e instrumentos para enfrentarse con desafíos esenciales para supervisar los objetivos de su vida.

Ambos investigadores están convencidos que el optimismo se adquiere por medio de experiencias exitosas de nuestros problemas. Éxitos de este tipo exigen habilidades particulares e interpersonales: a) capacidad de entender el entorno físico y emocional; b) capacidad de traducir emisiones del entorno al idioma del problema a resolver; c) capacidad de actuar con eficiencia y creatividad en la solución del problema.

Sin duda el optimista tiende a evaluar más los aspectos negativos de las cosas que los pesimistas evaluar lo positivo. Es el que al ver la realidad trata de crear su propio mundo, para darle sentido a su existencia.

☺ Como esos dos presos de alta peligrosidad que son trasladados hasta la prisión en la que deberán cumplir sus sentencias. Una vez adentro comprueban que les ha tocado la misma celda. Como no se conocen entablan conversación con cierta cautela:

-- ¿Cuántos años te dieron?

-- Ciento treinta ¿y a tí?

-- Noventa y cinco, así que ¡déjame la cama más cercana a la puerta, que yo salgo primero!

Los diccionarios suelen definir al optimismo como la propensión a ver y juzgar las cosas desde el aspecto más favorable. Viene de "óptimo": sumamente bueno, no puede ser mejor. Se exterioriza con el *entusiasmo*. Y agregan que el optimismo otorga tranquilidad, seguridad y confianza.

Para buscar el origen de este superlativo debemos remontarnos a los pueblos indoeuropeos, tribus nómadas prehistóricas que entre 1.500 y 2.000 años antes de Cristo partieron del Asia Menor hacia Europa y el Indostaní; ellos usaban el vocablo **op**, con el significado de *producir mucho*, en *abundancia*, más de lo habitual. Y por si esta abundancia no fuera suficiente, podían añadir a **op** el sufijo **-tamo**, dando lugar a **op-tamo** (el que produce más). Como algunos de esos pueblos se fueron a instalar a la Península Itálica, op-tamo se acabó incorporado al latín bajo la forma **optimus** (lo mejor).

Fue expuesto como una doctrina filosófica por parte de Gottfried Wilhem Leibniz (1646-1716), filósofo, matemático y estadista alemán, en la cual se afirma que el optimismo no ve en el mundo moral o físico más que un elemento del orden universal y si se considera el conjunto del planeta, cada parte está bien en relación al todo.

En nuestros cursos desarrollamos "*estrategias* del optimismo", pues para nosotros el optimismo es una actitud mental susceptible de "trabajarse" para ser incorporada en nuestros esquemas de vida. Es optimista, el que sabiendo lo difícil que puede ser el camino, no elegiría ningún otro; es el que duda constantemente de lo que la mayoría acepta; es el que construye y nunca destruye; es el que al ver la realidad trata de crear su propio mundo, para darle sentido a su existencia.

Existe una aparente simbiosis con la alegría, hasta tal punto que para muchas personas son una especie de sinónimos. Esto queda bien aclarado, como ya anticipamos, en nuestro libro *sobre la alegría,* continuación de éste.

Pero también el optimismo --y la alegría-- se relacionan íntimamente (pues lo provocan) con el **entusiasmo**.

¿Y que es el entusiasmo?, es aquello que induce a la acción, ya que proporciona un *motivo*.

El motivo es un "*impulso* interior" que incita a actuar, una especie de fuerza: el *motor de la vida* que pone en marcha una acción en un intento de producir resultados concretos. Es el motor sin el cual no se puede hacer nada en la vida. Absolutamente nada. Ni la acción más pequeña podría llevarse a cabo sin un mínimo de entusiasmo que nos empuje.

Todos sus pensamientos, todas sus palabras y todos los actos en los que usted participa *voluntariamente* obedecen a un motivo determinado o a una determinada combinación de motivos.

Nadie hace nada jamás sin tener un motivo.

¿Y cuál es el motivo del entusiasmo? (piense). Un **logro**. Cualquier logro que uno obtenga en su vida cotidiana, desde algo pequeño y simple hasta algo de mucha envergadura en las relaciones, las profesiones, los negocios, el automejoramiento. Escribe Alejandro Rozitchner que en lugar de una moral del "sacrificio" es necesario una *moral del entusiasmo*, ¿qué emociones positivas puede originar una persona sacrificada? ¿siempre esforzada?: solo someterse o dejarse de lado a sí misma.

Observe que la palabra "entusiasmo" deriva de *endeus* (en dios): tener a Dios adentro. Sin duda, una persona entusiasta actúa como si efectiva y realmente tuviera a Dios adentro. A una persona entusiasta, por lo tanto, no hay cómo pararla, consigue casi todo lo que se propone.

El punto es ¿cómo obtener entusiasmo cuando aparece el desánimo, cuando las cosas no salen o salen mal? La respuesta se sustenta en el mismo fundamento que proponemos para la sonrisa, la risa y la alegría. Lo verá más claro cuando avance en la lectura de este libro.

7. Su automejoramiento

Existieron (y co-existen) numerosas disciplinas que dirigieron su conocimiento y sus prácticas a la búsqueda de la salud psicofísica, pero siempre haciendo hincapié en que la decisión de hacia dónde buscar ayuda es solamente suya.

Usted, solamente usted, tiene toda la capacidad para enfermarse y también para curarse. ¿Y para conservar el mayor tiempo posible la salud?

En este caso la cosa cambia un poco, allí es donde aparecen otras herramientas, o técnicas, o métodos, que van más allá de la medicina ortodoxa y que *complementan* y *ayudan* a ésta para la curación, pero con los que, fundamentalmente, se puede hacer **prevención**, cosa que no hace ninguna rama (ni clínica ni psicológica) de la medicina tradicional, a excepción de los criterios médicos de "higiene" y a la existencia de las *vacunas* para ciertos y precisos tipos de microorganismos causantes de algunas patologías.

Hay numerosas y valiosas disciplinas (lo tenemos extensamente documentado en nuestro libro *"Los Maestros y la Salud"*) que intentan modificar un comportamiento erróneo para nuestro propio bienestar. Nosotros optamos por la enseñanza de la **risa.** La risa provoca respuestas fisiológicas concretas y benéficas en nuestro cuerpo físico, que también influyen o impactan sobre lo mental-emocional y hasta sobre lo espiritual. Y las iremos descubriendo a lo largo de la lectura.

Ahora veamos esta **disyuntiva**: ¿medicina versus terapias alternativas o complementarias? ¡Qué tema! La medicina ortodoxa occidental no debe soslayarse ya que sus avances en la cura o el control de enfermedades ha sido espectacular. Pero no cura todo. Tampoco es sinónimo de certeza total; su aplicación por parte de los médicos conducen a numerosos errores profesionales y humanos. Además de prestarse para una práctica muy "comercializada".

Las otras medicinas o terapias tampoco curan todo y en muchos casos requieren del apoyo de la farmacología o la técnica de la medicina "oficial". E igualmente se prestan a mucha charlatanería.

También en muchos otros casos logran resultados sorprendentes donde no pudo triunfar la práctica médica que conocemos.

Estamos convencidos que *todo es complementario*, así es que hoy se está optando por no hablar de "alternativo". ¿Y si la medicina "oficial" también fuera complementaria?

Pero el nudo gordiano se encuentra en clasificar la enorme cantidad de variables, especialidades y subespecialidades; en distinguir cuáles de todas ellas podrían considerarse verdaderas medicinas y cuáles solamente sistemas terapéuticos. Por otra parte, en la actualidad hay mucha *espiritualización* en casi todas las disciplinas que buscan la **salud psicofísica**, es decir de manera integral, *holística*, totalizadora, del ser humano. Muchos profesionales de distintas disciplinas están combinando conocimientos.

Efectivamente, médicos que estudian bioenergía; psicoterapeutas que practican disciplinas orientales; parapsicólogos que se ponen a estudiar medicina; paramédicos que aprenden sobre oración; médicos que fluctúan entre la alopatía, la homeopatía y la acupuntura; y muchos de estos profesionales profundizan creencias espirituales no sólo occidentales sino también orientales. Algo parecido ocurre entre la gente que tienen otros oficios, empleos o profesiones ajenas a la salud y que se anotan en seminarios, talleres, cursos y clases de todo tipo, en un meritorio afán de conocimiento.

Hay decenas de "métodos combinados" cuya enseñanza tiene muchas variantes: algunos son simplemente clases, otros están más organizados en cursos, otros se convierten en institutos o escuelas, como nuestra propuesta de *"La Risa y la Salud"*. También han proliferado carreras llamadas "cortas", por lo que los intentos de clasificación se complican. En este agrupamiento conviven varias líneas o métodos. A excepción de las prácticas orientales que, como siempre, son milenarias, el resto son más recientes y están muy relacionadas con sus creadores o expositores. Muchos de los métodos aquí consignados son una *combinatoria* --a través de un nuevo enfoque-- de disciplinas que se complementan entre sí.

De aquí que las denominaciones fueron cambiando en los últimos cincuenta años: "cómo ser feliz", "superación personal", "autoestima", "crecimiento (o "desarrollo") personal", "autoayuda", "autoconocimiento", "automejoramiento", y fue creciendo como fenómeno editorial (por los millones de ejemplares que venden en el mundo) complejo, controvertido, que ha marcado el fin del siglo XX y sigue sumando seguidores (¿o consumidores?), y está reemplazando a muchas psicoterapias y hasta cuestionando a la mismísima medicina ortodoxa occidental a través de teorías pragmáticas e instantáneas.

El primer antecedente editorial se ubica alrededor de 1880, en un escritor inglés llamado Samuel Smile (¿le "suena" el apellido?), producto típico de la revolución industrial, que escribía verdaderos best-sellers con títulos como *"Ayúdate", "El trabajo", "El ahorro",* etc.

Risaterapia

O "terapia con la risa", o "geloterapia", derivado de Gelos el dios de la risa (ver n° 34). Un comentario respecto a la expresión "**riso**terapia" que se ha popularizado en el mundo hispanohablante, expresión que no nos parece adecuada. *Riso,* para algunos que han leído mucho, parece ser era el nombre de otro dios helénico jocoso y juguetón.

Para otros proviene del latín *risus*, y en España (Murcia y Aragón) se lo considera como "risa apacible". Pero también suena como "rizo" (en nuestro idioma, un bucle del pelo o cabello). Por lo tanto "risoterapia" nos aproximaría más a la "terapia del pelo".

Nuestra pregunta, que hacemos desde hace varios años, es: ¿Por qué no emplear el prefijo *risa* para hablar de "risaterapia"? ¿No suena más coherente, además de hacer alusión directa a la risa?

Como vemos a lo largo de este libro, la risa tiene efectos terapéuticos importantes y produce muchas reacciones fisiológicas concretas y benéficas psicofísicamente. Desde muy atrás en el tiempo se afirma que "la risa es salud" y era empleada sistemáticamente por personas consideradas "sabias", pero su inicio como terapia es mucho más reciente. Se podría considerar un iniciador o inspirador a Norman Cousins; en el otro extremo del globo, la usaba conscientemente el gurú Osho. En los Estados Unidos le dió forma y objetivo terapéutico Annette Goodheart.

A partir de esas experiencias reconocibles, se comenzó a usar la risa en clínicas y hospitales y a través de *talleres vivenciales* como herramienta para trabajarla y vivenciarla siempre de manera colectiva, es decir compartida en grupos. Desconocemos si existe un método que la combine con otras terapias y a través de un plan de estudio como el que proponemos desde nuestra escuela de automejoramiento, aunque sí existen algunos parecidos, sobre todo en Europa y en los Estados Unidos.

Retomando criterios, algunos críticos (y aún risaterapeutas) aseguran que la risaterapia desencadena una risa falsa. Esto no es así en absoluto. Los risaterapeutas desarrollamos una técnica que ayuda a la persona a **autoprovocarse** la risa (ver n° 49).

Método RH (risa holística)

El método al que está dedicado este libro. Todo comenzó en octubre de 1995 a raíz de las investigaciones realizadas por los autores sobre la **risa**; y el Método como tal nació junto con la Escuela de Automejoramiento "La Risa y la Salud" en agosto de 1998. En aquellos años se usaba mucho la expresión "autoconocimiento", y veíamos muchas personas con un amplio conocimiento pero que, en su vida cotidiana, no lograban armonizar sus vidas, por lo que optamos por la expresión "automejoramiento" que, entendemos, es **llevar a la práctica** el "autoconocimiento".

Un método creado a partir de la combinación y compatibilización de diversas técnicas, con la particularidad que el epicentro del mismo es "trabajar" la *sonrisa*, la *risa* y el *lenguaje* como camino hacia la actitud mental positiva y usando del traslado de la propia energía con las manos (*bioenergia*) a través de la creación de la llamada por nosotros "Secuencia de la Salud" (ver nº 54). Lo "holístico" hace referencia a lo *abarcativo*, a lo *totalizador*.

Esto determinó la aparición de un plan de estudios que conforma una carrera de las llamadas cortas, cuatro cuatrimestres que equivalen a cuatro niveles de aprendizaje: dos niveles de *automejoramiento* (que llamamos Ciclo Básico), y dos niveles de *perfeccionamiento* (que llamamos Ciclo Superior --con orientación cuántica--) con el objetivo de formar un "Facilitador en la Risa", al totalizar 128 horas de aprendizaje. Nuestro Método RH es mucho más que reír, implica un verdadero cambio de actitud de vida con fundamentos y apoyos científicos, médicos, bio-energéticos y espirituales. Transmitimos "educación de la voluntad" de manera divertida.

Bueno, hemos terminado nuestra "introducción", así que a celebrarlo con una sonrisa. Vamos, empiece a sonreír. Aunque no tenga ganas. Esto que le pedimos tiene un buen fundamento.

¿Cómo? ¿Que le parece demasiado apresurada la propuesta porque todavía no conoce dicho fundamento? Está bien, hágalo aunque sea para ejercitar sus músculos faciales, los que intervienen en la sonrisa. Por ahora, por puro entrenamiento físico.

Sonría, por favor, **sonría**.
Gracias.

PRIMERA PARTE

¿HAY MEDICINA EN LA RISA? : HAY

2

LA CREENCIA CREA LA BIOLOGIA

Los pacientes tienden a moverse por la senda de sus expectativas, ya los conduzca ésta hacia arriba o hacia abajo.
NORMAN COUSINS

8. Salud - enfermedad - salud

Los progresos del siglo XX en el campo de la salud, son sorprendentes. Hay enfermedades que, después de haber aterrorizado al mundo entero durante siglos, se han convertido casi en piezas de museo: peste, cólera, lepra, tifus, tétanos, etc. El retroceso de las epidemias, las enfermedades curables como la tuberculosis o prevenibles como la poliomielitis o la viruela, la mortalidad infantil disminuida en proporciones muy altas, los progresos de la tecnomedicina, el adelanto en todo tipo de medicamentos, las grandes medidas de sanidad pública, el conocimiento médico al alcance de todo el mundo, la proliferación de distintas y eficaces terapias, son evidencias que nos llevan a una conclusión: *¡todos deberíamos llegar a centenarios, como mínimo!*

Y, sin embargo, aunque nuestras probabilidades de alcanzar una edad avanzada y con buena salud, son mayores que las de nuestros antepasados, hoy --como ayer-- los humanos siguen desapareciendo o perdiendo vitalidad de forma absurda por la presencia de *nuevos enemigos*: sida, cáncer, cigarrillo, infarto, estrés, depresión, accidentes automovilísticos, drogas, alcohol, desnutrición, hipertensión, artritis, artrosis, pánico, ataques cerebrovasculares, insuficiencia sexual, polución ambiental, fatiga crónica, insomnio, falta de espiritualidad...

Ahora bien, analice estos nuevos enemigos enumerados y responda a esta pregunta: ¿cuántos de ellos pueden ser atribuidos exclusivamente --o casi-- al descontrol del propio ser humano?

- -

Sí, sí, no lo piense más. Prácticamente todos. Y en esta segunda parte intentamos demostrárselo. Pero antes veamos que se entiende, en la actualidad, por **salud**.

Según la OMS (Organización Mundial de la Salud) no es la mera ausencia de enfermedad, sino una totalidad mucho más abarcativa: "es el bienestar físico, mental y social al que todo ser humano tiene derecho", y añade: "implica el disfrute de la mayor forma posible de bienestar orgánico, psíquico y social sin distinción de raza, religión, creencia política o condiciones económicas". En verdad, la salud es el estado natural del ser humano. Y como dice Deepak Chopra (10), a esto se le puede agregar el bienestar espiritual. De esta manera, la salud es un estado en que la persona siente la alegría y el entusiasmo de vivir a cada momento, una sensación de realización y una conciencia de armonía con el universo que la rodea.

De aquí se desprende que la enfermedad no es natural. Si es tan importante la ingerencia de nuestra mente para enfermarnos, también lo es para conservarnos en el estado de salud. Cuando comenzamos a *crear salud*, el mundo profano y enfermo que nuestra mente inventó se transforma en una realidad superior.

Millones de "agentes extraños" (gérmenes, bacterias, microbios, virus) penetran en nuestro cuerpo físico diariamente. La multiplicación de estos microorganismos es tan rápida, la entrada en el cuerpo es tan constante, que el aislamiento total de nuestro organismo a estos potenciales elementos de enfermedad parece imposible.

Pero en condiciones normales, el cuerpo físico no sufre daño por estas invasiones. Los agentes extraños viven y pasan a través de él sin producirle ningún mal, mientras éste no se halle *debilitado o desarmonizado.* De lo contrario, habrá algún punto débil, con defensas naturales disminuidas en su eficacia y, muy probablemente, allí se desarrollará alguna enfermedad.

A los estudiantes de medicina --comenta el doctor Omar Fareed-- no se les enseña nada sobre el sistema de *autocuración* que nuestro propio cuerpo tiene incorporado. Se les enseña mucho sobre la enfermedad, cómo diagnosticarla y cómo tratarla, pero no sobre la forma en que **nuestro** cuerpo la trata. Por supuesto se les enseña que hay un sistema inmunológico que funciona por sí mismo, y hasta hace muy pocos años se lo estudiaba como independiente del resto del organismo. Pero sanar no es únicamente cuestión de diagnosticar o de matar microbios o virus, sino que incluye el *proceso de reconstrucción y reparación.* Franz Ingelfinger aseguraba que el 85% de las enfermedades son accesibles a la acción del propio sistema de autocuración humano.

Desde muy atrás en la historia existen abundantes investigaciones médicas (algunas con Premio Nobel incluido), que demuestran que el cerebro --sometido a las circunstancias que se manifiestan debido a los HMN-- produce cambios poderosos en la química corporal y aún prepara las condiciones para el agravamiento de la enfermedad. Pero hasta los estudios iniciados por la "obsesión" de Norman Cousins, no había pruebas comparables que demostraran que las EP también pudieran afectar a los estados biológicos.

Ya es muy grande la certeza de que las emociones, sentimientos y actitudes positivas no son solamente "estados de ánimo", sino --como bien dice Cousins-- *realidades bioquímicas*, que ayudan a prevenir y hasta a revertir las enfermedades.

9. Una historia esclarecedora

En la mitología griega, el legendario centauro Quirón --maestro del poderoso guerrero Aquiles y de Esculapio (en Roma) o Asclepio (en Grecia)-- está asociado al arte de curar. Los astrólogos lo relacionaron también con el estudio de las líneas de la mano o Quiromancia. Lo interesante es que se le adjudica un símbolo: la **llave**. En las situaciones dolorosas, Quirón venía con una enseñanza precisa: allí donde creemos estar *ante un muro infranqueable se halla la salida,* y sobre todo ante la presencia de enfermedades. La capacidad de recuperación está regida, al decir de los astrólogos, por el planeta Quirón (descubierto cerca de 1970 por el astrónomo Charles Kowac).

Ese símbolo de "llave" es elocuente ahora, que desde la biología molecular y las investigaciones de la PNI (la Psiconeuroinmunología), se habla de la modalidad "llave-cerradura" entre los neurotransmisores.

Respecto de Esculapio (o Asclepio), hijo de Apolo y alumno del centauro Quirón, está considerado el Dios de la Medicina y trabaja desde los planos etéricos con su complemento femenino Hihia. Su símbolo son las serpientes enrolladas en un bastón (caduceo), que es también representativo actualmente de la medicina. De Esculapio se decía, mientras estaba en la región de Epidauro, que había superado a su maestro y hasta que resucitaba muertos.

En la religión judeo-cristiana, el Arcángel Rafael (cuyo nombre tiene el

Significado de "Dios Sana"), es el Médico del Cielo, y se hace presente en todo acto de curación en que sea requerida su Presencia. Él se le presentó a Tobías, según el relato del Antiguo Testamento, en forma tangible y visible, curando a su padre Tobit de su ceguera y liberando a Sara de una presencia demoníaca por lo cual ésta se pudo casar con Tobías. Finalmente, Rafael se dio a conocer como ángel.

Desde el conocimiento aportado por la Metafísica Cristiana, se habla del complemento femenino del Arcángel Rafael: la señora Regina, y se dice que fue la Guía en la encarnación de María, posteriormente madre del maestro Jesucristo. Dicen que el *"Ave María"* de Schubert es una obra musical contenedora de la presencia de Regina en María. Por otra parte, a la Madre o Virgen María se la considera la Sostenedora del Concepto Inmaculado de Salud y de Perfección en el Centro del Corazón de los seres humanos.

Pero la Metafísica ahonda mucho más, y al describir los Siete Rayos, habla del quinto Rayo Verde como principalmente el de la Ciencia de Dios y de la Curación, además de la Verdad, la Armonía, la Musicalidad, la Consagración y la Concentración. En otras palabras: el *Rayo de la Salud.* Es significativo que el color usado en todo el mundo para la vestimenta de los médicos internos en clínicas y hospitales sea el verde. Es significativo también que a este rayo se lo describa así: "Dentro de tí, en tu propio corazón, está toda la ciencia de Dios, que le permite a tu vehículo físico, tener el adecuado y eficaz funcionamiento de sus órganos y aparatos. También es la armonía y musicalidad existente en cada una de tus células. La salud o estado de funcionamiento perfecto de nuestros cuerpos inferiores es una radiación constante que pulsa hacia cada célula para mantenerla en su correcto estado de funcionamiento. Cuando existe de nuestra parte alguna transgresión, las células entorpecen su funcionamiento y sobreviene la mal llamada *enfermedad*" (6).

¿Por qué dicen los metafísicos "mal llamada enfermedad"? Porque como ya dijimos, nuestro estado natural (humano y divino) es de salud. La enfermedad no debiera existir en el ser humano, que es alguien creado con todos los elementos necesarios para permanecer saludable y feliz, para *depurar* su existencia en este plano, para aprender a evolucionar.

Llama la atención que estos seres evolucionados que acabamos de mencionar se hallen dentro del mismo "rayo" y tan interrelacionados, hasta con personas físicas de vidas recientes como el genial compositor musical Johan Sebastian Bach (1685-1750); o con el llamado maestro Hilarión, que intervino en la fundación de la Sociedad Teosófica en Estados Unidos en 1875 (hoy director de este rayo); y el doctor Albert Schweitzer (1875-1965); a quienes se los considera unidos en una especie de trilogía mística: la Santísima Trinidad a través de la *"Toccata y Fuga en Re Menor"* de Bach, la Curación a través de Schweitzer y la Devoción a través de la ciencia de Hilarión.

Respecto de Albert Schweitzer la *sincronicidad* es perfecta. Fue filósofo, misionero, organista y musicólogo (todos elementos del quinto rayo). Su fervor humanitario lo llevó a estudiar medicina y poner a funcionar un hospital en Lambaréné, en lo que era entonces el África Ecuatorial Francesa (hoy Gabón Occidental), donde realizó una epopeya apostólica principalmente en favor de los enfermos de lepra, que le valió el Premio Nobel de la Paz en 1952. Sus múltiples facetas lo hicieron estudiar la filosofía de la India, el misticismo de Pablo de Tarso y la personalidad de Jesucristo. Como organista de fama internacional dejó grabaciones de gran virtuosismo entre las que destacan ¡las composiciones de Bach!

En África lo conoció Norman Cousins, quien por "causalidad" también era intérprete de órgano y cultor de la *toccata* de Bach. Cuenta Cousins que en la quietud y la soledad de su habitación, casi a oscuras y pasada la medianoche, Schweitzer interpretaba a Bach, en un piano bastante deteriorado --lo cual no era fácil-- de manera casi perfecta: "Tenía la sensación de escuchar el enorme órgano de la mayor catedral del mundo. Cuando acababa de tocar, se quedaba con las manos sobre las teclas y su gran cabeza inclinada hacia adelante... Johan Sebastian Bach, sin duda, le había permitido liberarse de las presiones del hospital. Al levantarse, y por un largo rato, ya no arrastraba los pies. La música era su medicina. Pero no era su única medicina, también lo era el **humor**. Albert Schweitzer utilizaba el humor como una forma de terapia ecuatorial, para reducir la temperatura, la humedad y las tensiones. De hecho, la manera como utilizaba el humor era tan creativa, que uno tenía la sensación de que él casi lo consideraba un *instrumento musical*. Siempre creyó que el mejor medicamento para cualquier enfermedad era saber que tenía un trabajo que hacer, junto con un buen sentido del humor. En una ocasión me dijo que las enfermedades lo abandonaban bastante rápido porque encontraban un ambiente poco hospitalario dentro de su cuerpo. Y así fue: vivió hasta los 90 años" (7).

Hoy integra el plantel de los médicos y asistentes espirituales.

Los antiguos textos chinos de medicina hablan del *Fu-zheng:* el acrecentamiento natural de los mecanismos personales que luchan contra la enfermedad. Pero en la actualidad, y en Occidente, para muchos médicos --dicen Locke y Colligan (41)-- la noción de que las emociones tienen influencia en los procesos de salud o enfermedad es puro folclore. Aunque no siempre prevaleció esa actitud: lo que nos lleva a distinguir *dos* grandes *movimientos* en lo que podría considerarse la historia de la medicina. En nuestro libro *"Los Maestros y la Salud"* se desarrollan minuciosamente estos temas.

10. Comienza el periplo: primer movimiento

Si bien se lo considera al médico griego Hipócrates de Cneos, del *genos* de los Asclepíades (460-375 a.C.) como el "padre de la medicina", filosófica y científicamente hay un salto muy grande desde esa época para llegar al siglo XVII, cuando el filósofo francés René Descartes (1596-1650), expresó que las personas tenían dos componentes distintos: la "abstracción etérea" o *mente,* y el *cuerpo* físico, legando a la ciencia médica un método científico muy usado por los posteriores investigadores. El dijo: "para estudiar lo complejo, aprendan lo simple; aprendan sobre un germen y eventualmente sabrán algo sobre la enfermedad asociada a él".

A partir de este precepto, surgió el método *reduccionista,* al que después apoyó la *"teoría de la etiología específica"*--ambos dominantes en la medicina prácticamente hasta la actualidad--, que sustenta que cualquier enfermedad (y fundamentalmente infecciosa), es producida por un microorganismo identificable.

Los finales del siglo XIX y el comienzo del XX, fue el momento histórico de la gran explosión. En el terreno de las investigaciones, un oficial médico prusiano, Robert Koch (1843-1910), realizó verdaderas proezas científicas: resolvió el misterio del ántrax (enfermedad mortal para el ganado), aisló el bacilo de la tuberculosis y desarrolló una vacuna contra la difteria. Su contemporáneo francés, el químico y biólogo Louis Pasteur (1822-1895), encontró la cura para el ántrax y la vacuna contra la rabia.

Destacan Locke y Colligan, que en casi toda la historia de la medicina moderna, el enfoque biomédico dominó la filosofía de la ciencia por el motivo más importante: *funciona.*

La lista histórica es muy extensa, sintéticamente podríamos mencionar alrededor de los años 1920 el tratamiento de la sífilis y en 1923, Federico Banting (1891-1941), se adjudica el Premio Nobel de Fisiología al descubrir la *insulina.* En la década de 1930 aparecieron las *sulfamidas* y la curación de numerosas enfermedades bacterianas. En la década de 1940, con el antecedente del descubrimiento de la penicilina, aparecieron los *antibióticos*. Parecía que no había enfermedad que la medicina no pudiera dominar.

Paralelamente irrumpe la *tecnología* que fue, y continúa siendo, muy espectacular, aunque contribuye al proceso de despersonalización de la medicina.

En 1819, el médico francés René Laennec (1781-1826), inventó el estetoscopio y describió la nueva técnica de la auscultación. Luego aparecieron el oftalmoscopio (para examinar los ojos), el laringoscopio (para la garganta) y el otoscopio (para los oídos). Poco después se usaron los rayos X, el electrocardiograma, el electroencefalograma y los análisis de sangre. La introducción del éter como anestesia en el quirófano en 1846, determinó la aparición de la *revolución quirúrgica*, que permitió a los cirujanos introducirse en el cuerpo del paciente para reparar algunos males que resultaban imposibles de curar.

Se desarrollan las unidades de *terapia intensiva*, indispensables para los casos de urgencia. La electrónica hace su aporte: aparecen la ecografía y la tomografía computada. Finalmente los sofisticados estudios de resonancia magnética y diagnóstico por imágenes, con el más alto nivel de monitoreo.

El paciente fue cada vez menos un ser humano con una enfermedad y más un conjunto de datos científico-técnicos. Los médicos, sobre todo en los grandes centros de medicina, rara vez están en contacto con los pacientes. Están ocupados observando las máquinas. Actualmente es muy alto el grado de *especialización*, "como el cuerpo ya no es una entidad, exige un experto en cada sistema". Ahora, sigamos el derrotero del *segundo movimiento*.

11. ¿Otra "medicina"?

Un aspecto más silencioso, y por momentos muy combatido, estuvo siempre latente en esta historia: establecer la relación tan estrecha de *la mente con el cuerpo* y viceversa.

Una vez más el lejano y esclarecido Hipócrates, sugería que había causas *naturales* así como *divinas* de la enfermedad, y que esas causas podía discernirlas el razonamiento. Pensaba que el individuo sano lo era porque había logrado un estado de armonía dentro de sí mismo y del ambiente. Además creía que cualquier cosa que ocurriera en la mente afectaría lo que ocurre en el cuerpo.

Los textos fundadores de la medicina occidental, redactados entre el siglo V y VI a.C., presentan el estado del arte médico tal como se lo practicaba en aquélla época en las escuelas de Cos y de Cneos. Constituyen un corpus único que la tradición atribuye en conjunto a sólo uno de los autores: Hipócrates, quien si no hubiese sido el primer médico, debería de todos modos su renombre al hecho de haber introducido la "concepción histórica" de la enfermedad: la idea de que "las enfermedades tienen un curso que se inicia con los primeros síntomas y continúa hasta su apogeo o crisis, para luego alcanzar su feliz o fatal conclusión". Para Rabelais (1494-1553): "Hipócrates compara apropiadamente la práctica de la Medicina con un combate y una farsa interpretada por tres personajes: el enfermo, el médico y la enfermedad".

Hipócrates hablaba de cuatro *humores* vitales del cuerpo: *sangre* (proveniente del corazón = optimismo); *bilis amarilla* (proveniente del hígado = cólera, enfado); *bilis negra* (del bazo = melancolía, tristeza) y *flema* (del cerebro = lasitud). Aún hoy hablamos de personalidades o individuos *sanguíneos, coléricos, melancólicos o flemáticos.*

En el siglo II, otro médico de gran influencia, Claudio Galeno (131-201), aseguraba que las mujeres *melancólicas* tienen más propensión al cáncer que las *sanguíneas.* Expuso la base naturalista y racional de la medicina. Destacó el papel que cabe al paciente en cualquier estrategia de recuperación: ¿cuál es el punto de vista del propio paciente sobre su enfermedad? ¿qué clase de remedio elige el paciente para tratarse?

Los persas llevaron estas ideas mucho más lejos: la mente de una persona podía intervenir no sólo en su propio cuerpo sino también en el de otra persona, que podía incluso estar muy lejos. El legendario médico persa Ibn Sina o Avicena (980-1037), autor de "*Preceptos de la Medicina*" (desde el siglo XII hasta el XVIII fue texto en las universidades francesas e italianas) manifestó: "La imaginación de un hombre puede actuar no solo en su propio cuerpo sino en otros y muy distantes. Puede fascinarlos y modificarlos; enfermarlos o devolverles la salud".

El fenómeno del diagnóstico y hasta de la curación "a distancia", viene desde muy lejos, lo hacía el profeta Elías, lo practicaba el Maestro Jesucristo, lo estableció muy claramente Paracelso (Theophratus Phillipus Aureolus Bombastus von Hohenheim -1493-1541-) cuando escribió: "La fuerza vital no está encerrada en el hombre, sino que irradia alrededor de él como una esfera luminosa, y puede hacerse actuar a distancia. En estos *rayos semimateriales* la imaginación del hombre puede producir efectos saludables o mórbidos". Se le comprobó al médico favorito de Napoleón, el doctor

Covisart. Y se confirmó en otro médico, el doctor Hebra y Bell (por quien se denominó así a la parálisis de Bell). Hoy es materia de estudio y práctica en muchas disciplinas paramédicas. Nosotros, en nuestra Escuela, trabajamos --no la cura-- sino el "envío de energía *a distancia*".

Alrededor de 1870 hace su aparición el uso público y científico del hipnotismo, a cargo del anatomopatólogo francés Jean Charcot (1825-1893), llamado "el Napoleón de la neurosis". Una de las demostraciones favoritas de Charcot era con la parálisis histérica. Bajo hipnosis, el paciente se ponía de pie y caminaba cuando se le indicaba. Cuando se lo sacaba del trance hipnótico, la persona caía al suelo y era nuevamente paralítica.

Sus exposiciones en público mostraban en forma incuestionable que un estado de la mente afectaba al cuerpo, y que podía controlarse.

En la última etapa de su vida, Charcot examinaba a pacientes curados milagrosamente en Lourdes. La Fe es una medicina potente. Como dice Mark Twain: "Dios cura y el médico envía la cuenta". Si bien la mayoría de las enfermedades son *autolimitantes*, es decir, tienen un período y terminan, cualquier clase de curación exige fe. Desde los más antiguos rituales, era necesaria la fe en el curandero o chamán. Jesucristo decía siempre que producía la remisión de alguna enfermedad: *"fue tu fe la que te curó, no yo"*.

Actualmente, es igual de importante la fe en el médico. Como dicen Locke y Colligan: "el ritual de la curación agrega fuerza a la creencia del paciente: visitar al doctor en el santuario del consultorio o yendo al templo del hospital".

El clínico británico Sir William Osler (1848-1919), enseñaba a sus alumnos que la mayoría de las drogas y otros métodos de tratamiento disponibles en su época eran esencialmente inútiles. No obstante, gozó de una enorme reputación médica mientras fue director del Hospital John Hopkins de Baltimore. En repetidas ocasiones expresó que el éxito de sus curaciones se debían esencialmente, no al tratamiento empleado, sino a la fe del paciente y a la comodidad brindada por los cuidados de las enfermeras.

El hablaba de "curación por medio de la fe" refiriéndose a las influencias anímicas que ponen en movimiento los mecanismos de recuperación del *vis medicatrix naturae* ("poder curativo de la naturaleza"), es decir, la **autocuración**.

En 1880, después de pasar algunos meses asistiendo a las clases de Charcot, el neurólogo y psiquiatra vienés Sigmund Freud (1856-1939), expresaría su teoría de que las emociones que no se manifiestan con palabras o con actos encontrarían expresión en alguna alteración física. Ese fue el germen de su concepto de la *histeria de conversión.* Y en los primeros tiempos usaba la hipnosis como medio para explorar el así llamado "inconsciente". Con el tiempo, los especialistas de todos los campos comenzaron a notar algo que denominaron *neurosis de los órganos* o perturbaciones de los órganos internos: neurosis gástrica, intestinal, cardiaca, etc. En 1870, el médico británico James Paget, notó que "los casos en que la angustia profunda, la esperanza diferida y la desilusión son seguidas por el desarrollo o aumento del cáncer, son muy frecuentes". Confirmado en 1950 por el psicólogo Eugene Blumberg, cuando determinó: "los pacientes con tumores de crecimiento veloz tienden a ser bastante serios, demasiado colaboradores, pasivos, demasiado bien educados, demasiado angustiados, dolorosamente sensibles y suaves".

En 1919, el médico japonés Ishigami advirtió, en una época donde la tuberculosis era desvastadora, que los enfermos mejoraban o empeoraban de acuerdo a si eran optimistas o pesimistas respecto del curso de su enfermedad. Para la misma época, Sir William Osler escribió: "El tratamiento de la tuberculosis depende más de lo que el paciente tiene en la cabeza que de lo que tiene en el pecho". Algo parecido le tocó vivir a Norman Cousins.

Un importante fisiólogo francés de fines de siglo, Claude Bernard (1813-1878), realiza varios descubrimientos sensacionales: el hígado almacena azúcar y lo descarga cuando el organismo lo necesita; el líquido pancreático ayuda en la digestión; el sistema nervioso ayuda a regular la circulación de la sangre. Y hablaba del *milieu interior* del cuerpo: nuestro organismo está constantemente trabajando para mantener el delicado equilibrio en su química.

En 1935, otro importante fisiólogo, de la Escuela de Medicina de Harvard, Walter Cannon (1876-1945), comenzó a hablar del estado de salud "automantenido" por el organismo, al que llamó *homeostasis* (o "equilibrio homeostático") y sugirió que las experiencias externas de la vida (adolescencia, trabajo duro, fatiga, circunstancias que provocan diaria preocupación), dejan una impresión física en el cuerpo.

En 1939, un psiquiatra de Chicago, Franz Alexander (1891-1964), declaró que "muchas perturbaciones crónicas no son producidas por factores externos, mecánicos ni químicos ni por microorganismos sino por el continuo estrés funcional que se origina en la vida diaria del organismo, en su lucha por sobrevivir". De aquí nació una disciplina nueva: la *medicina psicosomática.* Así, durante muchos años se trataron un grupo de perturbaciones llamadas las *"Siete psicosomáticas"*: reuma, hipertensión, hipertiroidismo, neurodermatitis, asma, colitis ulcerosa, artritis reumatoidea. Posteriormente, la medicina se dio cuenta que esta lista era muy corta. Actualmente se acepta que aproximadamente un 70% de las patologías conocidas tienen un fuerte componente psicosomático.

Y aparecen las enfermedades llamadas *"autoinmunes"*, un grupo de perturbaciones en las que el sistema inmunológico confunde partes del organismo con el enemigo, dañando de esa manera la capacidad defensiva del propio cuerpo.

Otros sostienen que también se suma un componente que es el débil lazo neuronal entre las dos mitades del cerebro. Para eso existe --en un tipo de medicina china-- el ejercicio de **apoyar la punta de la lengua hacia arriba contra el paladar blando**. De esta manera se estaría logrando un *equilibrio* entre ambos hemisferios. Ponga en práctica este ejercicio.

De allí que, además de las autoinmunes, se podría hacer una lista de enfermedades más "comunes" y "populares". Nos gusta llamarlas enfermedades **autoprovocadas**: Resfrío y dolor de cabeza, Infecciones, Glucosemia, Artritis, Alergias, Herpes, Lupus eritematoso, Cáncer, Sida (síndrome de inmunodeficiencia adquirida).

Asi mencionadas parece una lista algo caprichosa o sin mucho sentido, ocurre que todas esas manifestaciones clínicas obedecen en mayor o menor parte, a cuando se viven situaciones estresantes, conflictivas, o se convive con demasiados HMN. En el libro continuación de éste, titulado *"La Alegría y la Salud"*, lo explicamos más extensamente.

En 1960 se produce un nuevo cambio de criterios: la *revolución conductista,* determina una atención multidisciplinaria, basándose en la premisa de que el verdadero poder curativo reside en el paciente *tanto como* en el médico. Para algunos, la medicina conductista fue --y sigue siendo-- la expresión clínica de la PNI, que vemos seguidamente. Los términos son de *complementariedad* entre distintas terapias.

Resumiendo, veamos con humor la "evolución de la medicina":

Año 500 a.C: La premisa era: *"Come esta raíz que sanarás"*.

Año 1000: "Esa raíz es cosa de ateos, reza esta oración a Dios que está en el Cielo y sanarás".

Año 1795: "Dios no interviene, la que rige es la razón. Bebe esta pócima que es medicina y sanarás".

Año 1917: "Esa pócima es para engañar a la gente y no es científico, te sugiero tomar esta píldora y sanarás".

Año 1960: "Esa píldora no tiene la droga necesaria, ingiere este antibiótico y sanarás".

Año 2005 : "Los antibióticos tienen contraindicaciones y deprimen. Hay que apelar a la nueva medicina: "*Come esta raíz que sanarás".*

12. El rol del médico

Los médicos están entrenados para pensar de forma científica. Cuando alguien cuenta algún caso propio o de terceros, de curación "inexplicable", ellos lo consideran como material anecdótico, no científico, pues han aprendido a eludir las conclusiones basadas en experiencias aisladas y a buscar pruebas fundadas en un número sustancial de casos. Necesariamente su enfoque tiene que ser estadístico. Raras veces informan sobre remisiones que no pueden explicar. Así y todo, es probable que no exista un médico que no haya visto o sabido de algún paciente que se haya curado de una enfermedad en una forma que desafía las explicaciones médicas convencionales. La mayoría de esos casos tienen una notoriedad momentánea y son olvidados rápidamente. Las historias de curaciones misteriosas han existido desde que empezó la medicina. Al ocuparse de esos "casos raros" los médicos sólo han podido rotularlos como "efecto placebo", "remisión espontánea", "enfermedad psicogénica" y hasta de "error de diagnóstico", y luego seguir el camino que les enseñaron a recorrer.

No obstante, hay una fuerza muy grande que todo médico debiera estar "obligado" a considerar para su estrategia terapéutica: la *voluntad de vivir* del paciente sustentada en la *confianza*, primero en sus propios recursos y después en su médico.

Hace más de dos mil años Séneca observaba que "el deseo de curarse es parte de la cura". Por más pequeña que pueda ser la posibilidad de recuperación, una actitud tranquilizadora por parte del médico es una "línea de vida" que conecta al profesional con su paciente. El médico prudente sabe que la tranquilidad que él infunda puede acelerar la recuperación del paciente; sabe que la incertidumbre y la angustia que acompañan incluso dolencias leves pueden magnificar el dolor y hacer más lento el proceso de remisión. Ya está por todos aceptado que la enfermedad alimenta preocupación y convierte el temor en miedo y el miedo en pánico, con todos los factores agregados de intensificación de la enfermedad.

Esto se advierte muy claramente cuando un paciente, después de un largo camino de médicos, especialistas, pruebas y análisis, recibe casi descarnadamente un diagnóstico de enfermedad grave, es presa del pánico, y casi siempre sufre una intensificación súbita de su enfermedad. ¿Por qué desde el momento en que aparece el "rótulo" a sus síntomas, disminuye la capacidad de defensa y lucha? No menos sorprendente es que otros pacientes tienen una reacción opuesta: una tenaz determinación a superar la circunstancia. Aconseja Cousins: "no niegues el diagnóstico, lucha contra el veredicto del médico que se asocia con el diagnóstico". ¿Es coincidencia que la gran mayoría de estos pacientes sobrevivan largo tiempo a la fecha dada como "terminal", y otros hasta reviertan su enfermedad?

Es muy importante la refinada habilidad en la comunicación de un diagnóstico (o peor aún de un "veredicto" o "**pronóstico**"). Esto es la compasión y el interés personal con que debe contar un profesional de la medicina. Así explica Cousins, de manera científica y poética a la vez, este aspecto de la sanación: "La gente me dice que no ofrezca *esperanzas* a menos que sepa que éstas son reales, pero yo no soy capaz de no responder a una mano que se me tiende. No sé lo suficiente para decir que la esperanza no puede ser real. No estoy seguro de que nadie sepa lo bastante para negar la esperanza. En estos últimos diez años he visto demasiados casos en que las predicciones de muerte pronunciadas desde una elevada situación profesional terminaron por ser gloriosamente refutadas por los pacientes y por razones que no tenían tanto que ver con aspectos biológicos tangibles como con el **espíritu** *humano* ...espíritu... una palabra vaga, sin duda, pero que refleja una realidad que bien puede ser la mayor de las fuerzas interiores del arsenal humano. Al espíritu humano no se lo puede diagramar ni disecar; no se lo puede ver con los escáneres tomográficos ni puede aparecer representado numéricamente en un gráfico de medicina. Sin embargo, *es el rasgo más identificable de la personalidad humana.* A menos que se lo entienda y se lo respete, todos los demás factores son secundarios... la **regeneración** es la mayor fuerza de la vida. No es tontería soñar con cosas mejores, y cuando nos descubrimos como seres humanos es cuando avanzamos en la dirección de nuestros sueños" (8).

Si al médico le preocupa --concluye Cousins-- no fomentar falsas esperanzas, no menos ha de preocuparle no fomentar falsos miedos o una falsa desesperación: "Algunos *expertos* no saben suficiente como para hacer un pronunciamiento que condene el destino de un ser humano. Deben tener más cuidado acerca de lo que dicen a los demás: en caso de que les creyesen, puede ser el principio del fin" (7).

El risaterapeuta argentino-israeli, Enzo Agada Bau, describe una extraordinaria y verídica historia. En 1935, Guyer D. Thomas ingeniero que residía en Ellensworth, estado de Washington, enfermó gravemente de cáncer --que sus médicos diagnosticaron "terminal" y estimando como máximo unos pocos meses de vida--.

Con el objeto de pasar con alguien sus últimos días, alquiló una habitación en la granja de la señora Nancy Green, quien a su vez también tenía sus días contados por una grave dolencia del corazón. Cierto día les visitó Lucila Bolding, una amiga de Nancy, quien en esos momentos cayó desmayada, puesto que también debía fallecer pronto debido a una incurable enfermedad gástrica. Ellos le auxiliaron y, entonces, surgió en la mente de Thomas la idea de ayudarse mutuamente hasta el día de sus muertes. Publicó un aviso en el periódico local invitando desahuciados, y a los pocos días se había constituido un curioso grupo que era un muestrario de gravísimas enfermedades; ninguno de los integrantes tenía un pronóstico de más de seis meses de vida.

Reglamentaron sus vidas: tenían totalmente prohibido hablar de enfermedades, de ningún tema triste o negativo. Por el contrario, obligado ser optimistas y alegres. Pero había que mantenerse. A Thomas se le ocurrió una idea: fabricar y vender cruces hechas de cartón y pintadas con pintura fosforescente, para colocar en los cuartos de los niños, de modo que pudiesen verlas en la oscuridad y evitar temores. La iglesia local publicó la historia y pidió a los feligreses colaborar. La iglesia nacional republicó la historia en su revista. Comenzaron a llover pedidos de cruces. Cinco años después, ninguno de los quince condenados a muerte había fallecido.

Se publicó y republicó esta historia en 1940. Uno de los periodistas escribió: "Lo más curioso y extraño, mientras trabajan alrededor de una larga mesa, continuamente relatan divertidas historias, se chancean entre ellos, **sonríen continuamente** y nunca pasa más de un cuarto de hora sin que dejen de trabajar, pues una **prolongada y convulsiva carcajada colectiva** se lo impide por prolongado tiempo".

"Cuando leí esta historia --comenta Enzo--, quise saber ¿qué pasó después? Escribí muchos correos electrónicos a distintas personas e instituciones de Ellensworth solicitando información. En la Bibilioteca Pública me ayudaron a localizar al hijo de Lucila, el señor Richard P. Bolding, quien me contó por teléfono que su madre falleció ¡en 1970! ("solo" 35 años más de lo que le pronosticaron...). También conversé con Mr. Henry J. Schnebli, quien recordó que la Sra. Green, durante los años 50 aún estaba bien de salud y trabajaba con su padre".

Aseguran Locke y Colligan que el objetivo de todo médico, y del propio paciente, debiera ser inducir a *verse* no como un individuo enfermo sino como alguien que está **en vías de curación**. Prolongar una situación como un proceso de enfermedad es muy distinto a sentirse inmerso en un proceso en que todo confluye a una curación. *Y cuanto más rápida mejor.*

En cuanto a la *relación médico-paciente*, se propone que el médico debe comprender y tolerar que el enfermo lo culpe cuando el tratamiento falla. Con demasiada frecuencia ocurre al revés, los médicos "culpan" a los pacientes; por ejemplo, una observación que se hace a menudo es: "El paciente *falló* en quimioterapia". A veces las personas necesitan de un médico que asuma su fracaso.

La participación activa del paciente sobre su propia enfermedad --como apoyaba Galeno-- debe ser profundamente considerada por los médicos. Estos piensan, generalmente, que sus conocimientos adquiridos durante la carrera y en la práctica médica, hacen superfluos los detalles que le puedan señalar un paciente o cualquier otra persona sin formación médica. Y la gente --profesionales o no-- cada vez más adquieren libros de amplia circulación sobre temas de autoayuda relacionados con aspectos de la medicina, y se desilusionan al descubrir que sus doctores no están tan bien informados ni tan excitados sobre estos conocimientos, sobre su desarrollo y sobre sus perspectivas.

Dice en una nota el médico argentino Carlos Alberto Yelin: "Nuestra reflexión apunta al hecho de que la sonrisa y su expresión más explosiva, la risa, debieran estar presentes en todas las circunstancias posibles de la tarea médica. Y para ello debiera ser preciso formular e instrumentar una metodología para que su desarrollo integre parte de la formación de grado del profesional de la salud.

"Cuántas veces un paciente al ingresar al consultorio comenta que entra más tranquilo y confiado porque escuchó, en la sala de espera, la risa compartida del paciente y del médico. Ya eso constituye una actitud que predispone positivamente a la entrevista.

"En la medicina argentina hubo grandes exponentes que ejercitaron el humor como recurso curativo. Para recordar alguno en especial es válido referirse al excepcional pediatra y docente, quien por vez primera entendió la importancia de la internación conjunta madre-hijo, el académico y humanista Florencio Escardó, aquel que con su seudónimo *Piolín de Macramé* nos hizo aliviar el estrés cotidiano de la actividad médica con una sonrisa optimista".

Y que decir cuando --en la enorme mayoría de los casos-- los médicos se manejan sencilla y lamentablemente por los "protocolos" ya establecidos por vaya a saber qué cerebros (o lo que es peor vaya a saber por cuales intereses económicos de las poderosas farmacéuticas) para prescribir el tratamiento y su consiguiente medicación: ante tales síntomas, tal patología y ante tal patología corresponde sí o sí, tales drogas, sin importar para nada las consecuencias nefastas que puedan tener dichas drogas, y menos aún sin ponerse a estudiar concienzudamente otras posibles variables del caso. La respuesta que dan no satisface demasiado: "hay que optar por el mal menor", ¿y cual será éste?

O bien, las conocidas "sentencias" (ya son más que pronósticos): "su patología es incurable, solo podremos mantenerla"; "a esta medicación la tendrá que tomar de por vida, ni se le ocurra dejarla".

13. La Psiconeuroinmunología

Por el año 1975, estudiando las causas de la artritis reumatoidea, enfermedad considerada psicosomática y *autoinmune*, el psiquiatra George Solomon junto con el inmunólogo Alfred Amkraut, empezaron a buscar las claves que podían relacionar a la mente (la psiquis) con lo inmunológico.

Como resultado de numerosas y determinantes experiencias con ratas a las que se les producía estrés, Solomon propuso que a esta nueva disciplina se la llamara **psicoinmunología.**

Una pregunta evidente y de singular importancia surgió: si la mente (a través del cerebro) puede influir en el sistema inmunológico, ¿hay alguna manera de controlar o dirigir esa influencia? Condicionando a las ratas a suprimir la acción de sus sistemas inmunológicos, el psicólogo Robert Ader y el inmunólogo Nicholas Cohen, de la Universidad de Rochester, estuvieron en condiciones de anunciar que el supuestamente inmutable sistema inmunológico podía ser influenciado.

Creían que cualquier reacción condicionada dependía del *sistema nervioso*, así se agregó el concepto "*neuro*" a la *psicoinmunología*, transformándose en **psiconeuroinmunología (PNI)**.

Pero declarar que el sistema inmunológico podía influenciarse en forma *dirigida*, fue algo más de lo que muchos médicos podían aceptar.

Por desafiar algunas ideas reverenciadas en la medicina, la PNI fue recibida con desgano y sospecha, con indiferencia y hasta con hostilidad manifiesta por parte de los tradicionalistas. Algunos de estos sentimientos antagónicos continúan hasta la actualidad.

No obstante, esta postura de Robert Ader coincidía con las investigaciones que llevaba a cabo --respecto de las conexiones entre la mente y el cuerpo-- el Grupo de Trabajo en Psiconeuroinmunología en la UCLA, y donde intervenía Norman Cousins, quien así lo cuenta: "Nuestro objetivo era estudiar la bioquímica de los estados emotivos. ¿De que manera se registraban en el cerebro la esperanza, la voluntad de vivir, la fe, la **risa**, la alegría, el propósito o la determinación? ¿Qué efecto tenían sobre el cuerpo? ¿Era posible que el cerebro pudiera desempeñar un papel activo en el proceso de curación?"

Entonces: ¿es posible orientar conscientemente a nuestro cerebro --a través de trabajar con la mente-- para ayudar, fisiológica y realmente, a recuperar la salud? La espiral descendente del malestar emocional contribuye a la incidencia de cualquier enfermedad, y mucho más si ésta es de las consideradas "graves", ya que causa *directamente* un crecimiento celular anormal y disminuye la competencia de la función inmunitaria.

Sin embargo, gracias a los *mismos procesos mentales* también se puede restablecer y reforzar la respuesta inmunitaria. Por ejemplo, el uso de la visualización creativa, donde se trabaja "ayudando" mentalmente a todo el sistema inmunológico, en su batalla contra los aspectos fisiológicos de la enfermedad, comenzando por la mismísima intimidad celular.

Se ha comprobado que estos ejercicios tienen el efecto de estimular los linfocitos, incrementar la producción de anticuerpos y de interleuquina-2, favoreciendo la actividad de los linfocitos K y aumentando la efectividad de las células T citotóxicas.

Todo lo explicamos en detalle en el capítulo siguiente.

Según Cousins: "el sida es otro ejemplo del hecho de que nuestra *manera de pensar* en una enfermedad tiene efectos definidos sobre su desenlace". Si el enfermo *cree* que su dolencia es grave y se complicará cada vez más, es altamente probable que genere respuestas fisiológicas tan desfavorables que lo lleven a la muerte a causa de esa enfermedad. Lo contrario también es cierto: si cree que --aún contra diagnóstico-- logrará someter a su mal, es altamente probable que lo logre. Hasta se podría asegurar que los "portadores" del virus que "trabajan" las emociones, sentimientos, pensamientos, lenguaje y actitudes positivas, y, por supuesto a **risa**, no pasan a "enfermos".

De allí su aforismo: **"la creencia crea la biología"**. Tal vez uno de los más profundos en la historia de la medicina.

Finalmente, ingresa en todos estos estudios la enorme "orquesta hormonal" y se descubre que los tres sistemas (inmunológico, nervioso y endocrino) aparecen profundamente interrelacionados, y se agrega otra palabra a la ahora *nueva ciencia*, quedando conformada como **psiconeuroendocrinoinmunología** (no intente pronunciarla de entrada correctamente).

La conclusión importante, según Locke y Colligan, es que todas las investigaciones presentadas indican que en la mayor parte de los sectores de la salud, las ideas de la PNI resultan muy valiosas. Valorar el papel de la mente en los procesos de las enfermedades es el gran paso para desarrollar un nuevo campo en la medicina.

Los objetivos finales de la PNI es lograr una comprensión más profunda de los estrechos lazos neuronales, hormonales e inmunitarios entre la mente y el cuerpo, mediante la apreciación y la práctica de los poderes curativos de lo que habita en el ser humano: su **alma** (¿o espíritu?).

14. Una vivencia propia: el dolor

Generalmente el dolor es una alarma que desata la preocupación. Pero ¿es una enfermedad, un síntoma o una simple queja de nuestro cuerpo?

¿Está bien preocuparse o no darle demasiada importancia? Si desde la infancia nos han enseñado a alarmarnos, a tenerle miedo o sentir ansiedad frente a él, es probable que sintamos más dolor y molestias que lo normal.

Cuando el dolor actúa como señal de alarma, es peligroso eliminarlo o ignorar el mensaje. Por ejemplo, tomar un calmante cuando existe un intenso dolor en el abdomen --una posible apendicitis-- y enmascarar el cuadro. Por otro lado, si la alarma se va, y no hay una causa subyacente, ya no hay un propósito *útil* para permitir que esa alarma siga sonando y volver crónico (ahora sí a través de la mente) al dolor. Lo que hace que la lepra (o "enfermedad de Hansen") sea tan terrible es que el paciente no siente dolor al hacerse daño en el cuerpo.

El doctor Albert Schweitzer, habla en su libro *Out of My Life and Trought*, de la grave enfermedad que tuvo al principio de su madurez y que en ese momento pensaba que si se recuperaba, nunca olvidaría los sentimientos que experimentó; como médico, trataría de prestar mucha atención al paciente como al diagnóstico. Según Schweitzer, existe una "camaradería entre aquellos que llevan la marca del dolor". Y sentencia Cousins: "las personas que no pertenecen a este grupo tienen grandes dificultades para comprender lo que hay detrás del dolor".

Como dicen Locke y Colligan, para un enfermo, quejarse es lo razonable: el papel de enfermo lo hace así. Después de todo, el enfermo tiene un motivo valedero para quejarse. Sin duda que toda enfermedad produce algún tipo de dolor, físico o mental y hasta espiritual.

Para Aristóteles, el dolor era una *emoción.* En cambio, Descartes lo consideraba una *sensación* (como el frío o el calor). Por su parte, Víctor Frankl hablaba de que cada dolor debe tener un sentido. Y esto responde a cada persona. Por supuesto hay una manera particular de "modalizar" el dolor: son formas de padecer, de sufrir, de sentir. Por lo tanto, mucho tiene que ver con la propia mente de la persona.

La percepción del dolor que tiene cada persona depende mucho de sus sistemas de creencias, de sus expectativas, de la imagen que tenga de sí misma y de una variedad de estrategias psicológicas inconscientes, dentro de las cuales la más común (y que más dolor produce) es la *autocompasión.*

Entonces, ¿es el dolor una sensación física o mental? Muchos creen que la *naturaleza* del dolor puede entenderse como respuesta física concentrado en el sistema nervioso y por lo tanto perceptible en cualquier parte del cuerpo.

Otros hacen incapié en las características emocionales y psicológicas de la persona, con el agregado de los valores culturales y sociales que influyen sobre esa persona. Indudablemente, el dolor se siente en el cerebro, física, bioquímica y neurológicamente. Pero esto sólo nos dice cómo el cerebro obtiene los mensajes y cómo son interpretados y devueltos.

Ahora, *qué es lo que sentimos cuando sentimos dolor* es otra cosa. Allí sí interviene --y mucho-- lo mental. Sólo usted puede medir su propio dolor. No hay forma médica o científica de decir objetivamente cuánto lo daña a usted su dolor. Además cada persona describe su dolor de muchas maneras distintas: "acalambrante", "punzante", "constante", "molesto", "intenso", "muy agudo", "rítmico", etc. El **umbral** del dolor es el punto en el cual se comienza a sentir la sensación y esta varía de persona a persona. Algunas tienen un umbral mucho más bajo que otras y un simple rasguño les incomoda muchísimo. Otros "aguantan" una quebradura o un esguince casi sin chistar. Sin duda que ante menos temor y ansiedad, le damos al cuerpo más tiempo y lugar para que funcionen los mecanismos de "ayuda y alivio", como por ejemplo, las *endorfinas.*

Se distingue el dolor *agudo* (corto y punzante), verdadera señal de alarma que suele desaparecer después de tratada o corregida su causa, del dolor *crónico* (duradero y continuo), de confusas características y que constituye un trastorno a veces más serio que la enfermedad que lo produce, ya que demanda enormes costos en términos de medicación y terapia, además de mayor padecimiento para quienes lo sufren.

Respecto del dolor crónico, es común que no guarde proporción con su causa aparente, entonces ¿por qué está ahí? ¿que está pasando? El sentimiento de impotencia del que lo padece le genera aún más dolor. Aquí es importante que intervenga, por parte del paciente una mayor *comprensión* de sus HMN y una *disminución de la ansiedad* con técnicas de *control del dolor* que varían desde la simple distracción hasta la hipnosis por parte de un terapeuta calificado. Y de esta manera aprender a adaptarse a lo que puede ser una situación *permanente.* La comprensión del dolor y la enfermedad es algo que tiene sus altibajos en la clínica médica y en el ejercicio de la atención del paciente, sobre todo en su *hospitalización.*

Influye si el dolor o molestia lo pensamos como el resultado de una indigestión o comenzamos a sospecharlo como el síntoma de una enfermedad grave, aquí comenzará a convertirse en todo un problema. Para Cousins, las *preocupaciones* y *temores* del paciente se convierten en auténticos síntomas físicos que pueden llegar a ser terriblemente *dolorosos* o incluso provocar *incapacidades.* Es decir que puede haber dolor sin enfermedad.

Pocos saben que aproximadamente un 90 % de los dolores desaparecen por sí solos, que no siempre indican mala salud, que con mayor frecuencia son el resultado de los HMN, del mal dormir, el abuso en las comidas, las dietas mal balanceadas, fumar, beber en demasía, malas acciones físicas, etc. Un ejemplo de síndrome doloroso *autogenerado* es el dolor de cabeza por tensión muscular. Una persona comienza a ponerse ansiosa o deprimida, y sin darse cuenta de ello empieza a tensar los músculos de la parte posterior de la cabeza y del cuello, y pronto tendrá dolor de cabeza. Si a esa persona se le presenta un estímulo cómico y se **ríe**, decrece esa tensión muscular y el dolor se alivia.

Es cierto --continúa Cousins-- que no toda enfermedad puede curarse, pero muchas personas dejan que la enfermedad *desfigure* sus vidas más de lo debido. Se encierran en sí mismas sin ninguna necesidad. Ignoran y debilitan las fuerzas que aún tienen para mantenerse erguidos. Siempre existe un margen dentro del cual la vida puede tener sentido e incluso acarrear *alegrías,* a pesar de la enfermedad. Sacar el mayor provecho de la vida mientras *aún pueda moverse* y conservar, con toda la fuerza, el tomar contacto con las cosas que siempre le dieron placer.

¿Y el dolor emocional? ¿Ese que frecuentemente se manifiesta como una pérdida? La vida está llena de todo tipo de pérdidas, que experimentamos diariamente: desde que alguien nos cancele una cita o una actividad hasta quebrarse un brazo; desde ver que ya no somos capaces de hacer veinte flexiones seguidas hasta tener que suspender nuestro proyectado viaje de vacaciones; desde que se nos rompa un vaso hasta chocar el auto; desde separarnos de una pareja hasta que nos despidan de nuestro trabajo; desde perder las llaves hasta perder un ser querido. Todas las pérdidas tienen su importancia y cualquiera de ellas debiera ayudarnos a crecer, siempre que sepamos aprender de esa experiencia.

Sea lo que fuere que causa nuestro dolor, hay una gran diferencia entre dolor y sufrimiento. Puede que nuestro dolor no cese, pero el humor y la risa pueden minimizar nuestro sufrimiento, haciéndonos fuertes en lo que parece ser una situación de impotencia. Las personas que son capaces de **reír** ante los contratiempos dejan de sentir autocompasión y eso las fortalece verdaderamente.

El doctor David Bresler, antiguo director de control del dolor de la UCLA, prescribía a sus pacientes que se dirijan al *espejo* dos veces por día y allí se **sonrieran**. "Con frecuencia --afirma--, las personas con dolor crónico no hacen cosas con las que normalmente disfrutarían. Sienten que no pueden debido al dolor. Pero suele ocurrir todo lo contrario: en realidad, su dolor perdura durante más tiempo porque no hacen nada que les divierta" (39).

Un proverbio chino dice: "no puedes evitar que los pájaros del dolor vuelen sobre tu cabeza, pero sí que construyan sus propios nidos entre tus cabellos".

Los paliativos

Siglos de uso de diferentes métodos de control del dolor se volvieron "respetables" cuando Melzack y Wall expusieron su "teoría de la **puerta"** en el año 1965. Ellos explicaban científicamente cómo un bajo nivel de estimulación podía retardar o frenar la transmisión de mensajes de dolor, y cómo una estimulación más intensa podía *cerrar la puerta* para la percepción del dolor; y que esto sucede por los mecanismos que incluyen la participación del sistema nervioso y el cerebro. Y la *mente*, --agregamos nosotros--. Existen muchas propuestas a las cuales recurrir para buscar la eliminación del dolor:

-- Métodos médicos de tratamiento (la farmacología alópata tradicional);
-- Control nutricional (dietas, enzimas y vitaminas);
-- Estimulación (acupuntura, auriculoterapia, digitopuntura, hidroterapia, el TENS, etc) ;
-- Reducción de la ansiedad (respiración, biofeedback, relajación, visualización, hipnosis, **risaterapia**);
-- Hierbas medicinales (las variables son numerosísimas, desde infusiones caseras hasta las "terapias florales", aromaterapia y fitoterapia);
-- Crioterapia (terapia por el frío: - 11°C)
-- Terapias de manipulación (masajistas, quiroprácticos, osteopatía, kinesiología)
-- Uso del placebo.

Un comentario aparte merece el electroestimulador llamado TENS (*Transcutaneus Electrical Nerve Stimulation*). Tiene el tamaño de un control remoto de TV y genera estímulos eléctricos de baja frecuencia, con un regulador de la señal (que lo maneja el paciente) y un par de cables con electrodos que se colocan en la zona dolorida. Produce una agradable sensación de cosquilleo que enmascara el dolor mediante una estimulación de todos los nervios que pasan por el lugar.

Algunos aseguran que esta estimulación provoca la liberación de endorfinas.

Hay poco conocimiento sobre la naturaleza del dolor, pero tampoco hay mucha información sobre la manera en que funcionan los calmantes. La **medicación** ha sido el arma de la medicina desde el principio de la historia. Respecto del deseo, y a veces de la necesidad, que demuestra el ser humano de tomar medicamentos, Richard Cabot (41) escribió que "el paciente está acostumbrado a recibir un medicamento por cada uno de sus síntomas. Pero no nació con esta costumbre... Nosotros, los doctores, somos los responsables de haber perpetuado ideas falsas sobre la enfermedad y su curación".

En diferentes épocas, las recetas médicas incluían: excremento animal, polvo de momia, serrín, ojos de cangrejo, raíces y hojas de todo tipo de hierbas de la tierra y del mar, "cuernos de unicornio", sustancias de intestinos de animales, las muy populares sangrías con sanguijuelas, etc. Comenta el médico Arthur K. Shapiro: "uno puede preguntarse cómo mantuvieron los doctores su reputación a lo largo de la historia tras miles de años de recetar medicamentos inútiles y frecuentemente peligrosos". En la actualidad, la farmacología ha evolucionado tanto que ya casi estamos como en épocas anteriores: es demasiada la variedad de remedios y, sobre todo, la combinación de drogas, que obligan a los laboratorios a advertir, en el prospecto adjunto, sobre los efectos colaterales dañinos que puede ocasionar la ingesta de ese preciso medicamento.

Un ácido discutido

No es nuestra intención --tampoco tenemos el conocimiento suficiente-- de analizar aquí los efectos de diversas sustancias sobre nuestro organismo. Sí hablaremos de la benéfica *vitamina C.*

Durante mucho tiempo fue desestimada por los médicos, salvo aquellos que tenían conocimientos profundos sobre *nutrición,* y en la actualidad muchos la continúan aceptando sólo como complemento en las dietas. Sin embargo, grandes investigadores dejaron profundos estudios sobre sus ventajas: Ewan Cameron, Albert Szent-Gyorgyi, Irwin Stone, y el dos veces premio Nobel (uno de Química y otro de la Paz) Linus Pauling.

Aunque fue, nuevamente, Norman Cousins, el que demostró, sobre su propio cuerpo, la utilidad de su aplicación, como vemos más adelante.

Irwin Stone elaboró una teoría respecto del hecho que la especie humana no sea capaz de producir o almacenar ácido ascórbico que la naturaleza produce en todos los miembros del reino animal (excepto algunas especies de mamíferos). Habla de la aparición de un defecto en el curso de la evolución que hizo que los seres humanos perdieran su capacidad de producir ácido ascórbico y tener que depender de los alimentos que contienen esta sustancia, tales como los frutos cítricos (naranja, limón, fresas) y ciertas legumbres (repollo, espinaca, coliflor, berros, pimientos, brócoli, tomates), o ingerirla farmacológicamente. Este bioquímico subraya que el ácido ascórbico es más que una vitamina, es un *metabólico hepático*: produce la dispersión de los glóbulos rojos coagulados debido a que desintetiza la estructura del agua en el organismo, es decir ayuda a oxigenar la sangre.

Por sus propiedades antitóxicas, su ausencia total en el organismo produce "escorbuto". Numerosos hospitales británicos lo administran en dosis intravenosas en lugar de antibióticos, como medida rutinaria contra las infecciones pos-operatorias. También es conocido su efecto antioxidante para combatir los *radicales libres*, partículas capaces de deteriorar el material genético de las células.

Para Ewan Cameron, tiene cualidades que *retardan el avance del cáncer*. Según este investigador escocés, las células cancerosas producen *hialuronidasa*, una enzima que ataca el cemento intercelular haciendo proliferar las células cancerígenas. La vitamina C fortalece la infraestructura de los tejidos contrarrestando la actividad de esta enzima.

Sin embargo, recientemente un grupo de científicos liderados por Ian A. Blair, Universidad de Pennsylvania han descubierto --pero hasta ahora sólo en pruebas de laboratorio-- que la vitamina C unida al lípido hidroperóxido (cuando se ingieren sustancias grasas) puede producir genotoxinas que pueden mutar el ADN y generar cáncer (?).

Al mismo tiempo es muy importante para el funcionamiento de otra enzima, la *prolhidroxilasa*, que es esencial para la *síntesis de colágeno*, sustancia ésta fundamental en las enfermedades de la categoría artríticas y reumáticas. Quienes cursan estas enfermedades tienen un nivel muy bajo de vitamina C en sangre.

Un dato interesante, la *aspirina,* la droga que más se consume y se "autoadministra" en el mundo, sobre todo por sus cualidades "antiinflamatorias" (y también analgésica y antipirética), evita la asimilación del ácido ascórbico por parte de las plaquetas sanguíneas, es decir que es una antagonista del colágeno, por lo tanto es contraproducente indicarla pues puede intensificar la dolencia artrítica subyacente (o bien se debe administrar vitamina C junto con la aspirina a fin de contrarrestar estos efectos).

El ácido ascórbico tiende a eliminar los minerales del cuerpo, esto es importante para contrarrestar la polución ambiental. También tiende a absorber la vitamina B, por lo que se requiere un complemento de este complejo (en especial la B12). En ciertas circunstancias, puede provocar irritaciones en el sistema digestivo (conviene no tomarla entre comidas) y en los riñones, aunque sólo cuando es administrada en grandes cantidades: la "tolerancia intestinal" es el punto donde el cuerpo reacciona con una diarrea a una cierta dosis de vitamina C. Para cada persona este nivel de "tolerancia" es distinto, para algunas es de 5 grs. y para otras es de 20 grs., dependiendo de su deficiencia personal acumulada de vitamina C.

No es exacto que el organismo sólo puede asimilar hasta un máximo de 2 grs. Y menos cierto es cuando se administra por vía endovenosa. Lo que ocurre es que cuando la vitamina C llega, por vía oral, al proceso de digestión, *pasa muy rápido* como consecuencia de su acidez natural: el cuerpo no puede absorber todo lo que esta vitamina tiene para ofrecer.

Una empresa norteamericana ha combinado esta vitamina con *salvado de avena*, con lo cual es forzada a viajar más lentamente a través del cuerpo. El resultado final es que una mayor cantidad es absorbida y utilizada. La vitamina C indicada es la natural que viene en polvo, y se toma por cucharaditas de té (5 grs. cada una). Un dato importante: la persona fumadora necesita tres veces más cantidad de vitamina C.

Linus Pauling (54) decía que al inicio de una enfermedad viral (mejor si se toma en las 24 horas siguientes a la aparición de los síntomas), una ingesta masiva de vitamina C producía que el cuerpo elevara al máximo su capacidad para generar anticuerpos, con lo cual lograba detenerse al virus o al menos suavizar los efectos de la enfermedad. Esta dosis que él recomendaba, era de 10 g (10 comprimidos de 1 g) en 24 horas, repartida en tres tomas (4 comprimidos iniciales, 12 horas después 3 y, 12 horas después los últimos 3). El lapso de 12 horas es porque es lo que tarda la Vitamina C en oxidarse dentro del cuerpo y dejar de ser efectiva. La vitamina C y la mayoría de las otras vitaminas son notorias por su baja toxicidad y la ausencia de efectos secundarios, incluso cuando se ingieren en cantidades mayores que las normalmente presentes en nuestra dieta. Pauling acuñó el término de *medicina ortomolecular* para este tipo de tratamientos. El doctor Bernard Rimland (1979) sugeririó que la medicina convencional, que utiliza fármacos, debería llamarse medicina *toximolecular*.

Generalmente, se piensa que una sustancia que pretende curar enfermedades distintas no puede ser eficaz contra ninguna de ellas, sin embargo, existe evidencia que un gran consumo de vitamina C ayuda a controlar muchas enfermedades, no sólo el resfriado y la gripe, sino otras de origen viral o bacteriano como la hepatitis, y algunas no relacionadas entre sí como la esquizofrenia, las enfermedades cardiovasculares y el cáncer.

La aceptación de la medicina ortomolecular seguramente ayudaría a resolver unos de los problemas actuales, el costo elevado de la atención sanitaria. En 1965 el gasto en la atención sanitaria publica y privada en los Estados Unidos fue de cuarenta mil millones de dólares, en veinte años (1985) se ha multiplicado por diez, alcanzando los cuatrocientos mil millones de dólares según un informe del Department of Health and Human Servicies (Ministerio de Salud y Servicios Humanos).

El efecto placebo

En la historia del tratamiento del dolor se han hecho destacar casos de enfermos que han logrado suprimirlo parcial o totalmente ingiriendo productos inocuos. Estos productos pueden ser desde agua coloreada (empleada por Emile Coué en los inicios de lo que después fuera su teoría de la sugestión y de la autosugestión), pasando por simples inyecciones de suero fisiológico, hasta intervenciones quirúrgicas simuladas o falsas grageas que imitan a la perfección (en color, forma y sabor) a las verdaderas contenedoras de drogas. A pesar de ser inocuos, han sido y son empleados con éxito para tratar enfermedades que van desde el cáncer hasta el asma y las verrugas.

Se ha usado la acepción latina *placere* que significa "complacer" para darle el nombre *placebo* a estos productos o maniobras o terapias. Aunque este nombre no se inventó hasta el siglo pasado, se sabe que los griegos ya conocían este "efecto".

Cualquiera de estos productos se les da a los pacientes diciéndoles que en realidad es una nueva medicina con una droga muy poderosa específica para su patología. Como los pacientes esperan un alivio, éste generalmente se produce. En un principio se dijo que se trataba de una burda sugestión o de algún tipo de perturbación psicológica debida al dolor que el paciente había tenido que soportar. Posteriormente se ha comprobado que la fe del enfermo en la supuesta droga produce un *cambio en su actitud mental que se refleja en respuestas fisiológicas concretas* activando los mecanismos de *autocuración* del organismo.

También se dijo que sólo funcionaban en personas con alto grado de sugestibilidad y *baja inteligencia*, sin embargo, estudios del doctor H. Gold en 1946 comprobaron que era lo inverso: a mayor inteligencia mayor beneficio potencial con su empleo.

Los placebos son tan poderosos cuando *sí* funcionan (porque a veces *no* funcionan), que un estudio que se hizo en pacientes con náusea, ésta desapareció cuando se les administró una pastilla de la cual se les dijo que era un medicamento antinauseoso muy fuerte. De hecho, esa pastilla era ¡un medicamento para *producir* náusea! Cuando no funcionan y además producen efectos adversos o contrarios a los que se esperaban se los llama *"nocebos"*.

Hoy día los placebos se usan para probar la acción de nuevos medicamentos. A un grupo de pacientes se les proporciona el fármaco que se desea probar, mientras que otro grupo de enfermos recibe un placebo. Muchas veces ni los médicos saben quienes están recibiendo el fármaco y quienes el placebo. Sólo los investigadores. Posteriormente, el efecto del medicamento se compara con el del placebo para obtener una medida de su eficacia.

Para nosotros, y desde los criterios actuales de la risaterapia, un buen "placebo" es *autoprovocarse*, "forzando", la **risa**.

15. Emile Coué: la sugestión vá en auto

O la *auto-sugestión*. A fines del siglo XIX, se abrió una clínica gratuita en Francia, que hoy se ha convertido en la nueva Escuela de Nancy, uno de los principales centros de enseñanza de terapias por autosugestión en el mundo.

En aquél entonces, su director fue el apotecario (farmacéutico) que luego incursionó en los más variados campos de la medicina, reflejo de las doctrinas desarrolladas en la época: hipnotismo, psicoterapia y variantes en la medicación (alopatía, homeopatía, herbolaria). Este hombre fue Emile Coué (1857-1926) quien, principalmente, sentó las bases del trabajo sobre el subconsciente a través de la *autosugestión*, haciendo hincapié en el desarrollo de la *imaginación* del paciente que, para él, era más poderosa que la voluntad. Creía que si el temor de no recuperarse se instalaba en el paciente, era casi imposible lograr una curación.

Una de las primeras cosas que Coué les decía a sus pacientes y alumnos era que en su clínica no hacían "educación del querer", sino *educación de la imaginación.*

Personalmente no se empeñó en hacer conocer su método en publicaciones. Su único trabajo, un folleto publicado con el título de *"Auto-superioridad"*, lo continúan editando en el "Instituto para la Práctica de la Autosugestión" (Grosvenor Garden, Londres). Uno de los mejores estudios sobre su método fue el realizado por el profesor Charles Baudouin, titulado *"Sugestión y Autosugestión"*.

Respecto de la personalidad de Coué, relata un paciente suyo, citado por John Duckworth (15): "Es difícil para los que se maravillan de su infalible *buen humor* e ingenio, de su irradiante simpatía y de su forma segura de objetar a aquellos que pretenden ser incurables, pensar cómo se brinda tan pródigamente a los otros. Y sin embargo, Coué se agota diariamente en cada una de sus audiencias, como si la sola recompensa que él esperara es la cura del que tiene ante sí".

Los trabajos de Coué sobre el subconsciente (él lo llamaba "pensamiento inconsciente") fueron muy precisos. Aseguraba lo que hoy ya no tiene dudas: *el subconsciente puede ser* **entrenado** *para recibir una idea voluntaria como un hecho, haciendo posible la realización de cualquier reacción física.* Dado que --como ya hemos visto-- los pensamientos de enfermedad terminan por enfermarnos, si podemos influenciar a nuestro subconsciente de manera que solamente pensemos en la salud, ésta debe necesariamente volver a nosotros. Dice Coué: "El primer principio de mi doctrina es que toda *idea*, buena o mala, que se posesiona de nuestro pensamiento, *tiende a ser una realidad*, dentro del dominio de lo posible".

Es necesario aclarar algunos términos conforme se desprenden de la teoría de Coué. Para ello podemos hablar de algunas diferencias entre *persuasión*, *sugestión* y *autosugestión*. Veamos un par de ejemplos.

Visitamos a un amigo muy enfermo del corazón. Al volver a casa, no nos sentimos bien, nos parece que tenemos algo en nuestro corazón, y comenzamos a tener palpitaciones y dolores. O bien observamos un enturbamiento anormal de nuestra orina, nos preocupamos por alguna dolencia en la vejiga o en los riñones y comenzamos a sufrir todos los síntomas mentales y físicos propios de alguna enfermedad urinaria.

Estas enfermedades imaginarias o *míticas*, como las llama John Duckworth, fácilmente se curan por un tratamiento de **persuasión**: así como nos persuadimos de que estamos enfermos, nos podemos persuadir de que nos hallamos en excelentes condiciones físicas. Y sobre todo si contamos con la ayuda de algún profesional o de algún amigo "conocedor" que nos pasa datos sobre elementos que pueden ayudar (llegando hasta recurrir a imágenes religiosas milagrosas y a la oración). Es obvio que en estos casos, la actitud mental o la predisposición de la persona es un factor importante para volver a la normalidad.

Pero si la enfermedad en verdad *existe*, se pasa de la persuasión a la **sugestión**. Aquí es realmente importante la labor ejercida por el profesional, ya que sabemos es muy común que se genere la confianza del paciente en su médico o en algún medicamento.

Si bien la persuasión es casi tan antigua como el hombre, la sugestión tiene un considerable camino recorrido como adquisición científica. Tal vez fue Franz Antón Mesmer, a fines del siglo XVIII, el primero en usarla como un método regular de la terapéutica. Sólo que al emplear la *hipnosis* y colocar, por supuesto, al paciente en condiciones tales que lo hacen fácilmente sugestionable, hizo que casi por cien años la sugestión fuera considerada, en el criterio popular, como sinónimo de hipnotismo.

La potencia de la sugestión no sólo surge de la transferencia de una idea del sugestionador al sujeto sugestionado, sino que es fundamentalmente en el pensamiento de esa persona, donde se produce el fenómeno. Según la definición de Baudouin: "la sugestión es la realización subconsciente de una idea". Por esto es muy difícil establecer un límite entre sugestión y autosugestión.

Se distinguen la *sugestión* (que es *inducida* --heterosugestión--) de la *autosugestión,* que se da en dos formas: *espontánea* y *voluntaria* (o verdadera autosugestión). Nos las explicamos aquí. Sólo reseñamos dos casos reales.

Dos casos singulares.

Transcribimos dos casos muy claros respecto de la enorme influencia de la propia mente sobre nuestro cuerpo. Pocos casos cuentan con la suficiente y necesaria documentación, para aceptarlos como verdaderos. A menos que provengan de relatos de personas que han logrado un ascendiente público importante, como el de Louise L. Hay, quien, con una dieta física y un gran trabajo mental, logró revertir la presencia de un cáncer vaginal (28).

Cuando los relatos y testimonios provienen de los propios médicos refuerzan las presunciones de recuperaciones que desafían los diagnósticos y pronósticos de los especialistas. Claro que muchos casos no se hacen conocidos, ya lo dijimos, porque los mismos médicos son remisos a contarlos cuando no pueden precisar las causas de la curación.

El **primero** de ellos, tuvo un desenlace lamentable, fue presentado por el doctor Bruno Klopfer en el *"Journal of Projective Techniques",* en 1957. El paciente sufría un cáncer con metástasis, había probado todas las terapias disponibles, pero los médicos estaban convencidos que le quedaba poco tiempo de vida. De pronto, el paciente oyó hablar de un medicamento experimental llamado "Krebiozen" que estaba en período de prueba y solicitó ser incluido en los ensayos experimentales. Para sorpresa de los médicos, los tumores empezaron a encogerse espectacularmente y fue dado de alta.

Transcurridos dos meses el hombre leyó las primeras noticias sobre ciertas sospechas con el resultado de la nueva droga. En cuestión de días los tumores volvieron a recrudecer, y uno de los médicos tuvo la idea de convencerlo que habían recibido una versión más potente del medicamento y procedió a inyectarle líquido sin ninguna droga.

Como era de esperar los tumores empezaron a reducirse de nuevo con rapidez, y el paciente vivió normalmente durante siete meses, hasta que se conoció la noticia de que el "Krebiozen" no tenía valor alguno para el tratamiento del cáncer. El hombre falleció al cabo de solamente dos días.

El **segundo** de los casos, por las características que lo rodearon, y por la fecha en que aconteció, podríamos considerarlo como una de las primeras "curas conscientes", con elementos de autosugestión y visualización. Claro está que debe haber habido muchísimas antes de esa fecha, como hubo muchas después. Claude Bristol (2), nos acerca el caso del doctor Frederik Bailes, posteriormente director de la Iglesia de la Ciencia Mental en Los Ángeles. Así lo narra el mismo Bailes: "En 1919 estaba terminando mis estudios en la Escuela de Medicina Misionera de Londres, unida al Hospital Homeopático, y preparándome para ir a Bolivia como misionero médico.

Un mes antes de graduarme, enfermé... diagnóstico de **diabetes**, invariablemente fatal, en una persona joven por aquélla época. Los mejores médicos de Harley Street, me daban un año o dos de vida. Esto ocurría cinco años antes de los trabajos de Banting con la *insulina*. Ya habíamos experimentado con ciertos pacientes el uso de *placebos*... también había visto que pacientes *hipnotizados* dejaban de sufrir sin recurrir a la morfina, decidí entonces que alguna técnica mental me serviría. ¡Y lo hice! Como diariamente nacen miles de células, y cada una nace bajo **la idea dominante de la salud o de la enfermedad**, yo determiné infundir en cada célula el concepto de la salud y la función adecuadas. Afortunadamente yo estaba familiarizado con las estructuras internas del páncreas: los islotes de Langerhans, que constituyen el laboratorio químico en el cual la Infinita Inteligencia sintetiza los componentes de la insulina. Comencé a **hablar** al páncreas, diciendo que yo sabía que él iba a trabajar, que no le gustaba estar ocioso, que algo en mi *actitud mental* pasada le había hecho apartarse de su voluntad de trabajar, y que desde entonces tendría de mi parte toda la cooperación requerida.

"Había una cosa de la cual estaba muy seguro y era de que la *imaginación* podía producir infinitos cambios en el cuerpo. Entonces iba a ver que este universo es un universo de **pensamiento puro.** Yo creía firmemente que cada célula nueva recibía la *impresión* de mi *nueva orientación de pensamiento,* y como todo pensamiento es **creador**... De pronto, las pruebas de laboratorio indicaron una disminución del azúcar, luego, sin razón aparente, aumentó de nuevo. Aquello era muy *decepcionante*, pero yo continué con mis procedimientos y el azúcar volvió a disminuir... ¡y así durante *seis* **años**!, en los cuales fui dominando mi enfermedad... finalmente, los informes dijeron: *azúcar, negativo*".

¡Que trabajo perseverante! Y a veces a cualquiera de nosotros nos cuesta perseverar nada más que en sonreír o reír.

¡Autosugestiónese!
Sonría (o ría) y piense que todo está bien en su mundo.

Y verdaderamente lo estará.

3

¿ REALIDAD O CIENCIA - FICCION ?

Negar la posibilidad de lazos estrechos entre el estado mental y las reacciones inmunológicas debería verse como un suicidio científico.
JOHAN AHLQVIST

Este es un capítulo algo complejo, pero necesario para entender por que nos enfermamos. En nuestro *organismo* --cuerpo físico-- funcionan varios "sistemas" que provocan su normal automantenimiento: el sistema *circulatorio sanguíneo*, constituido por el corazón y toda la red de venas, arterias y capilares; el sistema *circulatorio linfático* (transportan las células inmunitarias); el sistema *respiratorio*, constituido por los pulmones, los músculos inspiratorios y espiratorios (incluido el transporte de gases por la sangre); el sistema *digestivo*, constituido principalmente por el estómago, con el complemento del hígado y el sistema biliar, el páncreas, el intestino delgado y el grueso; el sistema *excretorio*, constituido por el riñón y la vejiga; y los sistemas *nervioso, endocrino* e *inmunológico*, que detallamos a continuación.

También se podría hablar, aunque dependan del sistema nervioso, de un sistema *visual, fonatorio, auditivo, olfatorio,* y *gustativo*; de un sistema *óseo* y *muscular*; de un sistema *tegumentario* (piel, pelos y uñas); de un sistema *reproductor* y hasta de un sistema *metabólico.*

¿Y qué decir respecto de la correlación fisiológica entre las *vibraciones bio-energéticas* y nuestras glándulas y órganos? Temática aceptada desde muy atrás en los tiempos, sobre todo en la medicina china e hindú. Así se habla de un "circuito energético" conformado por los llamados *chakras* o "válvulas dosificadoras" (no "centros energéticos", ya que **no** tienen energía **propia** --a excepción del llamado "raíz"--) de la energía que generamos e intercambiamos constantemente con nuestro entorno; por los denominados *meridianos*, trayectos o canales por donde la energía corporal circula (en número de doce se distribuyen simétricamente a cada lado del cuerpo; sobre ellos se sitúan los puntos para la *acupuntura*), y por el *aura*, conformada por la frecuencia vibratoria que emite nuestro cuerpo físico, nuestros pensamientos y nuestras emociones y que nos rodea con una forma ovoide.

16. El sistema nervioso

El ser humano a través de su cuerpo físico denso está capacitado para desarrollar una serie de actividades, de las cuales algunas se hallan fuera del dominio de la voluntad y otras pueden dominarse. Esto es consecuencia de *dos* sistemas nerviosos *diferentes*: el "involuntario", llamado *sistema nervioso autónomo*, que ejercita por sí mismo todas las actividades *vitales* que constituyen la normalidad del vivir cotidiano; se divide en *simpático* (alerta, acción, tensión) y *parasimpático* (paz, relajación), que cumplen funciones opuestas. Mientras una persona se halla en estado de salud, no nota estas actividades: siente que respira cuando la respiración está oprimida o detenida; siente que su corazón late cuando el latido es violento o irregular; siente su estómago cuando algún problema de indigestión le alerta.

Y el sistema nervioso "voluntario" o *central* (interconectado con el sistema *periférico*), instrumento del pensamiento, sentimiento, lenguaje y movimiento. Un eje cerebroespinal y los filamentos nerviosos *motores* (que van del eje a la periferia muscular), que llevan la orden de movernos, y los *sensitivos* (que vuelven de la periferia al eje), que llevan la información de lo que ocurre en nuestro exterior y que nos afecta directamente. Todo lo que el ser humano voluntariamente realiza tiene su asiento principalmente en el cerebro y en este sistema nervioso. Las células de este sistema, las *neuronas*, son las encargadas de transmitir esos impulsos nerviosos.

17. El sistema endocrino

Este sistema está integrado por un conjunto de *glándulas* internas que segregan *hormonas*: sustancias químicas específicas que transportadas por la circulación u otros líquidos producen efectos sobre las funciones de células y sistemas de todo nuestro organismo. Veamos las principales.

GLÁNDULA	SEGREGA
PINEAL	Melatonina (sueño) Pinolina (onírica)

Glándula	Hormonas
PITUITARIA	Somatotropina (crecimiento) Adrenocorticotropina (a las Suprarrenales) Gonadotropina (a las Gónadas) Prolactina (leche materna) Melanina (pigmentación de la piel) Dopamina (a las Suprarrenales: noradrenalina) Vasopresina (antidiurética: a los Riñones y Vejiga) Ocitocina (excreción leche y contracción Útero) Tirotropina (a lasTiroides) **Endorfinas**
TIROIDES	Tiroxina (metabolismo yodo)
PARATIROIDES	Paratormona (metabolismo calcio)
TIMO	Timosina **Linfocitos T** Hemoglobina (color rojo de la sangre) Nucleína (importante proteína) Prostaglandina E Interviene en el desarrollo de los huesos largos
PANCREAS	Secretina (jugo digestivo) Insulina y Glucagón (metabolismo glucosa) Somatostanina (crecimiento)
SUPRARRENAL	Catecolaminas (Adrenalina - Noradrenalina) Esteroides (Cortisol) Aldosterona (Sodio celular)
BAZO (órgano-glandular)	**Linfocitos B** Formación y Limpieza Eritrocitos (glóbulos rojos)
GONADAS: OVARIOS	Estrógenos - Progesterona
GONADAS: TESTICULOS	Espermatozoides - Testosterona

El principal "centro de control" de todo nuestro organismo es el **hipotálamo**, un eslabón vital entre cuerpo y cerebro, su situación en el medio y el centro profundo del cerebro, encima del inicio de la columna vertebral lo hacen sumamente apropiado para este fin. Tiene la forma y el tamaño de una nuez pequeña, y está debajo de los *tálamos ópticos,* los cuales a su vez son los depositarios de todas las vías sensoriales, tanto profundas como superficiales, que corresponden a los órganos de los sentidos: fibras ópticas, olfatorias, gustativas, auditivas, sensitivas, motoras, que tienen la misión de llevar a la corteza cerebral todas las impresiones que recogemos del medio ambiente, además tiene conexiones nerviosas que llevan al ser humano a la acción.

En su interior funciona un misterioso sistema que tiene que ver con el mesencéfalo (nuestro cerebro primitivo), que regula todos nuestros *instintos* y *emociones* en cuanto a los "impulsos básicos" del ser humano: sexo, hambre, sed, etc.: el sistema **límbico**.

Allí tiene sus raíces profundas una glándula que cuelga de un tallo como si fuera un fruto y que, al mismo tiempo descansa, como protegida, en una estructura ósea del cráneo denominado la "silla turca", cual si fuera una reina, la directora de la orquesta hormonal: la glándula **pituitaria** o **hipófisis**. Entre el hipotálamo y la hipófisis existe una interrelación directa y rápida que forma un *eje* llamado *hipotalámico-hipofisiario* alrededor del cual gira todo el sistema hormonal: cada vez que en el organismo hay carencia de alguna hormona o una necesidad urgente de superproducción, la alarma es transmitida vía nerviosa al hipotálamo y de éste a la hipófisis para que ella segregue el tipo de hormona necesaria para estimular la función de alguna glándula distante y de esta manera satisfacer la demanda. Como la adrenocorticotropina que influye sobre las glándulas suprarrenales, o la gonadotropina que influye sobre las lejanas glándulas sexuales.

También la presencia de la glándula **pineal** o **epífisis**, considerada atrofiada por la medicina occidental, y hace pocos años (1958) se descubrió que segrega *melatonina*, que regulariza los ciclos del sueño, y más recientemente se la sintetizó farmacológicamente.

Ahora sabemos bastante más, la melatonina se produce profusamente hasta alrededor de los siete años de edad. Con el crecimiento comienza a decrecer y pasados los 60 años ya casi desaparece del torrente sanguíneo. Es liberada después que la pineal ha sido tocada por la luz solar y con ayuda de la *serotonina*,

Ambas, la melatonina y la serotonina, se reúnen en la oscuridad (la pineal necesita de algunas horas de oscuridad para descansar y recuperarse) para dar vida a una nueva hormona muy recientemente descubierta que libera la pineal: la ***pinolina***. Se la define como una hormona alucinógena u onírica, que ejerce un poderoso efecto en nuestra llamada "materia gris", responsable, aparentemente, de los contenidos e intensidad de nuestros sueños o de nuestros "contactos" con los "otros planos" (que suele ocurrir casi indefectiblemente cuando dormimos), o también con los llamados "campos de creación superiores" y --como ocurre muchas veces-- al despertar encontramos respuestas a interrogantes que teníamos desde varios días atrás y no le hallábamos solución (14).

Pero algo importante se hace necesario aclarar: la producción de pinolina ocurre solo si en el horario nocturno que va desde las doce a las tres de la madrugada estamos durmiendo, de lo contrario, nuestra pineal no la producirá. Mucha gente tendrá que cambiar los hábitos de horarios nocturnos. Nosotros, con nuestra "Secuencia de la Salud", enseñamos a ***activar*** **ambas** glándulas.

18. Endorfinas y algo más

En el sistema endocrino, ocupan un lugar muy importante dentro del cerebro, las *encefalinas*, unos **neurotransmisores** opioides. Descubiertas en 1975 por John Hughes y sus colegas de la Unit for Research Aflictive Drugs de Aberdeen (Escocia). Aunque el mérito mayor es de Hughes que comenzó con un solitario trabajo disecando cerebros de cerdos (25).

Los investigadores que aparecieron después fueron --y siguen siéndolo-- numerosos, entre los pioneros podemos citar a Hans Kosterlitz, Abraham Goldstein y Candace Pert. Las encefalinas son muy variadas y aún poco conocidas, y a esa enorme familia pertenecen las *endorfinas* (que **no** son hormonas), entre las cuales también hay muchos tipos --alrededor de 20 conocidas--, siendo las más famosas las llamadas "beta-endorfinas". Las denominaciones encefalina, endorfina, dinorfina, endomorfina, se utilizan como sinónimos. Llamadas también "mensajeras del bienestar", "hormonas de la felicidad", "drogas endógenas"

Las endorfinas son **neuropéptidos** de cadena corta (aunque también las hay medianas y largas) que tienen la principal función de actuar con la extraordinaria capacidad de despolarizar las membranas celulares lo cual disminuye el impulso nervioso y *alivia el dolor.* Puede entenderse como una competición entre las endorfinas y la denominada "sustancia P", mensajera del dolor y la inflamación. Se sostiene que la mayor concentración en el cerebro se encuentra en el *área periacueductal,* alrededor del tercer ventrículo, lo que la convierte en una especie de "centro del dolor".

Dicho de otra manera, las endorfinas nos permiten elevar nuestro umbral de dolor, por lo cual asumen una actividad opiácea y se transforman en una especie de "analgésico natural" de nuestro organismo con propiedades farmacológicas similares a la morfina (la droga alcaloide obtenida de la planta adormidera *Papaver somniferum*) pero sin efectos secundarios.

De allí su nombre, "endo-orfina" *morfina endógena.* Gracias a estas, el ser humano soporta mucho dolor: una extracción de muelas, la quebradura de un brazo o una pierna, las mujeres en el parto (la disminución de endorfinas después del parto es una de las causas de la llamada "depresión posparto"), etc.

Lo más curioso es que su acción analgésica es muy específica, es decir, reducen o eliminan el dolor pero no afectan a las demás percepciones como el calor, el frío o las sensaciones táctiles. Y no atenúan todos los dolores con la misma intensidad: se alivian los más internos, viscerales, profundos y sordos, mientras que tienen menos efecto sobre los superficiales.

Luego se descubrió que las endorfinas no sólo alivian el dolor sino que cuando son liberadas por la glándula pituitaria en nuestro torrente sanguíneo nos producen una sensación de placer, de bienestar. Se ha comprobado que el *solo gesto* de la **sonrisa** ya provoca liberación de endorfinas. Por supuesto que la risa libera muchísimas más. ¿Se puede, entonces, activar este sistema voluntariamente?

Cuando usted dice (y esperamos que lo pueda decir reiteradas veces en su vida): "¡Qué bien me siento, me **reí** muchísimo!", ¿por qué cree que se siente bien cuando se ríe mucho? Piense (pausa). Acertó: por las endorfinas. También vivenciar EP hace que nuestro cerebro nos libere estas sustancias, aunque aún no se sabe por cuales vías los estados de ánimo influyen sobre las endorfinas. ¿Observó esos días que usted siente que salió el sol... aunque esté nublado? En "esos" días usted cumple con sus actividades cotidianas con *alegría,* sintiéndose realmente muy bien. ¿Por qué cree que se siente bien cuando está alegre? Piense. Acertó de nuevo: por las endorfinas.

Las endorfinas también se liberan desde lo físico. Por ejemplo, cuando damos o recibimos *masajes*, desde siempre las madres saben por instinto que pueden calmar el dolor de sus hijos con caricias y cariños y hasta apoyándose en la palabra *sanadora*: "sana, sana, colita de rana, si no sana hoy, sanará mañana", y lo más sorprendente es que funciona. Cuando *cantamos,* ¿recuerda el viejo dicho "el que canta sus males espanta"? (y de acuerdo al repertorio espanta al auditorio).

Cuando *bailamos*, piense: ¿a usted le gusta bailar? ¿cuánto hace que no baila, aunque más no sea en la soledad de su casa? ¿cree que está bien bailar en casa, sin acompañante?, pruébelo, por favor, deje este libro a un costado, ponga el equipo de música con buen volumen, haga espacio, descálcese y ... ¡baile! ... adelante, ¡baile!.... ¡anímese!... porque así también liberamos endorfinas: cuando escuchamos una *música* que nos agrada.

- -

Y ¿qué tal? ¿Probó bailar solo o sola? Bueno, sigamos.

Liberamos endorfinas cuando practicamos *ejercicios* físicos; y no es necesario asistir a un gimnasio o practicar un deporte: el solo hecho de caminar con la espalda bien recta y a paso ágil ya liberamos endorfinas (observe como camina alguien depresivo o preocupado).

De todas maneras, según investigaciones de Thaddeus Kostrubala, la mayor liberación se alcanza cuando el esfuerzo llega al 80 % del consumo máximo de oxígeno. Por ejemplo, los corredores de fondo empiezan a sentir una sensación agradable cuando llevan entre 8 y 10 kilómetros recorridos, ya que las endorfinas aparecen para contrarrestar el agotamiento.

Obviamente, se habrá dado cuenta ya que las liberamos cuando hacemos el *amor*, o el acto sexual o como quiera llamarlo. Según Abraham Goldstein, de la Universidad de Stanford, en la masturbación como en los juegos eróticos en pareja, las endorfinas actúan como dispensadoras de placer y también como efecto analgésico: de esta manera es posible comprender cómo algunas prácticas dolorosas son percibidas agradablemente, como los arañazos, los mordiscos, la penetración anal, y ciertos actos sadomasoquistas.

Por supuesto que también las liberamos cuando nos *golpeamos* un dedo con un martillo...¡aaayyyy...! claro, ¿recuerda lo que dijimos sobre morfina endógena, o analgésico natural?

Y ahora lo más notable, las liberamos cuando *comenzamos a estresarnos* (no después, ya que la primera reacción del organismo es evitarnos las respuestas estresantes); cuando *comemos* algo que nos gusta mucho (inicialmente, no cuando aparece la "culpa" o la idea de que nos engorda); cuando comenzamos a *beber* o a *fumar* (por el placer inicial y brevemente, no después, cuando continuamos bebiendo o fumando); por eso es que los que tienen esos hábitos buscan repetirlos, sin darse cuenta que las reacciones adversas que provocan esas actitudes interrumpen fácilmente la liberación posterior de endorfinas.

De aquí que resulta fácil deducir (y comprobar) que cualquier HMN interrumpe casi por completo nuestra liberación natural de endorfinas. Cuando, por ejemplo, estamos muy preocupados no se alivia ningún dolor físico, es más, se recrudece. Lo contrario también es advertible: cuando estamos alegres "desaparecen" dolores y molestias. ¿Por qué cree que se siente mal cuando está triste? Piense. Muy bien: por la interrupción en la liberación de endorfinas.

Algunos estudiosos opinan que las migrañas y otros dolores de cabeza pueden deberse a una drástica interrupción del flujo de endorfinas. Por esta razón, para muchas personas, un simple disgusto puede ser el causante de un fuerte dolor de cabeza. A la inversa, el alivio que produce la "imposición de manos", es decir el *traslado de energía*, a través de la bioenergía como usamos nosotros (o de reiki, o cualquier otra disciplina energética), es por la estimulación de la circulación de endorfinas. Es una buena noticia que para alcanzar el bienestar no sea necesario el uso de sustancias exteriores que provocan adicción.

Hasta el momento se ha logrado sintetizar algún tipo de endorfinas, como la met-encefalina (que actuaría como moduladora del dolor) y la leu-encefalina (que actuaría como euforígeno, un transmisor natural del placer), y pueden ser inyectadas, pero tienen una vida muy corta: unas enzimas, las *endorfinasas* las descomponen. También hay un agente químico sintetizado que las inhibe: la *naloxona*, que se convirtió en el gran antagonista (aunque para algunos útil para combatir las enfermedades mentales). Por eso es necesario producir las endorfinas de forma continuada. ¡Menos mal, pues de obtenerlas en cualquier farmacia nos volveríamos "endorfinómanos"!

Se preguntará usted ¿y cómo hacer para producirlas en forma continuada? Como ya lo señalamos, cuando comenzamos a **sonreír** y mucho más cuando **reímos**. Otra actividad, en principio eminentemente *mental* --y cuando se avanza en el proceso de visualización, también *emocional*--, que libera grandes dosis de endorfinas, es "el **recuerdo** de lo **agradable**", y esto ocurre, señala Jack Lawson (40), porque aquellos instantes felices que todos hemos experimentado y que muchas veces recordamos como algo muy especial, correspondían biológicamente a momentos en que nuestro cuerpo las estaba sintetizando. Con solo recordarlos nuestro organismo reacciona igual que si lo estuviéramos viviendo nuevamente.

Se asegura que hay dos actitudes que son las que más cantidad de endorfinas liberan: el *recuerdo de lo agradable* y ¡la **risa**!... Entonces, ¿qué está esperando?

Ventajas de su liberación

- ☺ Inhiben el dolor;
- ☺ Estimulan la hormona *timosina* de la glándula timo;
- ☺ Contribuyen con las funciones de los linfocitos *killer*;

- ☺ Mantienen la elasticidad de venas y arterias, especialmente de las *coronarias*, de allí que se está comprobando los beneficios de la risa sobre el sistema cardiovascular;
- ☺ Tienen efecto antienvejecimiento, al facilitar la producción de la enzima *superoxido dismutasa* que neutraliza los radicales libres (su exceso está relacionado con el deterioro de los tejidos);
- ☺ Tranquilizan eliminando la ansiedad;
- ☺ Promueven un estado de ánimo desde lo agradable hasta la euforia;
- ☺ Combaten, por lo tanto, la depresión;
- ☺ Agudizan la vista y el olfato;
- ☺ Neutralizan el estrés;
- ☺ Reducen la tensión sanguínea;
- ☺ Amplían el reparto de *histamina*;
- ☺ Agudizan el aprendizaje y la memoria; sabemos que es mejor el aprendizaje con placer, a gusto, que a disgusto;
- ☺ Favorecen el sueño.

Sin embargo, por ahora los científicos se encuentran con el inconveniente de que los neuropéptidos resultan casi inmanejables como medicinas: se transforman continuamente en el organismo y no saben cómo dirigirlos a los lugares del cuerpo en donde pueden ser necesarios. Nosotros, como muchos otros que están en estas líneas de conocimiento, *sí lo sabemos*: con **visualizaciones**.

Hablando de productores de placer, también en el sistema límbico existen unas neuronas especiales, que son sólo el 0,3% del total de neuronas, pero que ejercen algunas funciones vitales: son las neuronas *dopaminérgicas*.

Segregan un neurotransmisor, la **dopamina**, que tiene tres funciones básicas: a) cuando se instalan en los *locus niger* del cerebro, controlan los movimientos, su falta provoca los temblores característicos de la enfermedad o "mal de Parkinson"; b) intervienen cuando deseamos o hacemos algo que nos satisface, al igual que con las endorfinas: desde comer un chocolate hasta hacer el amor, desde apreciar una sinfonía hasta ganar en cualquier juego; al liberarse las dopaminas experimentamos una sensación de bienestar, una especie de euforia y relax al mismo tiempo; c) inciden sobre la *noradrenalina*, una hormona suprarrenal, antagonista de la *adrenalina*.

El excedente de dopamina en el cerebro es recapturado por la neurona emisora y destruido por una enzima llamada *monoamina oxidasa (MAO).* Lo peligroso es que las drogas, como los tranquilizantes, los estimulantes, las opiáceas y los alucinógenos (cocaína, marihuana), las anfetaminas, el alcohol, el tabaco, inhiben la acción de la MAO, por lo que se produce un exceso de dopamina que eleva la euforia y la falsa sensación de bienestar. Ayudado también por la liberación de endorfinas.

Cuando se interrumpe o falta la droga, la producción *natural* de dopamina y endorfina --que habían descendido invadidas por lo artificial-- no alcanza a incrementarse rápidamente y la persona se siente insatisfecha, dolorida, angustiada, es la llamada "abstinencia de la droga" y tiene la necesidad de volver a consumirla para sentirse bien. Si logra pasar ese período crítico de abstinencia puede obtener su recuperación.

19. El sistema inmunológico

Este sistema tiene programada la capacidad innata para reconocer cuáles células pertenecen al organismo y cuáles son ajenas y deben ser destruidas. Además desafía la descripción anatómica simple, pues los otros sistemas pueden describirse como poseedores de un centro con sus respectivos componentes; el inmunológico, en cambio, aunque tiene partes concretas del cuerpo que cumplen funciones inmunológicas, no tiene un centro identificable.

Un investigador argentino residente en Suiza, Hugo Besedovsky, ha sugerido que es una extensión del cerebro, una especie de "órgano receptor periférico" que pone al cuerpo en estado de alerta. El psiquiatra Joel Elkes lo ha llamado "el sistema nervioso líquido". Cierto es que además del sistema circulatorio que regula la circulación sanguínea, existe también el *sistema linfático*, un sistema circulatorio distinto para las *células inmunitarias*.

Mientras la sangre recorre el cuerpo, una cierta cantidad de líquido --agua y proteínas disueltas-- sale de los capilares al espacio entre los tejidos corporales: es la **linfa**, un fluido colectado por los capilares linfáticos que lo conducen a los *ganglios* o *nódulos linfáticos,* pequeños cuerpos rosa-grisáceos diseminados por el organismo. Son los lugares para "emboscar" a las sustancias extrañas y desde donde se envían células inmunitarias *adicionales* a la sangre, que colaboran en la lucha contra estas sustancias.

Además, por supuesto, de las células inmunitarias propias de la sangre y de algunas glándulas bien específicas como son el **timo** y el **bazo**. Antes de detallar el funcionamiento de las células inmunitarias, veamos algunos conceptos sobre el sistema inmunológico en general, ya que sin su presencia, el ser humano moriría en minutos.

Desde este aspecto fisiológico se puede explicar fácilmente por qué nos enfermamos. Porque mayoritariamente dependemos de las respuestas extremas de nuestro sistema inmunológico: si reacciona normalmente no hay mayores problemas, excepto que la *noxa* o agente extraño (germen, bacteria, microbio o virus) sea más poderoso que el ejército de células inmunitarias, por lo cual habrá que recurrir a los "remedios" (fármacos alopáticos, sustancias homeopáticas, aditamentos "alternativos" de otras medicinas). La gravedad de la situación es la que nos determinará la necesidad de mayor potencia en la medicación.

Conforme a si el sistema inmunológico *hipo* o *hiperreacciona* ante un *antígeno* (sustancia cuya presencia en el organismo provoca la formación de *anticuerpos*) se definen las enfermedades más claramente. Así lo expone Theodore Melnechuk (41):

Si *hiperreacciona*:

* a un antígeno *exterior* del cuerpo (el polen) el resultado es la *alergia*;
* a un antígeno del *cuerpo mismo* (atacando a los tejidos sanos del cuerpo, como los cartílagos de las articulaciones) el resultado es una enfermedad *autoinmune* (por ejemplo: artritis reumatoidea).

Si *hiporreacciona*:

* ignora o es incapaz de destruir un antígeno *externo*, el resultado puede ser la *infección*;
* ignora o es incapaz de destruir un antígeno *anormal* del *cuerpo mismo*, que aparenta ser un componente normal, el resultado puede ser el *cáncer* (donde las células anormales proliferan sin control).

Es muy claro ¿verdad? También existen otros aspectos que influyen:

a) Las **horas** del día: los poderes de la inmunidad aumentan y disminuyen de acuerdo con los relojes internos y externos (cronobiología). Existe un ritmo diario (circadiano). El punto más débil está alrededor de la una de la mañana (01.00 am), por eso los enfermos suelen empeorar de noche y por ese motivo nosotros aconsejamos estimular la glándula timo a la noche antes de dormir. Luego comienza a aumentar llegando a un máximo a eso de las siete de la mañana (07.00 am). Durante la tarde alcanza picos menores.

b) la **edad**: recién después de los dos años de edad un niño tiene un sistema inmunológico completo. A partir de los sesenta años la potencia, sobre todo la de los linfocitos T, disminuye y se producen más *anticuerpos* que atacan al propio organismo (la alta tasa de artritis y reuma lo prueba). De allí la importancia de realizar diariamente nuestra "secuencia de la salud" que incluye el ejercicio del timo.

Aunque, como siempre ocurre, si la mente, en este caso de un "adulto mayor" se orienta hacia las EP, sabemos que el sistema no decae. Los doctores George F. Solomon y John Morley, financiados por el Grupo de Trabajo en PNI (del que formaba parte Norman Cousins), demostraron que el sistema inmunológico no se ve afectado de manera uniforme por el envejecimiento: permanecen más o menos estables las cantidades de leucocitos, granulocitos, neutrófilos y linfocitos K. También encontraron ciertas correlaciones entre lo que llamaron "actitudes emocionales *adaptativas*" (por ejemplo no aceptar un diagnóstico con sentencia de muerte ante una enfermedad grave) y la mejoría en las cifras inmunitarias. Las mismas correlaciones existen ante la presencia de HMN y la disminución en las cifras de inmunidad.

c) La **dieta**: sustancias como el zinc, la vitamina C, los aceites vegetales como el de vellon (para producir prostaglandina E), vitamina B6, productos con aloe vera, vitamina D (la genera la exposición diaria al sol de por lo menos 10 minutos), son materia prima importantes.

d) La **raza** y el **sexo**: los negros tienen más inmunoglobulina A y las mujeres más inmunoglobulina M. Las hormonas femeninas producen hiperreactividad del sistema (incidencia de enfermedades autoinmunes).

e) La **soledad** y la **depresión**: es el caso de las personas que *no* se adaptan a vivir solas a causa de viudez, separación, falta de amigos o parientes o conexiones sociales y entran en depresión. Cousins y el psiquiatra Fawzy I. Fawzy comprobaron que al liberar de la depresión a los pacientes de cáncer, éstos lograban incrementar el ejército de linfocitos K, activando la capacidad anticancerígena del sistema.

f) El **estrés**: esto lo determinó claramente Hans Selye (1907-1982), un neuroendocrinólogo austrohúngaro, en la McGill University de Montreal, al descubrir el fenómeno que denominó **estrés** y al análisis de sus efectos médicos y psicológicos. La palabra estrés proviene del vocablo inglés *stress* que significa *tensión*. Fue usado por el físico inglés Robert Hook en el siglo XVII para explicar el punto preciso en el que se produce la modificación física de los metales sometidos a estímulos intensos.

Hans Selye distingue dos tipos de estrés: el *positivo,* al que llamó ***eu**estrés* (o normal), y el *negativo* o ***di**estrés* (del inglés: aflicción, desesperación). Nosotros establecemos una diferencia muy práctica entre uno y otro. Y es la siguiente: una persona puede estar muy estresada porque tiene mucha actividad que desarrollar, supongamos desde las ocho de la mañana hasta las ocho de la tarde, y cumple con ella **sin** estar con HMN encima (esencialmente sin *preocupación*) padece un *estrés* **positivo**. En cambio, otra persona en iguales circunstancias está, *además,* **muy** preocupada, o malhumorada, o triste, o depresiva; o bien está en su casa, con poca actividad y sin embargo se siente estresada porque *también* convive con muchos HMN. Padece un *estrés* **negativo**. Los HMN determinan la diferencia.

El psicólogo Martín Seligman diferencia entre el estrés *agudo*, el *miniestrés* y el estrés *prolongado*. El *agudo* (muerte de un ser querido) y el *miniestrés* (pequeños inconvenientes cotidianos: problemas en el tránsito, vuelos retrasados, la ducha que no funciona, una comida que se quema) producen una baja en el sistema; en cambio el estrés *prolongado* (un ser querido con una enfermedad crónica, o trabajar en un lugar poco amistoso), después de un período crítico, no debilita el sistema y hasta puede fortalecerlo.

De todo esto, y de lo que seguidamente explicamos, se deduce que casi todos los microorganismos son una causa *secundaria*, no primaria, de enfermedad, ya que estos agentes patógenos sólo pueden atravesar las defensas --y afianzarse-- cuando la inmunidad está baja, dañada o agotada. ¿Y cuándo ocurre esto? Cuando la persona convive con HMN.

Ahora bien, ¿cómo logra la mente esa influencia? ¿por qué vías los estados de ánimo impactan tan profundamente en un sistema de defensa?, y lo que es más interesante ¿podemos controlar esa influencia consciente o subconscientemente?

Que nos defiende

Veamos seguidamente en forma somera que es lo que nos defiende inmunológicamente y cómo lo hace.

El sistema inmunológico puede dividirse en dos grandes grupos: un sistema de defensa que se encuentra en la **sangre** y otro que se compone de **células inmunocompetentes** muy precisas. Antes le vamos a facilitar la tarea con un cuadro sinóptico.

1. SANGRE:

Plasma:
Globulinas

- **Alfa**
- **Beta**
- **** Gamma (G, M, D, E,** y **A-salival:** que *se triplica con la risa*)

Elementos Intravasculares

- **Trombocitos (plaquetas azules)**
- **Eritrocitos (glóbulos rojos)**
- **** Leucocitos (glób. blancos)**
  - **Neutrófilos (infecciones agudas)**
  - **Eosinófilos (infecciones crónicas)**
  - **Basófilos (histamina y serotonina)**
  - **Monocitos (macrófagos)**
  - **Linfocitos**
    - **Grandes: sangre**
    - **Pequeños: Timo**

2. CELULAS INMUNOCOMPETENTES:

**** Retículo-Endoteliales**

- **Histiocitos Fijos (en distintos tejidos)**
- **Histiocitos Libres (monocitos macrófagos)**
- **Interferones** (atacan a los ***virus*** –segregan *Linfoquinas* que protegen las células sanas) - ***Aumentan con la risa***

**** Inmunidad Adquirida**

- **Estructuras Linfoideas**
  - **Linfocitos B (*Bazo, Ganglios Linfáticos, Tubos digestivo, respiratorio, urogenital, Médula Osea*)**
- **Timo**
  - **Linfocitos T citotóxicos: *atacan***
  - **Linfocitos T helper (ayudantes):**
    - -- ***estimulan formación de anticuerpos por los linfocitos B***
    - -- ***segregan Interleuquina 2 (ayudan a los Linfocitos K)***
  - **Linfocitos K (killer): *matan***
  - **Linfocitos T supresores: *detienen el ataque al final***
  - **Linfocitos T y B sensibilizados: *de memoria***

**** El doble asterisco marca los elementos que nos defienden.**

1) Nuestra **sangre** se compone de agua, plasma y elementos intravasculares. A su vez, el *plasma* se compone de albúminas, fibrinógenos y **globulinas**.

En éstas últimas se distinguen: *Alfa*, *Beta* y, las más conocidas, las que nos defienden, *Gamma* (aquí están la G, M, D, E y la A --que a su vez se divide en sérica y secretoria o salival--). Un dato muy importante: se ha medido, a través de dosajes sanguíneos luego de **reír** mucho, que la cantidad de IgA salival ha llegado a *triplicarse*, lo cual es fundamental para la defensa de todo el tracto respiratorio, por ser la boca el ingreso de todo tipo de gérmenes.

Dentro de los elementos intravasculares existen los trombocitos (plaquetas azules), los eritrocitos (glóbulos rojos) y los **leucocitos** (glóbulos blancos --éstos nos defienden--). Dentro de los leucocitos se distinguen: *Neutrófilos* (intervienen ante infección aguda y destrucción celular), *Eosinófilos* (intervienen ante infección crónica y procesos alérgicos y parasitarios), *Basófilos* (parecen intervenir con la *histamina* y la *serotonina*), *Monocitos* (son macrófagos o fagocitarios, se "comen" a sus enemigos) y los *Linfocitos* que se dividen en: *grandes*, son los de la sangre y producen anticuerpos; y *pequeños*, son los de la "inmunidad adquirida" (inmunocompetentes), no producen anticuerpos (a excepción de los linfocitos B), y los vemos a continuación.

2) Las **células inmunocompetentes** se hallan en grandes grupos: las *Retículoendoteliales* y las de la *Inmunidad Adquirida.* Veamos cada una.

a) En el sistema *reticuloendotelial* se encuentran: los *Histiocitos Fijos* (se ubican en distintos *tejidos* del cuerpo); los *Histiocitos Libres* (son los monocitos macrófagos y deambulan por todo el organismo) y los *Interferones* (una proteína muy sensibilizada que actúa como célula inmunocompetente sólo en presencia de *virus*), que a su vez liberan *Linfoquinas* --un mensajero químico-- que protegen a las células sanas del ataque de los mismos interferones. Además se ha logrado sintetizar y combinar a los interferones con gammaglobulina y se lo usa como droga antisida y anticáncer, aunque se ha comprobado que la administración de interferona-gamma por vía externa provoca depresiones severas en estos pacientes. Otro dato muy importante, la **risa** aumenta la concentración de interferones y de IgA, ¡que buena posibilidad de administrar internamente esta droga!

b) En el sistema de *Inmunidad Adquirida*, aparecen células que se activan sólo ante la presencia del agente extraño. Ellas tienen sus cuarteles en las *Estructuras Linfoideas* (ganglios linfáticos, tubos digestivo, respiratorios y urogenitales, médula ósea, y el Bazo: aquí deambulan principalmente los **linfocitos B**, que producen *anticuerpos*); y en la *Glándula Timo* de donde parten para la lucha los **linfocitos T** (**timo**dependientes). Veamos de estos últimos cuántos son y como actúan.

Ante la presencia de un agente extraño, el primero que aparece es el linfocito T **citotóxico**, que **ataca** sobre la membrana celular del enemigo y la agujerea debilitándolo; en seguida aparecen los linfocitos T **helper** o *ayudantes*, que tienen doble acción: estimulan la formación de anticuerpos por parte de los linfocitos B que se agregan al combate, y también segregan

Interleuquina2, una sustancia que ayuda a la labor de los próximos linfocitos que aparecen en escena: los linfocitos K, **killer** (asesinos), que **matan** sin piedad al rival y comienzan una gran tarea destructiva. Si la batalla se pone favorable al sistema inmunológico, aparecen los linfocitos T **supresores** que comienzan a *detener el ataque*, pues los linfocitos atacarían las células del propio organismo (parece como si en el fragor de la lucha no distinguieran).

Una vez finalizada la guerra, y de resultar victoriosos (caso contrario será necesario apelar a los remedios externos) hacen su aparición linfocitos T y B *sensibilizados* o de **memoria** que cual una computadora **archivan** en el "disco rígido" del organismo todo el proceso de la batalla para una próxima vez que aparezca un enemigo igual o similar y de esta manera "saber" como actuar.

¡Que maravilla nuestro cuerpo físico, y pensar que toda esta descripción ocurre permanente y diariamente en nuestro interior mientras nosotros hacemos otras cosas en la vida!

Usted podrá preguntarse ¿si poseemos este mecanismo en nuestro organismo, por que enfermamos? Piense... Obviamente, cuando el agente exógeno es muy fuerte y virulento...

Pero...enfermamos cuando, principalmente a causa de convivir con HMN, el sistema no alcanza para vencer al agente extraño.

20. Contactándose

Aún queda sorprenderse ante la estrecha interrelación que estos tres sistemas que acabamos de ver tienen entre sí. Antes de los estudios realizados a través de la PNI, se habían comprobado muy pocos "contactos" entre el sistema nervioso, el endocrino y el aparentemente independiente sistema inmunológico.

El bioquímico Nicolás Hall, opina que es el mismo **timo** quien envía la señal para que cese la batalla una vez que triunfaron las células inmunitarias, y para esto necesita de la colaboración del cerebro, por lo cual de alguna manera deben conectarse para que llegue la señal y se ejecute la orden.

La neuroanatomista Karen Bulloch, Universidad de California, San Diego, descubrió una sorprendente disposición de fibras nerviosas en el timo y llegó a la conclusión de que éste necesita de una cierta cantidad de tejido nervioso para funcionar de manera normal.

Por otra parte, el doctor Carmine Clemente, recuerda que cuando se diseca el bazo para su estudio, se advierten nervios que tienen el tamaño del nervio óptico: más de lo que parece necesario para estimular los vasos sanguíneos que allí se ven.

Así, se buscaron otras vías de intercomunicación. Los inmunólogos David Felten, John Williams y otros, de la Universidad de Indiana, usaron colorantes "fluorescentes" especiales para seguir los recorridos de los nervios, que los llevaron no solo a zonas del timo donde se libera *timosina*, sino también al bazo, los ganglios linfáticos y la médula ósea. Además encontraron una red nerviosa que termina cerca de los vasos sanguíneos y otras zonas por las que pasan los linfocitos, por lo que los nervios podrían tener influencia sobre la proliferación de glóbulos blancos ante la presencia de un agente extraño. A su vez, Felten demostró que la inervación sigue a los vasos sanguíneos hasta dentro de los órganos y que, asombrosamente muchas *sinapsis* (interconexiones nerviosas entre las neuronas por donde pasan los *estímulos*) están situadas cerca del timo y de las concentraciones de células basófilas del bazo.

El doctor Hugo Besedovsky demostró que durante la batalla que libra el sistema inmunológico hay, en ese instante, un decidido aumento de la velocidad de trabajo de las neuronas: la agitada actividad inmunológica tiene un paralelo de actividad eléctrica cerebral aumentada más de 100 veces.

Pero algo más debía haber para que el contacto sea aún más perfecto. La doctora Candace Pert, del Instituto Nacional de Salud Mental (USA), indica que los **neuropéptidos**, sirven como *portadores de información* para coordinar las funciones del cerebro, las glándulas y el sistema inmunitario. Las llama "bioquímicos de las emociones", o sea sustancias que ayudan a traducir las emociones en sucesos corporales y ha demostrado que el sistema límbico es un punto focal de *receptores* para los neuropéptidos, y que el revestimiento del estómago y de los intestinos y vísceras en su totalidad, está generosamente impregnado de neuropéptidos y de receptores-neuropéptidos, por lo cual muchas personas experimentan las emociones como un "sentimiento visceral" ("siento la risa en el abdomen" --dicen algunos-- o "tengo una angustia en el estómago" --dicen otros--). De aquí la conclusión de Cousins: "*las emociones y actitudes positivas como negativas,* además de *estados de ánimo* son **realidades bioquímicas** que desempeñan un papel importante en el funcionamiento del sistema inmunitario y, por ende, en la respuesta total de todo el organismo".

Como los neuropéptidos son capaces de conectarse con los receptores existentes en las células inmunocompetentes y en las células cerebrales, se habla de receptores comunes a ambos; además se ha comprobado que las células inmunitarias también poseen diversos tipos de *receptores para las hormonas*, lo que hace pensar que el sistema endocrino está involucrado en la comunicación entre el sistema nervioso y el inmunológico, es decir: neuronas y células inmunocompetentes se comunican en forma directa y a través de las hormonas.

La modalidad "llave - cerradura"

A estos receptores presentes en las membranas celulares nerviosas e inmunológicas se los llama "cerradura" y les sirven para reconocer antígenos, *neurotransmisores* y también *hormonas.* Estos neurotransmisores son la "llave" para las "cerraduras" (que son los *receptores*), y ya se han descubierto alrededor de 10 distintos. Los más relacionados con las endorfinas son: el receptor *mu* (se encuentra en las vías nerviosas que transmiten el dolor); el *delta* (se halla en el sistema límbico que controla los procesos instintivos: sexualidad, hambre, sed y hasta cambios de humor); el *kappa* (en la corteza cerebral, relacionado con los efectos sedantes); el *sigma* (en el hipocampo); y el *epsilon* (en la base del cerebro y alrededor del hipotálamo).

Se calcula que nuestro sistema nervioso puede reconocer aproximadamente diez millones de antígenos a los que puede responder el sistema inmunitario. A su vez, los linfocitos T pueden reconocer un millón de antígenos diferentes por su forma molecular. También los glóbulos blancos tienen receptores para las endorfinas, y hasta parecen volverse más potentes debido a esa interacción.

Por su parte, las hormonas tienen la "llave" para poder fijarse en los receptores-cerraduras (que están en las neuronas y en las células inmunocompetentes), despolarizando las membranas celulares con lo cual modifican o neuromodulan el impulso transmitido. Es decir que esta modalidad actúa de manera que es necesaria la "*llave* justa para poder "abrir" una *función* determinada.

Entonces, ¿de qué manera se "ordena" este ballet de múltiples sustancias? Veamos a continuación un gráfico que lo explica.

Antes aclaremos que lo que durante muchísimos años se sostuvo, sobre que nuestro sistema inmunológico nos defiende *siempre*, ocurra lo que ocurra en otros sistemas de nuestro organismo, o lo que ocurra con nuestros pensamientos y nuestras emociones, no es tan exacto.

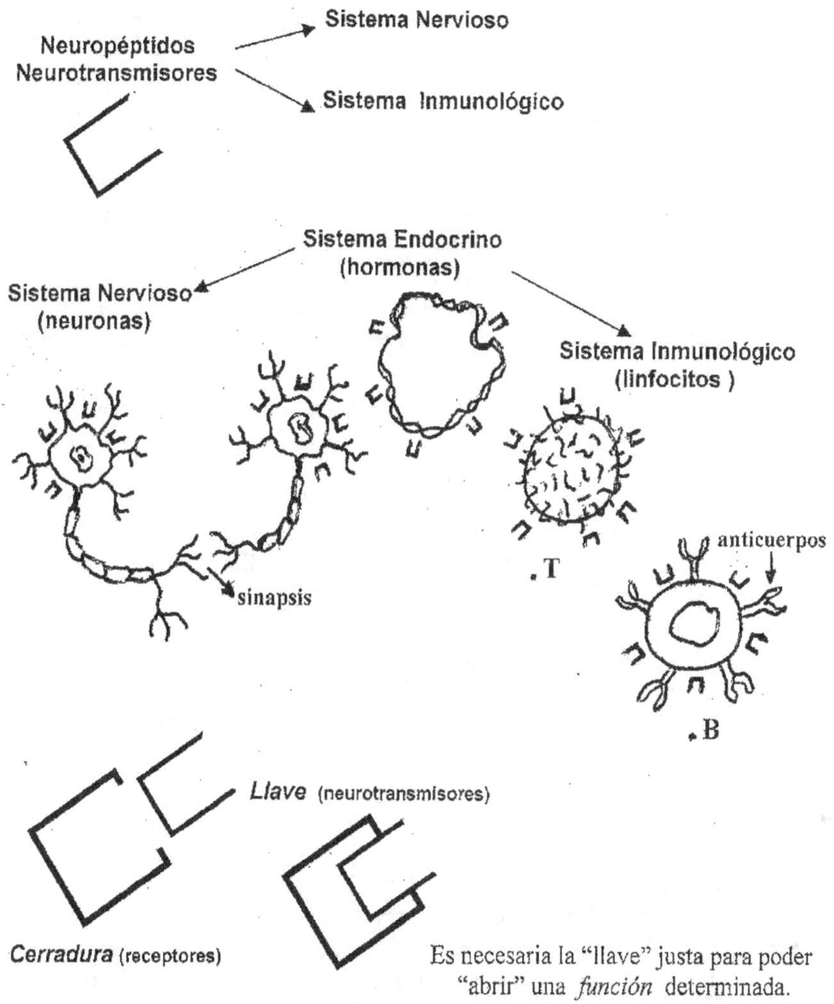

Es necesaria la "llave" justa para poder "abrir" una *función* determinada.

Lo más interesante es que cuando la persona está inmersa en los HMN, estas conexiones "llave-cerradura" tienen inconvenientes para fusionarse y el sistema neuro-endocrino-inmunológico se desequilibra.

Al contrario, quien genera EP tiene "armonizado" el funcionamiento de esta modalidad, su sistema inmune no se deprime y no aparecen los síntomas propios de las enfermedades. ¡Muy interesante!

Y bien, ahora usted puede advertir bastante fácilmente que la discusión que dividió durante siglos a teólogos, filósofos, psicólogos y médicos ha llegado a su fin: *la mente y el cuerpo **no** son entidades separadas*, sino partes de un todo plenamente integrado a través de las conexiones, las interacciones y el mutuo control de tres sistemas de nuestro organismo: el nervioso, el inmunológico y el endocrino.

"Estas interacciones --nos dice Norman Cousins-- responden a su alegría y a su angustia, a la exuberancia y al aburrimiento, a sus risas y a sus lágrimas, al interés y a la depresión, a los problemas y a las expectativas. Prácticamente no hay nada que penetre en la mente, a través de lo que pensamos y sentimos, y que no encuentre el camino para introducirse en el mecanismo del cuerpo" (8).

21. El mito - timo

Un aparte muy especial se merece en este libro, el estudio del Timo, por las importantes implicancias que tiene en nuestro organismo, por la enorme sensibilidad que demuestra poseer, por ser el director de la orquesta inmunológica, el comandante en jefe de nuestro principal sistema de defensa, por haber sido desestimado por la medicina "oficial" occidental y por ser --para nosotros y para nuestra escuela-- un verdadero pilar de nuestra enseñanza. Son tan complejas las relaciones que existen en todo nuestro cuerpo y nuestra mente con respecto a esta glándula que lo mejor es ir por partes.

Etimología

Un investigador concienzudo del timo, John Diamond (12) aclara que el origen de la palabra proviene del término griego *thymos* pero que sus raíces son más profundas: es la palabra indoeuropea *dheu,* cuyo significado es "elevarse en llamas" o "elevarse en forma de nube" o "hacer humo". En sánscrito es *dhuma*, que puede ser "humo" o "perfume".

En el griego antiguo es de un significado más complejo: se la puede considerar como "sentimiento", "sensibilidad", "combustión", "respiración", "fuerza vital". Según Julian Jaynes, en un estudio realizado en 1976, considera a esta palabra como directamente vinculada con la evolución de la *consciencia* griega.

De tal forma habla de una fase "objetiva", cuando los dioses *hablaban* con los humanos, *thymos* era una actividad externa; y en la fase "subjetiva", cuando los dioses dejaron de comunicarse con el hombre (sobre todo en las batallas), éstos comenzaron a angustiarse al no escuchar consejos sobre qué hacer y sentían una "agitación en el pecho". El *thymos* se internalizó y se comenzó a hablar con él como si fuera una persona. No era Ajax sino su *thymos* quien deseaba combatir. Y era el *thymos* de Eneas quien se regocijaba de la victoria.

En la *"Ilíada"*, dice Aquiles: "...despertándose como humo en los pechos de los hombres, incluso cuando Agamenón me provocaba; pero olvidémonos del pasado, y aplaquemos al *thymos* en nuestros pechos".

Finalmente fue Galeno quien le dio el nombre de *thymos* a la glándula porque le recordaba a un manojo de "tomillo". Precisamente, a esta planta se la llamó así porque se la quemaba, como incienso, en los altares de los dioses. A la "elevación" a modo de altar en el centro de los teatros griegos se la llamó *thymele*, y el incienso de los sacrificios se depositaba en el *thymaterion* (incensario). Esta fue la primera Edad de Oro del Timo.

Aduce Richard Onians, que *thymos* significa "humo ascendente", un reconocimiento a lo espiritual que se produce dentro del pecho, en el altar interior. Se identifica, entonces, con el alma, y de él depende la energía y el valor de los seres humanos. Paracelso llamó "médico interno" a esa sabia Inteligencia que nos guía desde adentro y que tiene su cuartel general en la glándula timo.

Un Guía Espiritual hizo el siguiente comentario sobre el timo:

"Lleva el oxígeno espiritual a todo el organismo y extrae de él toda la energía negativa acumulada. Tiene dos lóbulos que parecen tres y semejan lados de una pirámide. Al igual que ella tiene el poder de activar fuerzas y energías que son desconocidas para el hombre actual. Estas fuerzas místicas son las contenedoras de la agresión. Depende casi en un cien por ciento de la actividad mental.

"Cuando es bombardeado por fuerzas-pensamientos-negativas deja de actuar como defensor del sistema. **La voluntad es el motor del pensamiento y éste es el motor de la inmunidad**" --psicografiado (o canalizado) por Etel Schulte--.

La persistencia de un mito

Cuando la medicina comenzó "oficialmente autorizada" con la disección de cadáveres, aparecieron las primeras manifestaciones del mito que aún perdura, extrañamente, no sólo en los criterios médicos sino también en los de la gente común: *"todo el mundo sabe que, en el adulto, la glándula timo está atrofiada"*; *"el timo se atrofia a la salida de la adolescencia"*; *"sufre un proceso de regresión hasta quedar reducido a islotes de tejido disperso"*. Efectivamente, los anatomopatólogos se encuentran con un timo bastante pequeño, gris oscuro y rodeado de grasa, en lugar de la glándula grande de color gris perla rosado que tienen los niños, por lo cual se enseñó en los claustros universitarios que era consecuencia de una atrofia. ¿Por qué quedó tan marcado ese concepto?

Fue recién en la década de 1950 cuando aparecieron nuevos estudios que empezaron a hacer dudar lo que se afirmaba desde las autopsias. Hoy sabemos que un simple estado de ánimo "deprime" al timo, que una enfermedad o una infección, pueden reducirlo a la mitad de su tamaño en veinticuatro horas y resulten destruidos millones de linfocitos. ¡No debe sorprender que aparezca en estado de atrofia cuando se lo examina en un cadáver!

Pero la cosa no quedó sólo allí. Los casos de niños que mueren asfixiados en sus cunas ("muerte blanca"), fueron atribuidos al excesivo tamaño de la glándula timo *comparada con la del adulto* (¡cuando ésto es lo normal!), por lo que se llamó a esta patología "status timicolinfático". Pensando erróneamente que el timo puede "hincharse" y provocar la asfixia al comprimir la tráquea, se comenzó a someter a potentes radiaciones el timo de los niños.

Práctica ya descartada, pero que nosotros hemos visto todavía en algunas clínicas de nuestro país y en este nuevo milenio. ¡Que error debilitar gratuitamente al timo con esta maniobra y hasta dejarlo en condiciones peligrosas para el futuro de ese niño! Sabemos lo delicada que son las radiaciones para muchos órganos de nuestro cuerpo. Una simple radiografía en una embarazada puede poner en riesgo el feto. Un dato reciente: la bacteria *helicobacter pylori* se encuentra en el 50 % de los adultos (relacionada con úlceras, cáncer de estómago y enfermedades coronarias), y parece ser que se traslada a través de la saliva, sobre todo cuando un adulto besa a un bebé de hasta seis meses o "chupa" el chupete para dárselo. El contagio de esa bacteria pondría en riesgo de muerte al lactante.

Pero el mito insiste en persistir: ahora algún sector de la medicina acepta que el timo no se atrofia en la salida de la adolescencia... ¡lo hace paulatinamente a partir de los cincuenta años de edad!, intentando explicar con este concepto la proliferación de las enfermedades autoinmunes en los “adultos mayores”, cuando la razón de esas patologías siguen siendo los HMN y la **no estimulación del timo**.

¿Que pensaría el médico londinense Fourlerton, que ya en 1902 utilizaba extracto de timo para el tratamiento del cáncer? Tal vez lo mismo que pueden pensar Richard Hong y sus colaboradores de la Universidad de Vermont, USA, que han comenzado a trasplantar un timo sano a enfermos de sida, con buenos resultados hasta el momento, para restaurar el sistema inmunológico afectado. O lo que pensarían los responsables de medicar extracto de timo de peces, sobre todo de tiburón, para obtener idénticos resultados.

Según demostró el equipo de Jason Gill y Richard Boyd, de la Facultad de Medicina de la Universidad Monash en Melbourne, Australia, el timo que funcione mal *podría llegar a ser reemplazado*. Estos investigadores lograron, a partir de células madre del **epitelio** del timo, crear una nueva glándula timo en ratones que funcionó perfectamente en su tarea inmunológica. Importante para terapias por inmunodeficiencia; en casos en que el timo esté ausente (enfermedad de Di Giorge) o extirpado, y para evitar el típico rechazo en los casos de trasplantes de órganos.

La enigmática glándula

Esta glándula, en los niños de 5 cm. de alto por 4 cm. de ancho y 35 gramos de peso y en los adultos reducida a 6 gramos, se encuentra en la mitad superior del pecho, debajo de la laringe (agujero traqueal) y por detrás del esternón, donde se le une la segunda costilla, y por arriba y adelante del corazón. Comienza a funcionar a la octava semana de vida intrauterina y tiene una participación directa en la defensa inmunológica; en el crecimiento, sobre todo en el de los huesos largos --función que deja de cumplir precisamente a la salida de la adolescencia--; en la respiración y en la mente (equilibrio nervioso). Es además portador de información del ADN y ayuda al organismo a distinguir las proteínas u otras macromoléculas de los propios tejidos de, por ejemplo, otro tejido trasplantado.

Un importante porcentaje de células-cepa inmunológicas se producen o “nacen” en la médula ósea, y siguen distintos caminos en su desarrollo.

Casi la mitad es transportada por la sangre al timo (*timocitos*: linfocitos T inmaduros), y allí, a causa de las potentes hormonas *timosinas*, son transformadas en maduros linfocitos T, que salen para colonizar el bazo y los ganglios. El timo está organizado en *lobulillos* en los que se distingue una zona externa o *corteza* y una zona interna o *médula*. En la **corteza** (una especie de malla de células epiteliales de forma estrellada) se halla la mayoría de los *timocitos*, así como algunos macrófagos dispersos. La **médula** (otra parte de esta glándula) contiene escasos linfocitos T maduros, macrófagos y unas estructuras concéntricas, los *corpúsculos de Hassal*, de función todavía desconocida. La mayoría de los timocitos corticales tiene como destino morir *in situ* por *apoptosis*, un proceso de muerte celular que se inicia en el núcleo con la degradación del ADN por endonucleasas todavía no identificadas y también por glucocorticoides.

Cada día se generan timocitos suficientes para repoblar el timo en tres días, pero cada día también una importante cantidad de estos nuevos timocitos muere. Esa mortalidad masiva refleja los intensos procesos de selección positiva y negativa a los que está sometido el desarrollo de los timocitos, con el fin de conseguir que pasen a la periferia un repertorio apropiado de linfocitos T maduros.

Si se extirpa o se padece una importante disfunción en la infancia, el crecimiento se detiene, aparecen temblores, falta de coordinación motora, anemia, ansiedad, dilatación pupilar; es el llamado "asma tímico" con paroxismos de sofocación ("cornaje tímico"), rigidez, disminución de las defensas inmunológicas y hasta muerte. Cuando es extirpada en los adultos no parece acarrear problemas fisiológicos comprobables clínicamente, tal vez por la persistencia de linfocitos en la red linfática (duran hasta 15-20 años).

Hemos tenido el caso de una alumna con timo extirpado y que, sin embargo, respondía a nuestro ejercicio de estimulación de la glándula y hasta reaccionaba ante el testeo energético con instrumentos de radiestesia.

Por otra parte, las timosinas controlan otras hormonas que actúan en los procesos de envejecimiento, y esto ocurre, indudablemente, mucho más allá del nuevo "límite" para el atrofiamiento del timo, fijado por la medicina occidental, en los cincuenta años de edad. Solamente con estos elementos debiera extinguirse el mito.

Ya no se trata de discutir sino de razonar con una pura lógica: si el timo se atrofiara, sobre todo en la adolescencia, careceríamos de la más importante función en cuanto a la *inmunidad adquirida* por el resto de los años que vivamos, padeciendo de un prematuro envejecimiento.

Por eso es tan importante que aprendamos a **estimular** nuestro timo.

¿Y qué pensaría usted si le decimos que además se pueden "testear" (corroborar) con elementos de radiestesia los resultados de la estimulación, como lo hacemos nosotros en nuestra escuela?

Conexiones "vía - timo"

1) Recientemente se han comprobado numerosas conexiones que "usan" al timo de puente o de estación receptora. El bioquímico Nicolás Hall asegura que las concentraciones de timosina varían con el humor y los estados de ánimo. De aquí que se considere a esta glándula como *la más sensible* para reaccionar en un 100% ante los estados de ánimo, tanto para arriba (con las EP) como para abajo (con los HMN). Para Diamond es el eslabón o punto de unión entre la mente y el cuerpo.

Hall midió durante un tiempo la concentración de timosina en la sangre de un paciente con cáncer mientras éste efectuaba ejercicios de visualizaciones: cuando lograba hacer los ejercicios con buen estado de ánimo aumentaba la concentración de timosina, y bajaba cuando no lo lograba. Cuando el estudio se encontraba en la mitad del plan, falleció la esposa del paciente y a él no le interesaron más las pruebas, por lo cual se le extrajo una última muestra de sangre que marcó un muy bajo nivel de timosina. El paciente dejó de hacer los ejercicios. Falleció dos meses después.

2) El neurofisiólogo David Horrobin sostiene que un tipo especial de *prostaglandina* (sustancia hormonal que se encuentra en todos los tejidos), en este caso la *E*, es un nutriente de suma importancia para el funcionamiento sin obstáculos del sistema inmunológico. Se sabe que en el timo hay grandes depósitos de ella.

3) Algunos investigadores han hallado en el timo, *nucleína*, una proteína compuesta (rica en fósforo) perteneciente al núcleo de la célula.

4) Los neurólogos Norman Geschwind y Peter Behan, sostienen que la hormona masculina *testosterona* controla desde la infancia el crecimiento del cerebro retardando el desarrollo del hemisferio izquierdo y pudiendo llegar a inhibir la *actividad del timo.* Esto podría explicar la relación entre la zurdería y las enfermedades autoinmunitarias.

5) Se sostiene que las endorfinas, que ya sabemos se liberan desde la simple sonrisa y en grandes cantidades con la risa y los recuerdos agradables, suelen provocar, al llegar al timo, la estimulación y la liberación de linfocitos

6) El músculo principal de la sonrisa, el *cigomático mayor* (que forma nuestra mejilla o "cachete facial"), está relacionado a través de *fibrilaciones* nerviosas, con el timo. De allí que ya con sólo **esbozar la sonrisa** en el rostro estamos estimulando el timo.

7) Desde lo *energético*, el timo pertenece al chakra cardíaco y

sabemos que el corazón representa el amor; cuando no somos capaces de sentir amor o no lo podemos expresar, el timo se "bloquea". También está relacionado con el plexo solar (chakra estomacal) por medio del *nervio* más extenso y más importante en lo que atañe al gobierno y control de los órganos que rigen la vida vegetativa: el nervio *vago* o *neumogástrico.*

Y se dice que una persona que trabaje su armonización debe tratar de sentir las vibraciones superiores que penetran por el chakra coronario: *amor divino,* y expresarlo conectándose con el cardíaco, y de este modo "unir" las glándulas pineal y timo, las dos consideradas atrofiadas por la medicina tradicional occidental. ¡Vaya!

El estado "timoptimo"

Como en todos los aspectos psicofísicos, hay un estado en que el timo está óp-timo. Cuando nosotros testeamos el "estado" del timo, nos referimos, *vibratoriamente,* a un timo "neutro" (no manifiesta ninguna vibración), o "negativo", o "positivo", u "oscilante" (va y viene entre la vibración negativa y la positiva). Veamos cuales circunstancias producen un debilitamiento del timo y cuales lo fortalecen.

A. Debilitamiento del timo.

1) Los HMN: Los estados emocionales y los pensamientos negativos, ya lo sabemos, provocan reacciones fisiológicas adversas.

2) El lenguaje propio: El poder de las palabras es de una energía abrumadora. Un lenguaje negativo y pesimista provoca un feed-back o retorno auditivo-energético que debilita al timo. Las psicoterapias que usan de las palabras son muy perjudiciales en este aspecto, pues el paciente se pasa reiteradamente en todas las sesiones narrando y discutiendo con el psicoterapeuta sus problemas, sus enfermedades, sus situaciones desagradables, sus sensaciones de resentimiento y odio desde la primera infancia, etc. ¿Se dio cuenta que son demasiadas las personas a las que rechazamos y pocas a las que amamos?

3) El lenguaje ajeno: Escuche las "voces" de su entorno, le hablen a usted o no. ¿Que conversaciones se mantienen en su hogar, en su trabajo, entre sus amistades? ¿Que comentarios escucha en la calle? Preste atención a los conductores o periodistas de radio y televisión ¿que impresión le producen? ¿le levantan el ánimo o le deprimen?

4) La "negativa": Hay personas que viven con un constante "**no**" en los labios, o moviendo la cabeza en actitud de negación.

5) La extrema "seriedad": Acompañada con la comisura de los labios muy caídas. Jamás una sonrisita.

6) Las malas noticias: Por supuesto las personales, pero también las que escuchamos o vemos a través de los medios de comunicación. Lamentablemente son miles por semana las malas noticias transmitidas por radio, televisión y los medios gráficos que nos impactan con titulares durísimos y fotografías o imágenes crueles. Como advierte Diamond, si tenemos en cuenta el *efecto acumulativo*, no debe sorprendernos que vivamos en una sociedad pobre de energía y debilitadora de nuestras glándulas timo.

7) La "empatía": Estamos más influidos por la gente que nos rodea de lo que creemos. Eso ocurre siempre que entramos en contacto con otra persona. Y resultan especialmente vulnerables todos los que tienen que alternar con enfermos y con ancianos.

Es muy fácil advertirlo cuando un padre o una madre se resfría o se engripa junto con su hijo cuando éste se enferma. Entonces --como pregunta Diamond-- ¿debemos pensar en nuestra energía vital y en nuestro timo cuando nos reunimos con nuestros amigos y compañeros? ¿debemos "elegirlos"? ¿y con quienes serán nuestras esposas o maridos? La respuesta consiste en *elevar nuestra energía vital*, estimulando nuestro timo y armonizando nuestros chakras.

Si mantenemos elevada la energía vital, estaremos elevando la de las personas próximas a nosotros. Y por supuesto que si los demás también elevan las suyas, la nuestra se verá asimismo incrementada.

8) Las posturas físicas incorrectas: De pié como de sentado.

9) Andar en bicicleta: Se debe (al igual que con el remo o los ejercicios con aparatos gimnásticos) a lo que George Goodheart llamó *"conmutación"*: una especie de confusión corporal cuando sólo trabajan las piernas y no los brazos, o viceversa. Lo ideal es la caminata u otro ejercicio que exija el empleo del brazo y la pierna contrarios: "paso heterolateral". Para la "bici" conviene detenerse cada tanto y estimular el timo.

10) Las ropas sintéticas y la luz fluorescente: Diamond sospecha que los tejidos sintéticos alteran la ionización negativa de alrededor del cuerpo. Lo mismo ocurre con la luz fluorescente, y en este caso cabe agregar que también puede verse afectada la glándula pineal que es muy sensible a la luz. Para la conservación de la salud son necesarios los iones negativos, para eso existen a la venta los generadores de estos iones.

11) Los aparatos electrónicos (televisores, vídeos, computadoras, equipos de audio), y los hornos microondas: estos artefactos generan y expanden numerosas ondas de baja frecuencia que alteran psicofísicamente a la persona (aún estando apagados, es necesario desenchufarlos o cortarles la corriente).

12) El cigarrillo, alcohol, azúcar, dulces, harina blanca, alimentos envasados o "enriquecidos" con componentes químicos (transgénicos).

B. Fortalecimiento del timo

1) Las EP (emociones positivas).

2) El lenguaje positivo (propio y ajeno): En lo personal, apelar al "lenguaje sonriente" propuesto por nosotros. En el momento de testear el timo, si marca "negativo", "neutro" u "oscilante", sin necesidad de estimularlo directamente, le pedimos a la persona que piense en lo lindo y bueno que realmente desea y que lo exprese en palabras y el timo ya se muestra "positivo".

3) La sonrisa: Sonreír y reír con frecuencia. Y aún forzadamente.

Cada vez que se sonríe se equilibran y se corrigen muchos problemas de energía, y también porque debido a las "fibrilaciones" del cigomático mayor, como ya dijimos, se estimula el timo. Al pellizcar con ambas manos las mejillas (a la altura de los pómulos) se activan los mecanismos receptores de la piel y de los músculos de la sonrisa. Según Diamond, el cerebro interpreta esta estimulación como si la persona hubiese sonreído. A la inversa, si se pellizca debajo de las comisuras de los labios, sobre el músculo *triangular de los labios*, la estimulación producida es como si la persona estuviese con "cara larga" y triste y se debilita el timo. Hasta mirando un simple trazo dibujado de la boca, nos fortalecemos o nos debilitamos. Obsérvelo con detenimiento.

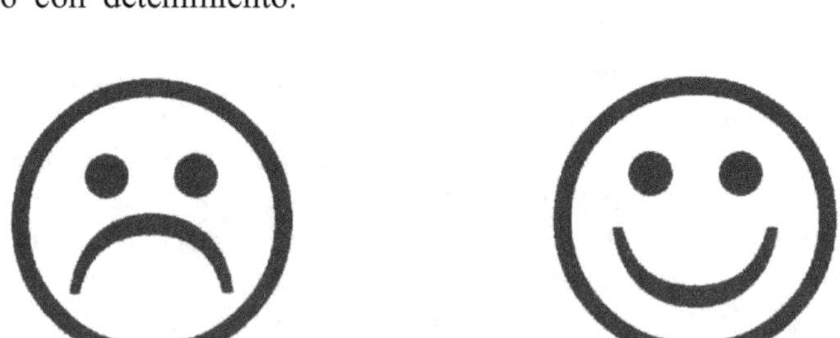

Se sostiene también que la *amígdala*, una pequeña región cerebral vinculada a las emociones, se activa cuando una persona sociable ve fotos de rostros sonrientes, según un equipo de investigación de la Universidad Estatal de Nueva York, en Stony Brook, y la Universidad de Stanford, en California, dirigidos por Turhan Canli.

4) El "mando centrador": El **ejercicio** del que hablamos en el n° 17, propuesto por Diamond, de colocar la punta de la lengua contra el paladar superior (lugar que él denomina "mando centrador"). Sostiene que esta postura estimula y fortalece el timo y además equilibra, emparejándolos, el funcionamiento de ambos hemisferios cerebrales.

5) Las buenas noticias.

6) La postura correcta: Erguidos y derechos, tanto de pié como de sentados y caminar rectos y a un paso ágil.

7) La música adecuada: En un interesante estudio, Diamond habla de "ritmo dactílico" (la música clásica, sobre todo el vals, y el ahora llamado "efecto Mozart"), que tiene un flujo continuo y acompasado que hace vibrar a todo el cuerpo (y por supuesto los latidos cardíacos) de la misma manera que la música. Nosotros lo hemos experimentado también con la música centroamericana (especialmente salsa y merengue).

Al contrario, el llamado "ritmo anapéstico" (música "disco" o rock pesado o heavy metal) que es sincopado, como si por momentos sonara o vibrara en forma opuesta a nuestro pulso cardíaco normal, generando cambios en nuestra percepción, hiperactividad, errores, agobio, menor rendimiento; en síntesis, una pérdida de energía sin razones aparentes.

8) Tomar una ducha: Fortalece el timo por tres causas: a) el efecto tonificante del sonido del agua corriente; b) la estimulación de los *meridianos* transmisores de energía; c) la producción de iones negativos por el agua corriente. Si durante la ducha se estimula, al mismo tiempo con nuestro ejercicio, el timo, el resultado será mucho mejor. Además la ducha "limpia" vibratoriamente el aura.

9) El "gesto del timo": Así llamado por Diamond a la acción física de extender los brazos hacia otra persona en actitud de "recibir" su llegada. Según este investigador, si ese gesto está hecho con verdadera ternura o amor, fortalece los timos de ambos, del que lo hace y del que es su destinatario. Es parecido a la postura que asumen algunas figuras de la Virgen María, como la advocación llamada "de la medalla milagrosa".

10) La natación.

11) La miel, el propoleo y el aloe vera bebible.

¿Será de estos criterios de donde surge el concepto *ciclo-tímico*? Sabemos que son variaciones opuestas de los estados de ánimo, pero también podría significar que el estado de nuestro *timo*, tiene variaciones *cíclicas*. Para pensar.

22. El papel genético

Un *gen* es una unidad de material hereditario que ocupa un lugar preciso y definido en un cromosoma, de allí que los hay de varios tipos y que cumplen distintas funciones. Se componen de *ácido desoxirribonucleico* o *ADN* en forma de *información* que, a su vez, se convierte, para su accionar, en *proteínas* en forma de *enzimas*.

Con los recientes y espectaculares estudios sobre el desciframiento del llamado "Genoma Humano", se ha confirmado que en este interior muy profundo, se producen todos los cambios más vitales de nuestra existencia. También aseguran que están aquí el origen de casi todas las enfermedades: en la relación *enzima-gen* está --para muchos investigadores-- el secreto de la vida y de la perfecta *salud.*

Y todo es a base de unos controles extremadamente finos, delicados y equilibrados. Sin embargo, la sorpresa de los investigadores ha sido mayúscula: ¡no nos diferenciamos demasiado de la conformación del ADN de ratones, moscas de la fruta y gusanos! Parece que contamos con sólo unos 30 a 40 mil genes. Lo que sí no está claro es la enorme posibilidad de *combinación*: cada minúscula molécula de ADN tiene un "manuscrito bioquímico" de 3.000 millones de caracteres (¡que extraordinario abecedario!) formado por las combinaciones a partir de un alfabeto de ¡sólo cuatro letras!: A (adenina), G (guanina), T (timina) y C (citosina).

Por ejemplo, respecto del cáncer, existen *oncogenes* que ponen a funcionar la división celular casi imparable que distingue a las células cancerígenas y que trabajan concomitantemente con la enzima *telomerasa* (protege la longitud de la cadena de telómeros del ADN), que convierte a las células del cáncer en inmortales, pues éstas logran seguir dividiéndose, es decir naciendo y multiplicándose. Si se lograra inhibir la telomerasa, la célula cancerígena no se exterminaría pero tampoco se dividiría y moriría naturalmente ¡de vieja! Además existen genes *supresores tumorales*, responsables de "apagar" el proceso de subdivisión celular. Hay identificados algunos famosos, llamados "guardianes del genoma": el *p53* ("p" de la proteína que lo integra y "53" de su peso molecular); el *nm23* ("nm" por "no-metastásico") y el *MTS1 múltiple.* El objetivo actual es encontrar la manera de que esta "ingeniería genética" no se descontrole ni padezca mutaciones ínfimas pero peligrosas.

Ahora se sabe que las enzimas derivadas del ADN elaboran o degradan elementos químicos que influyen en el pensamiento, la acción y, al parecer, en las sensaciones y en las emociones. La primitiva genética nos hablaba que heredábamos el color de ojos, el tipo de cabello, la forma de las manos, u otro tipo de detalles físicos, pero se suponía que nuestras cualidades mentales y emotivas quedaban liberadas a la crianza, la educación, el medio ambiente, la religión, etc.

Tras entrevistar a 2310 personas (solamente entre *mellizos* y *gemelos*), David Lykken y Auke Tellegen (Universidad de Minnesota, USA), llegaron a la conclusión de que el 50% del estado de bienestar de una persona está determinado por su ADN, "el otro 50% surge de las penas y placeres de las últimas horas, días o semanas".

Para su sorpresa, los gemelos (que tienen el mismo ADN e idéntica apariencia) confesaron estados de ánimo similares: si uno se consideraba feliz (o infeliz) el otro también. Además, dicen que hay muy poca diferencia entre los que fueron criados juntos de los que fueron separados desde niños. En cambio, los mellizos (con sólo la mitad de la información genética compartida) mostraron gran variabilidad entre sus estados de ánimo.

Desde estos estudios, insisten en una *teoría del carácter moldeado por el ADN* y llegan a afirmar que "tratar de ser feliz es tan inútil como intentar ser más alto", ya que existe un nivel predeterminado de felicidad en cada persona, que está fuertemente influenciado por los genes y que se mantiene estable, pese a las circunstancias positivas o negativas por las que se transite.

El doctor Dean Hamer, Jefe de la Sección Estructura Genética y Reguladora del Laboratorio de Bioquímica del Instituto Nacional del Cáncer de USA, estudia la "ingeniería del comportamiento" y arribó a la conclusión que desde el color de la piel hasta el nivel de agresión del individuo, sus preferencias sexuales o su cociente intelectual son, en *su mayor parte hereditarios*; es decir: *rasgos genéticamente obtenidos.*

Aunque sus porcentajes coinciden con los de otros genetistas que hablan de alrededor de un 50% de caracteres heredados. Por ejemplo, según este investigador, el hábito de fumar es heredable en un 53% y hasta habla de un gen para comenzar a fumar y de otro para dejar de hacerlo. En cambio, para el peso corporal, se habla de un 70% y que la cantidad de grasa abdominal es heredable en un 56% (el gen de la barriga).

La conclusión de Hamer es aún más interesante; afirma que la **personalidad** está configurada por dos aspectos:

1) *temperamento* --inmutable--: el *hardware* con el que nacemos, es biológico y fijo, está influido por el ADN heredado;

2) *carácter* --adaptable--: el *software* que agregamos durante la vida, es aprendido y variable, influido por los obstáculos, los desafíos, las satisfacciones, y los proyectos del diario vivir.

De aquí resultan algunos planteos obligados:

a) ¿la mitad inmutable de nuestra personalidad puede incidir sobre la mitad adaptable? para los genetistas la respuesta, obviamente, es **sí**.

b) esa mitad llamada "temperamento" ¿es tan genéticamente inmutable?, porque es necesario comprender que la influencia genética no depende del efecto individual de **un** solo gen sino que parece ser el resultado de una combinación de *múltiples* genes y de sus respectivas interacciones.

El gen de la tristeza, por ejemplo, tiene a su alrededor muchísimos genes que se contraponen. Como lo señaló el genetista Dobzhansky: "un gen, al producir una enzima, está determinando cierta inclinación, pero *sólo en la presencia de todos los demás genes*, y recién allí se verá el resultado".

c) a su vez, ¿la mitad adaptable llamada "carácter", podría influir sobre la mitad aparentemente inmutable? Aún los más acérrimos genetistas terminan aceptando que existen actitudes y comportamientos que llevan a la persona a ser mejor o a sentirse mejor.

¡Menos mal! De lo contrario, estaríamos aprisionados por una casi fatalista determinación genética. Y el esfuerzo hecho a lo largo de la civilización trasmitiendo disciplinas que guían al ser humano hacia la búsqueda de la salud y la perfección serían totalmente inútiles. Este libro y nuestra propuesta tampoco tendrían razón de ser. Allí interviene la importante labor del automejoramiento: no sólo es factible generar los *cambios* sino que resulta *necesario hacerlo.*

Mutaciones del ADN

Parece ser que sólo el 10 % de nuestro ADN se utiliza para construir proteínas y cambios cromosómicos, el resto es considerado --hasta el momento-- "ADN chatarra". Sin embargo, investigadores rusos liderados por el biofísico y biólogo molecular Pjotr Gargajev, comprobaron que los pares alcalinos del ADN (en su mayoría en ese 90% aparentemente inútil) siguen una estructura similar a como está compuesto el *lenguaje* humano en cuanto a sintaxis, semántica y otras reglas gramaticales básicas. Es decir que *nuestro ADN reacciona de forma natural ante el lenguaje humano.* Esto explicaría científicamente el poder de las palabras, la influencia de las autoafirmaciones y de la hipnosis para lograr cambios psicofísicos en una persona.

Mientras la mayoría de los científicos "recortan" genes individuales de los filamentos de ADN y los insertan en otro lugar, los rusos están trabajando en dispositivos que pueden influenciar al ADN a través de frecuencias moduladas parecidas a la voz humana, como en ondas de radio y de luz: campos electromagnéticos con determinada frecuencia vibratoria.

Desde esta hipótesis es de considerar que también debe reaccionar ante una frecuencia vibratoria tan especial como es el sonido y la energía desprendida por la **risa**.

El estudioso Gregg Braden en su programa titulado *"Sanando Corazones/Sanando Naciones: La Ciencia de la Paz y el Poder de la Plegaria",* da cuenta de tres experimentos de resultados impresionantes con el ADN. El tercer experimento fue realizado por el Instituto Heart Math y el documento que lo soporta tiene este título: "*Efectos locales y no locales de frecuencias coherentes del corazón y cambios en la conformación del ADN* "

Este experimento se relaciona directamente con la situación con el ántrax. Se tomó el ADN de placenta humana (la forma más prístina de ADN) y fue colocado en un recipiente donde se podía medir los cambios del mismo. Se distribuyeron 28 muestras en tubos de ensayo al mismo número de investigadores previamente entrenados. Cada investigador había sido entrenado a generar sentimientos, y cada uno de ellos podían tener fuertes emociones. Lo que se descubrió fue que el ADN **cambió de forma** de acuerdo a los sentimientos de los investigadores.

1. Cuando los investigadores sintieron amor, alegría, gratitud y aprecio, al ADN respondió **relajándose** y sus filamentos estirándose. El ADN se hizo más largo.

2. Cuando los investigadores sintieron mal humor, miedo o estrés, el ADN respondió **apretándose**. Se hizo más corto y *apagó muchos de los códigos.* Los códigos del ADN se conectaron de nuevo cuando los investigadores tuvieron sentimientos de amor, alegría, gratitud y aprecio.

Este experimento fue posteriormente aplicado a pacientes con VIH positivos. Ellos descubrieron que los sentimientos de amor, alegría, gratitud y aprecio crearon 300.000 veces **mayor respuesta inmune** que la que tuvieron sin ellos. Así que aquí tenemos una posibilidad que nos puede ayudar a permanecer con salud, sin importar cuan dañino sea el virus o la bacteria que esté flotando alrededor.

La doctora Berrenda Fox, facilitadora holística del Centro Avalon Wellnes en Mount Shasta (California), viene estudiando cambios que se están produciendo en nuestro ADN en los últimos diez años (aunque algunos se produjeron en nacimientos posteriores al año 1940), que no se habían advertido desde comienzos de la humanidad. El más notorio es que se está formando una tercera hélice --y aún más-- de ADN (que se agregaría a la doble hélice convencional) y que provoca cambios hormonales, inmunológicos, físicos, y mentales-emocionales. La persona tiene otra forma de pensar, cambia de profesión y comienza otra forma de vida. Según esta investigadora, el proceso debió completarse para el año 2012 (¿calendario-profecía maya?), hacia algo cuyo resultado final es aún desconocido.

Otros investigadores hablan de que pasaremos de seres basados en el *carbón con dos estructuras de ADN hacia seres cristalinos con 1024 estructuras.* Un pequeño porcentaje de adultos han completado este cambio y los niños nacidos entre 1990 y 1995 también lo han completado. Los nacidos a partir del año 2000 ya traen el cambio incorporado por lo que sus cuerpos son magnéticamente luminosos: niños "cristal".

Este cambio de vibración de los seres humanos se compatibiliza con el mismo cambio hormonal y energético de la Tierra como planeta. Este cambio es conocido como Despertar, Ascensión, realización del Merkabah (o cuerpo luminoso), etc.

Desde el otro polo de la ciencia: el *espiritual*, también se habla de ADN pero con un enfoque algo distinto. Según muchas concepciones, en el período entre vidas (durante el cual es muy común "pactar" de alguna manera las *características* de nuestra próxima encarnación) dichas "cláusulas contractuales" quedarían **fijadas** en la información del ADN.

De esta manera, entonces, vendríamos a la nueva vida con algunos "determinantes" en lo físico, en lo psíquico y en lo emocional, derivados de nuestro *karma* y manifestados en nuestra persona, almacenados en los genes. Tal es el caso de ciertas discapacidades físicas o mentales: tullidos, débiles mentales, paralíticos cerebrales, síndrome down, etc. Estos determinantes han sido puestos para "vivenciarlos" irremediablemente en esta vida, aunque con idéntico *objetivo* final: *trascender* ("corregir", "pagar", "quemar", "eliminar", "limpiar") el *karma*. Estos temas están extensamente tratados en nuestro libro *"El Alma y la Salud"*.

Bien, ha terminado usted otro intenso capítulo, esto merece que se desbloquee y, al mismo tiempo, se armonice, con unas buenas carcajadas.

¿Cree que nada más que empleando la risa puede lograr algún efecto sobre estos aspectos tan sensibles?

Le aseguramos que **sí**, lo tenemos muy bien comprobado y testeado.

Para empezar, deje el libro y vaya frente a un **espejo** a mirarse, y una vez allí: ¡sonría! ¡sonría! ¡sonría!

Luego, sacuda su cabeza y **¡ suelte una buena carcajada !** Ya es tiempo que comencemos a practicarla. Como le salga, no importa si todavía no le sale muy sonora.

¡Ríase! Vamos, **¡ríase!**

Gracias.

4

LA RISA Y LA SALUD

No hay mucha risa en la medicina, pero,
¡vaya si hay medicina en la risa!
JOSH BILLINGS

23. Algunos antecedentes

Como bien lo expresa Raymond A. Moody (49) --médico, filósofo y amante del humorismo-- desde hace mucho tiempo en la historia se viene pensando que la risa y el buen humor proporcionan salud. Escritores de toda extracción, incluidos médicos, han expuesto sus puntos de vista sobre la creencia de que la actitud risueña y humorística puede prevenir y hasta ayudar a revertir enfermedades.

En Proverbios 17:22, se lee: "Un corazón alegre es como una buena medicina, pero un espíritu deprimido seca los huesos". ¡Hace miles de años, el rey Salomón ya tenía la solución para la *osteoporosis*!, aunque a usted le suene cómico. Observe en alguien que padezca esa enfermedad (o artritis y reuma), cómo es esa persona (y por ende cómo habrá sido) en su vida personal con respecto a la alegría y a la risa, y tal vez obtenga la respuesta a su padecimiento.

En Oriente, los hindúes sostienen que una hora de risa tiene efectos más beneficiosos que cuatro horas de yoga. Los hindúes hablaban de meditación con risa, pues "ayuda a estar más consciente del mundo" (en este siglo, Osho promueve la meditación de la *rosa mística*). A su vez, una línea budista enseña técnicas para *caminar sonriendo*, aduciendo que es tanto o más beneficioso que la meditación. El budismo zen afirma que reírse durante 10 minutos equivale a 8 horas de meditación. La filosofía china del tao, asegura que para estar sano hay que reír 30 veces por día.

Ya en el siglo V a.C., Píndaro (522-421) escribió: "La alegría es un **remedio** infalible". Luego se cambió la palabra "alegría" por "risa". Para los griegos, sólo cuando el bebé recién nacido sonreía a su madre --cosa que parece ocurría entre los cuarenta y cincuenta días después del parto-- podía dársele un nombre propio y acreditarlo como miembro de la familia. De modo que sonreír era disponerse a *vivir,* sobre todo porque se pasaba la frecuente barrera de la mortalidad infantil, que era muy alta en la Antigüedad.

Se cuenta que el famoso médico Galeno fue requerido para tratar a la mujer de un aristócrata romano, que había estado siendo medicada con hierbas contra un mal orgánico del que no mejoraba. Durante la consulta, Galeno le toma el pulso por la muñeca y casualmente menciona el nombre de un actor con el cual se relacionaba a esta mujer en los chismeríos del pueblo. Al oír su nombre inmediatamente el pulso saltó. Entonces el sabio médico le susurró algo al oído que la hizo estallar en una prolongada carcajada. La **risa** fue el inicio de su curación y éste fue tal vez uno de los primeros antecedentes de un tratamiento psicológico de enfermedades psicosomáticas.

Durante la Edad Media se usaron hasta "métodos" de terapia humorística. Este era, en realidad, el oficio del bufón de las cortes, quien, además de hacer reír, debía mantener (y a veces incluso restaurar) la salud física y emocional del monarca.

La estrella de la época era Bernardino il Matello, al servicio de Isabel de Este. Cuando el hermano de ésta, Alfonso --a la sazón esposo de Lucrecia Borgia--, enfermó, fue enviado Bernardino para "curarlo". Meses después regresó con una carta de Alfonso recuperado que decía: "Es imposible que nadie imagine el recreo y placer que me ha proporcionado este bufón, él ha sido la causa de que la carga de mi enfermedad pareciese más ligera".

Otro fue Til Eulespiegel: su apellido significa "barrer el espejo", como si la risa y el humor servían para limpiar el espejo donde se miraba el público que lo veía.

Proponía, el profesor de cirugía Henri de Mondeville (1260-1330), el uso de la *alegría* como ayuda para la recuperación de los pacientes quirúrgicos: "...permitir que sus parientes y amigos lo alegren y que alguien le cuente chistes... Mantener el espíritu del paciente con música de violas y salterios de diez cuerdas... El cirujano debe prohibirle al paciente la cólera, el odio y la tristeza y recordarle que el cuerpo engorda con la alegría y adelgaza con la tristeza".

El educador Richard Mulcaster (1530-1611), recomendaba la risa moderada como **ejercicio** (sobre todo para distender el dolor de cabeza), y que podía utilizarse en beneficio de los alumnos. Esto es precisamente lo que nosotros enseñamos a incorporar en nuestra escuela: *la sonrisa y la carcajada como prácticas para la vida diaria.*

El autor de los fantásticos "*Viajes de Gulliver*", poeta, escritor satírico y crítico inglés Jonathan Swift (1667-1745), escribió: "Los mejores médicos del mundo son el Doctor Dieta, el Doctor Tranquilidad y el Doctor Alegría". Paradójicamente, fue tal vez uno de los hombres --junto con otro pensador, Arthur Schopenhauer-- más pesimista que hayan existido: lamentaba tanto haber nacido que ayunaba y llevaba luto el día de su cumpleaños.

El filósofo francés Voltaire (1694-1778) aseguraba que "el arte de la medicina consiste en *divertir* al paciente mientras la naturaleza cura la enfermedad".

Un historiador inglés, el doctor Dorán, relató en 1858, entre otras biografías, la de un médico llamado William Battie quien, alrededor de 1750 (reinado de Jorge III), propuso por primera vez el tratamiento de los enfermos mentales (cuando por ese entonces al enfermo mental se lo mataba a palos); y encima *usando del humor.* El mismo Battie se disfrazaba --cual un Patch Adams actual-- y se acercaba al enfermo para hacerlo reír, y "el doctor solemne en bajo bufón se transformaba".

El llamado "Hipócrates inglés", Thomas Sydenham (1624-1689), fue el médico que causó un gran asombro entre sus colegas cuando declaró: "la llegada de una alegre compañía de payasos tiene una influencia, en la salud de una ciudad, más beneficiosa que veinte asnos cargados de fármacos". Su libro *"Avances curativos"* (1692), fue durante muchos años un texto clásico para los médicos ingleses.

El filósofo alemán Emmanuel Kant, pensaba la risa como un *fenómeno psicosomático.* Algunas ideas, imágenes y asociaciones mentales producen una respuesta corporal --la risa-- que tiene un efecto fisiológico benéfico. En su "*Crítica de la razón pura*", escribió: "...la risa produce una sensación de salud a través del estímulo de los procesos vitales del cuerpo, la afección que mueve los intestinos y el diafragma; en una palabra, la sensación de salud que constituye la satisfacción que sentimos, de manera que podemos *llegar al cuerpo a través del alma* y utilizar a esta última como **médico** del primero. Voltaire dijo que el cielo nos había dado dos cosas para equilibrar las numerosas desgracias de la vida: la esperanza y el sueño. *Podía haber añadido la risa"* --concluye--.

A comienzos del siglo XX, Sir William Osler, consideraba que la risa era *la música de la vida*, y aconsejaba a sus colegas médicos que se encontrasen agotados *espiritual* y físicamente al final de una dura jornada, que buscaran su propia medicina en la alegría: "existe la feliz oportunidad de que podamos mantenernos *jóvenes* mediante la risa". En 1910, en un artículo titulado "*La fé que cura*", decía con tono divertido: "Nuestros resultados en el Hospital John Hopkins, fueron muy satisfactorios. La fe en *San John Hopkins*, como solíamos llamarlo, en una atmósfera de *optimismo* y con las animadas enfermeras, producían el mismo tipo de curaciones que Esculapio en Epidauro".

Es interesante el razonamiento de Robert Holden sobre la creciente incidencia de las enfermedades asociadas con el estrés y el agotamiento entre los profesionales de la sanidad: "Al fin y al cabo, si un sistema médico es incapaz de cuidar como es debido de su propio personal, ¿cómo va a hacerlo de sus pacientes?"(32).

Según Raymond A. Moody, la defensa más entusiasta del rol de la risa sobre la salud es el libro "*Risa y Salud*" del doctor James J. Walsh, escrito en 1928. Dice Walsh: "La mejor fórmula para la salud del individuo está contenida en la expresión matemática de que *la salud varía según la risa.* La risa *proporciona una actitud expansiva* y sus efectos mentales alejan los temores (y la preocupación por el futuro), los cuales se encuentran en la base de tantas enfermedades y separan al hombre del abismo de desesperación en que caería si se tomara *demasiado seriamente*".

En un artículo publicado en 1938 ("*El mecanismo respiratorio en la risa")*, E.L.Lloyd escribía que durante un episodio de risa, inhalamos y exhalamos largas y profundas bocanadas de aire. Esta *respiración feliz* constituye la base de una espléndida ventilación, un descanso reparador y una intensa liberación.

Dale Carnegie (4), transcribe una carta, de alrededor de 1949, que le enviara una tal señora Olga K. Jarvey, a quien le diagnosticaron poca sobrevida a causa de un avanzado caso de cáncer. Desesperada y hundida en el llanto, llamó a su médico de cabecera para contarle que pronto se iba a morir, y su médico le dijo:

"¿Que le pasa, Olga? ¿Es que no le quedan fuerzas? Claro que se morirá usted, pero si no deja de llorar. Sí, le ha sucedido una de las peores cosas que le podía suceder. Pero haga frente a la situación. Para empezar ¡deje de preocuparse! Y después, haga algo por usted, haga lo que se le ocurra que sea para su bien".

Y así describe Olga lo que hizo: "La cantidad corriente de rayos X en esos casos tan avanzados como el mío, en los que cabe aplicar el radio, es 10 minutos y medio diarios durante treinta días. ¡Me dieron catorce minutos y medio diarios durante cuarenta y nueve días! Y aunque los huesos se señalaban en mi escuálido cuerpo como las rocas de una árida ladera y aunque mis pies parecían de plomo, no me preocupé. ¡No lloré ni una sola vez! ¡***Sonreí*** ! Sí, ***me obligué a sonreír***. No soy tan estúpida que crea que la mera sonrisa pueda curar el cáncer. Pero creo que una animosa actitud mental ayuda al organismo a combatir la enfermedad. En todo caso, experimenté una de esas milagrosas curas del cáncer".

Según Steven M. Sultanoff, presidente de la AATH (Asociación Americana para el Humor Terapéutico), es necesario contar con el aval de las principales organizaciones médicas del mundo para que los que aplican la risa como tratamiento a sus pacientes dejen de ser considerados como los payasos de la medicina por aquellos que prefieren los métodos convencionales de tratamiento.

24. De qué risa hablamos

Antes de introducirnos, en el próximo capítulo, en el fascinante mundo de la risa, muy estudiado y aún poco conocido, es necesario aclarar que existe una *risa patológica*, en el sentido que numerosas enfermedades cursan con risa "anormal" o con total ausencia de risa o imposibilidad de reír. Hacemos una breve reseña solo para conocer algunos aspectos, ya que lo que en este libro nos interesa es "describir la risa normal o *sana"*.

Al respecto, una muy completa recopilación es la efectuada por Raymond Moody, a la que hicimos algunos agregados. Sobre los lineamientos descriptos por este médico e investigador, resumimos las patologías en dos grandes ramas: 1) Risa y enfermedad orgánica y 2) Risa y patología mental.

Risa y enfermedad orgánica

Dentro de esta gran rama existe una clasificación muy conocida para la risa patológica (y aún el llanto) del neurólogo alemán Klaus Poeck (y otras agregadas por nosotros):

a) Parálisis pseudo bulbar (apoplejías que afectan ambos hemisferios cerebrales): se la llamó precisamente "enfermedad de la risa" porque produce ataques de risa repentinos e incontrolados.

b) Fou rire prodromiques: se trata de un estado patológico muy extraño en el que la risa inmotivada e inapropiada se produce como primer síntoma de isquemia cerebral. Esta risa, que parece ser totalmente incontrolable, podría estar seguida de una "risa tonta", que luego es reemplazada por síntomas más característicos de un ACV (accidente cerebrovascular), como hemiparesia o afasia. Esta risa ha sido descripta como fuerte y franca. Puede durar hasta cerca de 30 minutos.

c) Foie-Chavany-Marie syndrome: Las paresias de las expresiones faciales voluntarias pueden ocurrir mientras las expresiones faciales emocionales se mantienen sin alteraciones. Esta patología ha sido denominada síndrome opercular anterior o paresia facial voluntaria.

En estas dos últimas suelen haber lesiones en áreas premotoras (opérculo frontal) o a lo largo de los tractos motores corticobulbares.

d) Epilepsia gelástica: se refiere exclusivamente a aquellas convulsiones relativamente raras en las que la risa es el síntoma cardinal. Estas convulsiones pueden consistir exclusivamente en risas, pero con frecuencia se producen asociadas con un estímulo autonómico general y automatismos de movimiento y/o estados alterados de la conciencia. Produce una risa apagada y "hueca", pero también normal y contagiosa. Las áreas cerebrales que con mayor frecuencia presentan hallazgos patológicos son hipotálamo, lóbulos frontales y lóbulos temporales. Generalmente el paciente no recuerda haberse reído o bien describe una sensación de gran regocijo.

e) Esclerosis lateral amiotrófica (progresiva y fatal): cerca del desenlace final, los pacientes suelen estar sometidos a intensos ataques de risa que no pueden controlar.

f) Esclerosis múltiple (progresiva aunque inestable y de larga duración): también puede producir ataques de risa irresistibles.

En los tres casos, el paciente es plenamente consciente de que se está riendo y después recuerda su risa, pero reconoce que no la desea. En algunos le persiste un buen estado de ánimo, en otros puede sobrevenir el llanto. Moody la llama *risa* **aberrante**.

Otros tipos de risa aberrante son los provocados por el *alcoholismo* y la *marihuana* que producen una alegría hilarante. El envenenamiento con *manganeso metálico*, produce una sonrisa estúpida (la "máscara de manganeso") y una euforia continua con oleadas de risa muy parecida y contagiosa como la normal.

También el *óxido nitroso*, famoso gas empleado inicialmente como anestésico quirúrgico, produce grandes risotadas (tal vez el que empleaba el famoso Súper Agente 86 de la cómica serie televisiva). Sir Humphry Davy tenía 19 años cuando lo descubrió. A partir de eso, los espectáculos con el gas de la risa se hicieron de lo más populares. La gente olía el gas y decía tonterías, y todos se divertían de lo lindo. Y como los que estaban bajo los efectos del gas no parecían sentir dolor, algunos dentistas empezaron a usar al óxido nitroso como anestésico. Más tarde fue reemplazado por otros anestésicos más potentes pero, ¿se imagina que le quiten una muela en medio de un fuerte acceso de risa?

g) Enfermedad de Wilson (deficiencia hereditaria de cobre): produce risas forzadas con una expresión fija y estúpida en el rostro.

h) Enfermedad o mal de Parkinson: clásico ejemplo de paresia emocional o expresividad facial reducida (amimia), quienes a pesar de ser subjetivamente normales, presentan rostros que parecen carentes de emociones, aun cuando se produzcan movimientos faciales de manera voluntaria. Suelen tener lesiones en la porción reticular de la protuberancia, justo por encima del núcleo facial.

i) Síndrome de Kleine-Levin (afecta sobre todo a los adolescentes varones alterando el sueño, la nutrición y su conducta mental): sus ataques provocan risas y excentricidades en el sentido del humor. Desaparece tan misteriosamente como apareció.

j) Síndrome de Moebius: congénito, consiste en una falta de movilidad en varios músculos de la cara, entre ellos, justamente, los relacionados con la sonrisa. Es solucionable quirúrgicamente.

k) Síndrome de Rett: alteración genética con trastornos de comportamiento autista que presenta episodios de risa durante la noche.

l) Síndrome de Angelman: se produce como manifestación de mutaciones en el cromosoma 15 (el mismo del síndrome de *Prader-Willi* --que produce obesidad--), con retraso en el desarrollo, escasa coordinación motriz y estado de aparente alegría con risas y sonrisas en todo momento.

m) Intoxicaciones o infecciones, que provocan una risa despreciativa y cínica, de burla, llamada *risa sardónica.*

Nació esta expresión como consecuencia de intoxicación con una planta venenosa que crece en Cerdeña ("risa de Cerdeña o *sardónicus*"):

* Envenenamiento con *estricnina*: provoca tales espasmos musculares que dibujan en el rostro una horrible expresión, semejante a una sonrisa.

* *Tétanos*: también produce espasmos musculares dibujando el mismo tipo de expresión.

n) Miastenia gravis (seudoparalítica): con agotamiento rápido de la contractilidad muscular voluntaria sin trastornos sensitivos ni atrofia. En este caso se produce una gran dificultad para sonreír y/o reír.

o) Hamartoma hipotalámico: pequeña masa tumoral benigna que, además de producir episodios epilépticos, está relacionada con unas ganas incontenibles de reírse, y la medicación puede frenar las crisis epilépticas pero no es eficaz contra la urgencia de reír.

Muertos de risa

Suele haber ataques de risa tan violentos que pueden producir la muerte. Aunque es oportuno reconocer que la muerte no se produce por la emoción o tensión psicológica de la risa en sí, sino por el esfuerzo físico excesivo producido por la risa, tales como ahogo pronunciado (en el caso de los asmáticos), ruptura de vasos sanguíneos (sobre todo cardíacos), paros cardíacos, etc. Voltaire deseaba (según dice él mismo) morir riendo. Anecdóticamente se cuentan varios casos registrados a lo largo de la historia.

Se podría comenzar por los **Dioses del Olimpo** (esos de las mitologías griegas y romanas) que, obviamente, llegó un momento que comenzaron a desaparecer de la humanidad y que, como insisten el pensador Maurice Blanchot y el filósofo Pierre Klossowski, murieron de la única forma en que podían hacerlo: de risa.

Calcante (s. XII a.C.): Poderoso adivino y profeta de la mitología griega. Existen dos versiones distintas sobre su muerte, una triste y la otra alegre. Nos quedamos con la segunda que cuenta que Calcante fue sentenciado por otro adivino a que nunca llegaría a probar el vino de sus uvas. Llegado el momento, Calcante invitó a su rival a beber pero al repetir éste la profecía, Calcante soltó tal carcajada que murió asfixiado.

Zeuxis (s. V a.C.) Pintor de enorme prestigio en el siglo V a.C., sigue siendo famoso gracias a la anécdota que relata que pintó unas uvas de manera tan realista que engañó incluso a los pobres gorriones que intentaban picotearlas sin éxito. De Zeuxis dicen que mientras estaba pintando una escena cómica no dejaba de reírse de lo graciosa que le parecía su propia obra, hasta que murió de un ataque… de risa, se entiende.

Crisipo de Soli (281-208 a.C.): Respetado y admirado filósofo y máxima figura de la escuela estoica tras la muerte de su fundador, Zenón de Citio, murió de manera muy particular para tratarse de un estoico. Y es que el pillo de Crisipo le dio de beber vino a su burro y al ver que el pobre animal medio mareado trataba de comerse, sin lograrlo, unos higos le dio la risa y se murió. Menudo cachondeo.

Pietro Aretino (1556): Dejó una inmensa fortuna cosa impensable para un poeta que vivía sólo de sus versos. Polémico, ingenioso e irreverente, aseguran que Aretino murió de la risa cuando su hermana le contaba una historia subidita de tono. En medio del ataque, cayó de espalda preso de una apoplejía. Sólo con leer el epitafio que él mismo escribió, da una idea de quién era este simpático poeta: "Aquí yace Aretino, poeta toscano, de todos habló mal, salvo de Cristo, excusándose con la razón: *no lo conozco*".

Sir Thomas Urquhart (1660): Escritor y aristócrata escocés, es más conocido por ser el primero en traducir del francés al inglés las cinco novelas que conforman *"Garagantúa y Pantagruel"* de Rabelais. Increíblemente pedante y pretencioso en su prosa, se cuenta que al recibir la noticia de la Restauración de Carlos II de Inglaterra, murió de un ataque de risa histérica.

La señorita Fitzherbert (1782): Un día de abril, una respetable viuda inglesa, fue al teatro Drury Lane con unos amigos para ver *"La Opera del Mendigo"* de John Gay sin saber que esa sería su última salida. En efecto, cuando el famoso actor Charles Bannister salió a escena interpretando el papel de Polly, todo el mundo sucumbió en un ataque de risa y nuestra viuda también, sólo que a ella la tuvieron que sacar del teatro y llevársela a casa sin parar de reír hasta la mañana siguiente, cuando exhausta, exhaló su último suspiro.

Siglo XVI: una secta de anabaptistas (*"bautizar de nuevo"*), ejecutaban a sus hermanos condenados haciéndoles cosquillas hasta provocarles la muerte. Muchas costumbres indígenas hacían algo parecido.

Catalina II de Rusia (1796): Algunos biógrafos aseguran que la célebre y enérgica política, apodada "la Grande" y poseedora de numerosos amantes, murió de risa. Parece que durante una cena, alguno de sus amigos contó un chiste que le gustó tanto, que empezó a reírse; dejó de comer; se fue a sus aposentos; iba riéndose; en su habitación seguía riéndose; de pronto dejó de reír ... fueron a verla y la encontraron muerta. Oficialmente se declaró la muerte por apoplejía (accidente cerebro vascular).

Alex Mitchell (1975): Este albañil de King' Lynn, Inglaterra, estaba muy feliz (nunca mejor dicho) viendo junto a su mujer *The Goodies*, una serie inglesa de humor absurdo de los años 70 y 80. Alex no paraba de soltar carcajada tras carcajada hasta que la última le duró 25 minutos seguidos y acabó en un ataque cardíaco. Este triste desenlace no impidió que su viuda les escribiera a los Goodies una carta de agradecimiento por haberle hecho pasar un momento tan agradable a su difunto marido.

Ole Bentzen (1989): Otorrinolaringólogo danés especializado en el desarrollo de audífonos para países en vías de desarrollo, murió a los 71 años de edad como consecuencia, dicen, de un ataque de risa mientras veía la película *"Los enredos de Wanda"*, que le provocó una fibrilación cardio-ventricular. El tema es: ¿habla esto a favor o en contra de esa graciosa película interpretada por la hija del famoso actor Tony Curtis? El refranero popular lo refleja de esta forma: "Más vale morir de risa que de ictericia".

Damnoen Saen-um (2003): Mientras dormía plácidamente, un vendedor de helados de la provincia de Phrae, Tailandia, estalló en estruendosas carcajadas incontrolables. Su mujer Luan intentó despertarlo pero fue imposible y dos minutos más tarde el desdichado moría no se sabe bien si por asfixia o por un paro cardíaco.

Eduardo Palomo (2003): Cantante y actor de telenovelas mexicano, Eduardo Palomo "El Flaco", conocido por su interpretación del personaje Juan del Diablo, se quedó frío tras un ataque de risa al escuchar un chiste durante una cena. En el sentido homenaje que le hicieron sus colegas, su viuda Carina le dedicó estas palabras: "Para mí es una lección de vida, una lección de amor, algo muy fuerte, creo que Eduardo quiere que nos ataquemos de la risa, porque nunca fue serio, por el contrario... ¡así que te vamos a extrañar pinche flaco!".

El *kurú* (enfermedad muy rara de Nueva Guinea): para los lugareños es causa de magia negra. Produce incoordinación móvil y los pacientes comienzan a reírse cada vez más de su estado hasta que llegan a la "muerte de risa". Está desapareciendo, dice Raymond Moody que por haber modificado sus hábitos caníbales.

Por último, se podría hablar de la "mueca de la muerte", que también simula una sonrisa y es solo una contractura muscular final, muy leve, que a veces lleva a decir del fallecido: "parece que sonriera". Como si la vida, que nos recibe con una sonrisa nos despidiera de igual manera.

Los "humores" y la "melancolía"

Entre los "humores" del cuerpo, hay uno que desde la antigüedad griega se le atribuye la propensión a perturbar las funciones del cerebro y las facultades del espíritu: la *bilis negra* o **melancolía**. Desde el *"Problema XXX"* atribuido a Aristóteles hasta el *"Anatomía de la melancolía"* de

Robert Burton, pasando por las *"Cartas"* apócrifas de Hipócrates, el *"Corpus"* de Galeno y el *"De Triplici Vita"* de Marsilio Ficino, la bilis negra se presenta, a decir de Jonathan Pollock, como potencia psicotrónica de importancia esencial. Y para definirla mejor se adopta el término inglés *spleen* que designa al bazo --órgano glandular "asiento" de la melancolía-- (de allí que se denomina *esplénico* al chakra "del bazo" o umbilical).

La *melancholía* designa tanto una sustancia del cuerpo como una disposición del ánimo. Si bien Pollock se esfuerza por traducir la primera como "bilis negra" y la segunda como "melancolía", los primitivos médicos humoralistas no tenían esa necesidad de claridad y eran renuentes a aceptar la idea de que el espíritu de un ser humano fuera trascendente a su cuerpo material. Esta sustancia se distingue de la bilis común (amarilla verdosa) por su negrura, de ahí las denominaciones *melancholía: cholera nigra.*

Según algunos investigadores, hubo tres textos sobre los que se sustenta esta llamada "ficción médica". En primer lugar, el aforismo hipocrático (VI, 23): "cuando el temor y la tristeza persisten durante largo tiempo, se está ante un estado de melancolía"; en segundo lugar, el comienzo del *"Problema XXX"*, según el cual los hombres de excepción serían, sin excepción, melancólicos: "¿Por qué razón --se pregunta el aparente autor Aristóteles-- todos los que fueron hombres de excepción, en lo que se refiere a la filosofía, la ciencia del Estado, la poesía o las artes, son manifiestamente melancólicos y algunos lo son hasta el punto de padecer males cuyo origen es la bilis negra?"; y en tercer lugar, las cartas apócrifas de Hipócrates relativas a la presunta locura de Demócrito, manifestada por su constante risa.

En virtud del impulso que le dará en el siglo II el médico Galeno, la tradición humoral habrá de sistematizar esa relación al atribuirle a la risa y a la bilis negra el mismo órgano como base y trampolín de su acción; el mismo que Demócrito, en una carta dirigida a Hipócrates, llama desdeñosamente "el huésped inútil y dañino del cuerpo: el bazo".

Esto confirma que, en un principio, se intentó ubicar el origen de la risa en un órgano, "pues nosotros reímos por la acción del bazo, nos irritamos a causa de la hiel, saboreamos por el corazón y amamos por la acción del hígado", escribirá Isidoro de Sevilla en su *"Enciclopedia"*.

Durante el Renacimiento en *"Anatomía de la melancolía"* (1621), Robert Burton logra la definitiva confluencia de las dos corrientes de la melancolía: la "científica" de los tratados médicos y los modelos antropológicos, y la "literaria" de las sátiras, las alegorías, las comedias o dramas de carácter y otras homilías. La primera tarea que se impone Burton, antes de abordar el tema de la bilis negra propiamente dicha, es mostrar que "todo el mundo es melancólico o loco, todos desvarían": las alegrías de la soledad alternan con las penas del aislamiento; la ensoñación con el remordimiento; la fantasía con la pesadilla; el amor con los celos; el éxtasis con la angustia.

Risa y patología mental

En el siglo V, el filósofo Demócrito (460-370 a.C.), "el sonriente" o "el alegre", fue el arquetipo del sabio con conocimientos múltiples, y era tal su jovialidad y sus constantes risotadas que solicitaron la intervención de Hipócrates para curarlo pensando que era *locura* su risa, y la conclusión del "padre de la medicina" fue que esa actitud era verdadera ciencia y conocimiento ante el gran teatro del mundo y la actitud desconcertante, soberbia y vanidosa del ser humano. Para el gran médico, todo esto es perfectamente sensato; entonces, ¿por qué ríe tanto Demócrito? La respuesta será capital para todo el tema de la locura en la cultura occidental: "río por un solo motivo, el hombre lleno de desatino". Si Demócrito está loco, también los otros están, pues los seres humanos "todo lo desvían en el sentido de su deseo particular" y al hacerlo "quebrantan las leyes de la Verdad".

Es posible que este filósofo (creador de la teoría atómica de la materia), esté furioso, pero no es en modo alguno insano. Hipócrates lo felicita por "haber descubierto la verdad de la naturaleza humana".

En los períodos medievales, a algunos enfermos mentales que reían, se los exhibía públicamente para divertimento de la gente y aún en las cortes. En 1509, Desiderio Erasmo en su *"Elogio de la locura"* dice que ésta es un fenómeno cuya función consiste en "excitar las carcajadas", y distingue entre dos tipos de demencia: "Hay una que desencadenan las Furias de los Infiernos, cada vez que lanzan sus serpientes y siembran en el corazón de los mortales el ardor de la guerra, la sed inextinguible del oro, el amor deshonroso y culpable, el parricidio, el incesto, el sacrilegio. La otra demencia en nada se asemeja a ésta; emana de mí y la cosa es más deseable. Nace cada vez que una dulce ilusión libera el alma de sus penosas preocupaciones y la entrega a diversas formas de voluptuosidad".

Si la bilis negra o melancolía provoca la risa loca, la locura de los hombres suscita el ataque de risa. En el siglo XIX, el poeta francés Charles

Baudelaire (1821-1867) aseguraba que "la risa es uno de los signos más frecuentes de la locura", a pesar de que un gran paso había dado Philippe Pinel (1755-1826, descubridor de la glándula que lleva su nombre: pineal), cuando alrededor de 1790, decidió quitar las cadenas a los enfermos mentales e introdujo una perspectiva psicológica y más objetiva. Hoy sabemos que la risa, o su ausencia, es un síntoma y consecuencia de algunas ya definidas patologías mentales. Veamos.

a) Esquizofrenia: pueden reírse excesivamente ante situaciones para nada humorísticas y al mismo tiempo muestran incapacidad para divertirse con hechos auténticamente cómicos ("anhedonia"). En la "hebefrenia", un tipo de esquizofrenia, presentan una sonrisa estúpida y se ríen de cualquier circunstancia.

b) Paranoia: como suelen tener manías persecutorias, carecen del sentido del humor y de capacidad para reírse. Las bromas las consideran un ataque hostil y abierto a su persona.

c) Cuadros maníacos: padecen de una alegría patológica, excitación, euforia, aceleramiento en el pensamiento y en la actividad. Tienen un humor desinhibido y por momentos irónico y hasta insultante. Muestran una risa rápida y de gran volumen.

d) Histeria: tienen demostraciones de risa y llanto "teatrales", fácilmente provocables y frecuentes, y les suele durar horas. Es la *risa* **histérica**, donde terminan no dándose más cuenta de por qué se ríen.

e) Personalidades psicópatas: se suele encontrar en esos individuos una *risa* **diabólica**, como la del personaje El Guasón, el archienemigo de Batman. Padecen de alteraciones cualitativas, trastornos en la valoración ética de los hechos, donde la risa expresa una especie de satisfacción de triunfo por haber logrado infringir un daño. Es la "moral insanity": disfrutan el mal que provocan y no les produce culpa. No confundir con la mueca o risa sardónica antes descripta. Ver más adelante "risa maligna".

f) Demencia presenil (enfermedad de Alzheimer): produce, entre otros, un síntoma llamado *moria.* Es una tendencia a la chistosidad y la incapacidad para tomarse en serio los asuntos importantes. Se pone risueño y muy jocoso.

25. ¿Risaterapia en psicoterapias?

La gran mayoría de las líneas o escuelas de psicología, psicoterapia y consultorías psicológicas, parecen disfrutar mucho más estudiando las neurosis, las psicosis, las histerias, las esquizofrenias, las fobias y la depresión que explorando la alegría, el buen humor, el optimismo, el amor y la risa. Más aún, parece ser terreno vedado. Si alguno de sus pacientes manifiestan esas EP, muchos de estos profesionales lo consideran un estado morboso. Es más "normal" mostrar alguna psicopatología que un estado de felicidad.

Respecto de la risa, la toman con precaución y algunos con aprehensión. Es curioso, pero relacionan a la risa con alguna conducta enfermiza o vinculada con respuestas patológicas. Si bien, como vimos, ciertas alteraciones mentales cursan con manifestaciones risueñas anormales, se olvidan o *desconocen* que, para el resto de la gente --la gran mayoría de "normales" o "sanos"-- facilitarle la risa equivale a incrementar directamente su calidad de vida. Así hemos escuchado opiniones como ésta: "la risaterapia conduce a la errónea actitud de *tapar* las verdaderas emociones con la risa".

El hecho de que la risa y el humor sean componentes humanos apenas requiere ser documentado; a lo largo de dos milenios el tema ha sido habitualmente analizado y debatido dentro del contexto de la filosofía, la antropología, la psicología, la teología y la filología. A partir del siglo XIX, las variantes patológicas de la risa han despertado el interés de los neurólogos.

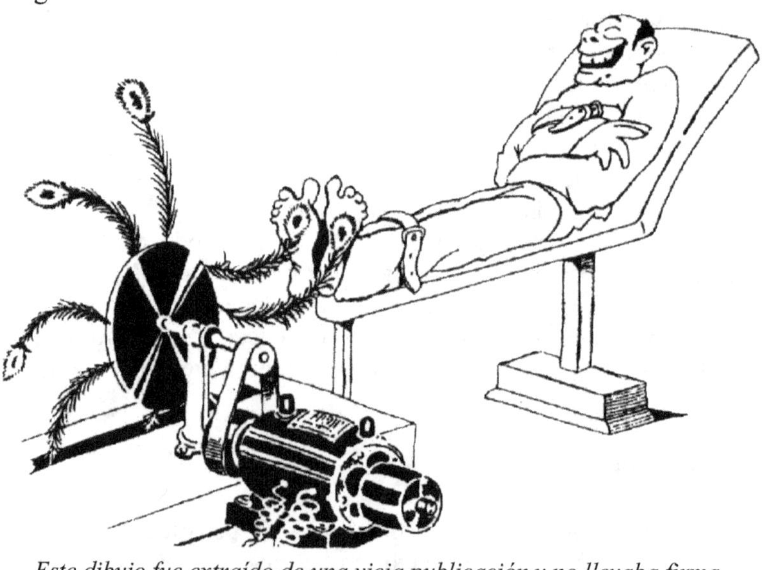

Este dibujo fue extraído de una vieja publicación y no llevaba firma.

No obstante, la risa normal recientemente se ha agregado al campo de acción de la neurología, y con ella también su conflictivo compañero, el humor.

Por supuesto que la risa normal puede estar provocada por otros elementos distintos del humor, pero en estudios neurológicos el único elemento utilizado para desencadenar la risa normal ha sido el humor. Lejos de ser un estímulo simple, se trata de un fenómeno complejo (particularmente en lo que se refiere a sus componentes cognitivos).

Hace unos 45 años, el hacer solamente la sugerencia de que el humor tenía beneficios psicológicos, médicos, o psiquiátricos hubiese causado risa, decía Goldstein en 1987. Aunque muchos psicoterapeutas admiten que los momentos de humor suelen darse con bastante frecuencia durante las consultas y las sesiones de terapia, son incapaces de modificar su procedimiento clínico para introducir el humor y la risa como una herramienta psicoterapéutica positiva. Y esto ocurre porque, como afirma Robert Holden: "al ser la risa una conducta única, individual y multifuncional, dotada de un sinfín de sutilezas, caprichos y variedades, ha frustrado los intentos de muchos psicólogos de definir, describir y aplicar la risa en la terapia".

Algo es bien cierto, psicológicamente, el humor puede indicar auto-depreciación y hostilidad hacia los demás (por ejemplo: los chistes de contenido racista).

Socialmente, la risa y el humor pueden llevar a cambiar las relaciones entre los individuos, creando un abismo donde solo existía una brecha. El humor hostil específicamente, puede hacer la comunicación difícil o imposible (Goldstein, 1976). También puede utilizarse para "cerrarse psicológicamente" y, establecer distancia (Kane, Duls, y Tedeschi, 1977).

En la vereda opuesta, la más cercana comprobación de la contribución del humor al bienestar físico y psicológico se refiere a la diferenciación entre el "tipo **A** de personalidad" y el "tipo **B** de personalidad". El tipo "A" caracterizado por excesiva seriedad, impaciencia, hostilidad, y stress (Friedman y Rosenman, 1974), tienen gran incidencia de ataques al corazón que el tipo "B", en el cual un sentido del humor tiende a desplazar el coraje, la ansiedad, y la hostilidad (Mantell y Golden, 1985).

Retomando nuestros antecedentes históricos sobre la risa en la salud, Herbert Spencer en el año 1860 propuso que el humor servía para aliviar el exceso de tensión, y por tanto era un mecanismo de restauración importante.

Esta visión del humor como un proceso de reducción de tensión se ha intensificado en la actualidad.

En 1898, se publicó un estudio de dos profesores alemanes, Theodor Lipps y Richard M. Werner, titulado *"Comicidad y Humor"*, donde efectúan un exhaustivo análisis sobre la risa y su relación con lo cómico y con el humor (para algunos críticos no superado aún), que sirvió de punto de partida para la célebre obra de Sigmund Freud (1856-1939), quien, siendo estudiante, aprendió el castellano solo por el deseo de captar los matices de *"El ingenioso hidalgo Don Quijote de la Mancha"*.

Primeras escuelas de psicoterapias

1) Y llegamos al creador de la **"primera escuela vienesa de psicoterapia"**. Sigmund Freud (1856-1939) analizó más profundamente de lo que muchos psicoterapeutas creen el tema de las bromas, el humor y la risa, y ocasionalmente confesó que utilizaba la risa con sus pacientes. Aunque en 1905, consideró que el humor era reflejo de ansiedad, dolor o de hostilidad subyacente no expresada. Propuso que el humor tenía base en impulsos agresivos y sexuales reprimidos, y por tanto podía verse como una expresión de los mismos. Posteriormente aceptó que podía haber expresiones de humor que no tuviesen base psicopatológica, y definió el humor como "la manifestación más alta de los mecanismos de adaptación del individuo". Y más adelante escribió: "el humor no resigna, desafía. Implica no solamente el triunfo del Yo, sino el principio del placer, que halla en él el medio de afirmarse, a pesar de las desfavorables realidades exteriores". En su estudio sobre *"El chiste y su relación con el inconsciente"*, expone una teoría "tensión-distensión" de la risa. En su opinión, la risa era capaz de frustrar la agresión, la fría hostilidad, y evitar el conflicto violento, y "surge siempre del lado en que aparece lo infantil". Sostiene que "la risa *nace* cada vez que una cantidad de energía psíquica, utilizada anteriormente para alimentar ciertos procesos psíquicos, resulta inutilizable, de suerte que puede ser *descargada* libremente". Una especie de compromiso entre el *ello* y el *super-yo* o un "fenómeno a la vez de sublimación y de fantasía".

También escribió que la risa es una de "las grandes series de métodos que la mente humana ha construido para evadirse de la compulsión al sufrimiento", añadiendo que **mediante la risa** *"una persona se niega a sufrir"*, enfatiza la naturaleza invencible de su ego ante el mundo real y conserva intacto el principio del placer --a diferencia de otros métodos que tienen los mismos propósitos-- *"sin rebasar las fronteras de la salud mental"*. El momento original de la risa es, para Freud, la "expresión de bien alimentado del bebé de pecho", expresión de saciedad placentera.

Creía que el humor podía emplearse como una terapia *afectiva*. Distinguió diferentes tipos de humor; como el "humor hostil" (ingenio), el "humor sexual" y el "humor enfático", cada uno de los cuales desempeñaba una función específica. Dentro del humor llamado "sexual", distinguió el humor "picante", donde la risa se desencadena a causa de su *valor de shock*: "los chistes atrevidos u obscenos no son divertidos por naturaleza, pero sí lo son por el shock que provocan". Otras formas de humor, como la sátira, el sarcasmo y la ironía, eran para Freud vías seguras y físicamente no violentas, para comunicar el fastidio o el enojo.

Son muy conocidos dos chistes atribuidos a Freud:

☺ Le pregunta un judío a su compañero de cuarto:
-- Jacobo, ¿vos tomaste un baño?
-- No, por qué *¿falta alguno?*

☺ Estaba un médico auscultando a una señora, y le dice a su esposo presente:
-- Realmente, su esposa no me gusta nada.
-- Entre nosotros... a mí tampoco, doctor.

Además establece una distinción entre "ingenio", "cómico" y "humor". Aunque sostiene que todo posee el mismo motivo: el de *economía*: de inhibición en el caso del ingenio, de pensamiento en lo cómico y de sentimiento en el humor; con lo que intentamos reproducir el estado anímico de la infancia, es decir "un bajo esfuerzo psíquico" que nos provoca, a su vez, ese tiempo libre y fácil de la niñez que nos asegura la felicidad. ¡Que bonitos conceptos!

James Walsh, médico americano, sostenía que los efectos benéficos del humor eran mediados por efectos psicológicos. *"El efecto del humor sobre la mente no solo brinda relajación, en cuanto a la tensión mental se refiere, sino que la hace menos propensa a la excesiva preocupación"*.

2) Otro psicólogo austríaco, creador de la llamada **"segunda escuela vienesa"** y fundador de *Individual Psychology*, Alfred Adler (1870-1937), se tomó muy seriamente la risa: "si somos capaces de hacernos sonreír, sabremos cómo siente la sonrisa".

☺ Entra un señor al consultorio psicológico y le dice, muy serio, al profesional, también muy serio:

-- Lo vengo a ver porque tengo doble personalidad.

-- Muy bien, recuéstese y lo conversamos entre los *cuatro*.

La utilización del humor y la risa en la psicoterapia ha ganado un creciente interés en años recientes (Rosenheim y Golan, 1986). Los clínicos pertenecientes a diversas escuelas de psicoterapia reconocen su potencial de uso en el proceso terapéutico. Aunque también hay autores que han hecho señalamiento sobre sus posibles fallas. Kubie (1971) ha advertido la posibilidad de que un terapeuta utilice el humor para descargar hostilidad, frustración, y para divertirse o entretenerse en la situación terapéutica con los problemas del cliente, lo mismo que el posible daño que puede hacer el humor en manos de terapeutas no diestros en el uso de esta estrategia y que carezcan de la madurez necesaria para usarla con buen juicio.

3) La **"tercera escuela vienesa"** partió de Víctor Frankl (1905-1997), quien sobrevivió al holocausto y rechazó la teoría de la culpa colectiva: "Los campos de concentración nazis --escribió-- fueron testigos de que los más aptos para la supervivencia eran aquellos que sabían les esperaba una tarea por realizar". Este neurólogo y psiquiatra animaba a sus pacientes a *no combatir o huir* de los problemas, sino a **divertirse** con ellos. Es la llamada "logoterapia" (o terapia del dar sentido). Actualmente, su sobrino Freddie Frankl, dirige una clínica privada en Birmingham, Inglaterra, cuya máxima es: "Es preferible una risita que dos pastillitas".

4) En las **terapias psicodinámicas** ha habido resistencia al uso del humor y la risa por considerarlos como signos regresivos y patológicos solamente, y porque esto atenta a la solemnidad del proceso analítico y deteriora la transferencia y contratransferencia (Morak, 1987; Haig, 1986). Recientemente diversas orientaciones terapéuticas han estado reconociendo su valor, incluyendo terapias con bases psicodinámicas (Terapia Adleriana) y otros modelos como la Terapia de Decisión (Greenwald, 1987), Terapia Racional-Emotiva Conductual (Ellis, 1972), y la Terapia Provocativa (Farrelly y Brandsma, 1974).

Durante 1960, Albert Ellis, creador de la Terapia Emotiva Racional, ha contribuido más que ninguno de sus colegas a que el humor, la risa y la diversión ocuparan el lugar que merecen en el ámbito de la psicoterapia. Afirma: "De cualquier forma que se presente, la psicopatología consiste en tomar demasiado en serio no sólo la vida sino también a nosotros mismos: exigiendo que debemos conseguir exactamente lo que queremos; concluyendo que es trágico cuando nuestros deseos se ven frustrados o aplazados; juzgando que nosotros y los demás son demonios o dioses según la forma de actuar buena o mala. De aquí se deduce que una de las finalidades más importante de la psicoterapia es socavar la excesiva seriedad de las personas".

El método humorístico de la TREC (Terapia Racional-Emotiva Conductual) consiste en utilizar toda clase de chistes graciosos ya inventados, llevar las cosas al extremo, reducir las ideas al absurdo, comparaciones paradójicas, hacer juegos de palabras, ingeniosidades, ironía, extravagancias, argot o lenguaje coloquial, uso deliberado de obscenidades atrevidas en la conversación (esta es una destreza que requiere experiencia y poder analizar si la idiosincrasia cultural del cliente tolerará estas expresiones), etc. Ellis (1976) nos dice que él personalmente considera que hace mayor uso del lenguaje exagerado y de llevar las cosas al extremo que las demás estrategias humorísticas.

En este punto es importante recordar que la TREC se basa en la teoría de que las personas en gran parte (aunque no totalmente) se trastornan a sí mismas con varios tipos de creencias o filosofías irracionales, y el esfuerzo terapéutico humorístico (el "ataque humorístico") es dirigido a "desinflar" dichas ideas "descabelladas" y ayudarle a los clientes a que las sustituyan por otros puntos de vista más sanos, más eficaces, y porque no, ¡mucho más alegres y divertidos!.

5) En los años 1950, J. Levine, creó el ***"Test de repuesta al regocijo"*** para facilitar el diagnóstico de los estados neuróticos y psicóticos. La respuesta de los pacientes se mide sobre la base de una escala de "espectro humorístico" de seis puntos: 1= respuesta negativa; 2= ausencia de respuesta; 3= media respuesta; 4= sonrisa; 5= media risa; 6= risa.

Algunos beneficios explicados desde lo psicológico

Desde una perspectiva teórica, es mejor o más constructivo asociar una situación con humor que con temor o coraje. Lo racional entonces sería, introducir el humor en una situación previamente "desagradable" y de ser posible producir la risa. Por ejemplo una persona puede pensar acerca de una situación como parcialmente amenazante, parcialmente humorística, o inclusive totalmente absurda y cómica. En la "desensibilización sistemática" el humor y la risa pueden ser usados para inducir relajación cuando la persona tiene dificultad para relajarse o no hay mucho tiempo para un entrenamiento formal en relajación. El humor puede incluirse previo al uso de la jerarquía de escenas para imaginar (Navas, 1989), incluirse en las escenas mismas (para compensar por la relajación informal), o utilizar ambas cosas.

La carencia del humor en las terapias conductuales mas ortodoxas es probablemente debido a las dificultades para integrar los componentes cognoscitivos, y el humor parece ser un fenómeno cognoscitivo bastante complejo. De la misma manera ocurre con el uso de la risa.

1. El uso del humor ayuda a ganar objetividad sobre los problemas, ya que el humor ayuda a poner distancia entre nosotros y lo que nos aqueja.

2. Los procesos de pensamiento que se han vuelto ruminativos y "cerrados", podrían ser interrumpidos a través del humor dando lugar a perspectivas más frescas.

3. El humor usado apropiadamente puede ayudar a fomentar el rapport y la alianza terapéutica.

4. El humor utilizado terapéuticamente no intenta directamente divertir, sino cambiar el marco de referencia y proporcionar una manera "nueva" de percibir y experimentar la vida.

5. El humor puede hacer que el proceso terapéutico sea menos tenso y quizás menos doloroso para el paciente (doloroso en el caso que sea debido a la naturaleza de sus problemas).

6. Puede proveer un medio más aceptable para expresar inicialmente sentimientos negativos, como la hostilidad.

7. Ayuda a establecer una distracción temporaria de sentimientos y pensamientos perturbadores, haciendo que la persona se sienta bien temporariamente, y entonces poder concentrarse mejor en el proceso de cambio.

8. Ayuda a contraatacar la excesiva seriedad con que enfoca la vida la persona perturbada y la excesiva seriedad con que toma sus problemas, lo cual le perturba más.

9. En términos de la risa, esta puede ser vista:

a. Como evidencia abierta de que la construcción cognitiva del individuo sobre un problema ha tenido cambios, de manera que una emoción negativa puede no ser ya la dominante.

b. La risa en sí misma puede fisiológicamente aliviar el temor, ansiedad, o coraje asociado con una situación. Esto anterior puede ser tan realista, que el terapeuta puede en ocasiones encontrar deseable el evocar la risa en situaciones donde la reducción de tensión sea la meta (Ventis, 1987).

En la estrategia conductual se incluye un elemento quizás más crucial que la iniciativa del terapeuta en introducir el humor, y consiste en la iniciativa o introducción del humor y la risa *por parte del cliente* (cuando dicho humor y risa resultan apropiados y de relevancia terapéutica). Cuando un paciente es capaz de hacer una broma o reírse acerca de asuntos personales que antes habían sido dolorosos o avergonzantes, dicha reacción humorística por lo general representa un cambio significativo en la visión de sí mismo, del mundo y de sus circunstancias (Ventis, 1987; Navas, 1989).

Finalmente, un sentido del humor fuera de las sesiones de terapia puede ayudar al mismo terapeuta a lidiar con sesiones muy "cargadas" y con pacientes frustrantes.

Una última apreciación: el término **psicología** proviene del griego *psiqué* (alma), y *logos* (estudio), es decir que en su esencia debiera ser el estudio del alma, justamente el elemento que casi no aparece en las facultades de psicología, y en muchos es sistemáticamente negado pues *"nada existe fuera de la mente humana".*

Según estos criterios, ¡pobre Carl Gustav Jung (1875-1961), tal vez el más completo médico psiquiatra, psicólogo, antropólogo, estudioso profundo de la alquimia, los sueños, el arte, la mitología, la religión, la filosofía, la precognición, la parapsicología y hasta la crítica del arte y la literatura!

Qué es la Psicología Positiva

La psicología positiva es una rama de la psicología de reciente aparición que busca comprender, a través de la investigación científica, los procesos que subyacen a las cualidades y emociones positivas del ser humano, durante tanto tiempo ignoradas por la psicología tradicional.

En una postura que nos enseña a ser optimistas, Martín Seligman (66), su creador, al cabo de 25 años de estudiar la depresión y la ansiedad, comenzó a preguntarse por qué en lugar de deprimirse había muchos que, sencillamente, eran o intentaban ser felices. Su gran descubrimiento fue no empeñarse en definir o curar "enfermedades", sino en investigar y explicar que hacen, y sienten, las personas felices.

De esta manera, surgieron enfoques como:

a) **Resiliencia**: la capacidad de una persona o grupo para seguir proyectándose en el futuro a pesar de acontecimientos desestabilizadores, de condiciones de vida difíciles y de traumas a veces graves. Parece una realidad confirmada por el testimonio de muchísimas personas que, aún habiendo vivido una situación traumática, han conseguido encajarla y seguir desenvolviéndose y viviendo, incluso, en un nivel superior, como si el trauma vivido y asumido hubiera desarrollado en ellos recursos latentes e insospechados.

b) **Hardiness** (personalidad resistente): parecido al anterior. Son Kobasa y Maddi los autores que desarrollan el concepto, a través del estudio de aquellas personas que ante hechos vitales negativos parecían tener unas características de personalidad que les protegían. Así, se ha establecido que las personas resistentes tienen un gran sentido del compromiso, una fuerte sensación de control sobre los acontecimientos y están más abiertos a los cambios en la vida, a la vez que tienden a interpretar las experiencias estresantes y dolorosas como una parte más de la existencia.

c) **Autoestima**: necesidad humana básica que nos refiere al sentido de valoración personal, relacionado al cuidado que el niño y el joven recibe por parte de las figuras de significado en sus vidas, padres, abuelos, tíos, educadores y otros agentes sociales con los que tiene relación.

d) **Promoción social**: el desarrollo de diferentes valores, los conceptos de solidaridad, de amor a sí mismo, al semejante y al diferente, la autoaceptación y la aceptación del otro. También se maximizan los recursos para que de este modo las potencias de cada una de las personas se descubran y se desarrollen.

e) **Flow** (flujo de consciencia): desarrollado por el psicólogo Mihalyi Csikzentmihalyi, quien lo ha definido como un estado en el que la persona se encuentra completamente absorta en una actividad para su propio placer y disfrute, durante la cual el tiempo vuela y las acciones, pensamientos y movimientos se suceden unas a otras sin pausa.

¿Y la psiquiatría?

La psiquiatría es una problemática rama de la medicina.

Del griego *psiqué* (alma) e *iatréia* (curación) también debió ser una especialidad dedicada a la "curación del alma". Nada de eso, al igual o peor que la psicología. Hoy es la especialidad *médica* dedicada al estudio de la *enfermedad mental* con el objetivo de diagnosticar, prevenir, evaluar, **medicar**, **internar** y **rehabilitar** a las personas con trastornos mentales (generalmente de origen orgánico) y asegurar la autonomía y la adaptación del individuo a las condiciones de su existencia.

En el siglo XIX surgió por primera vez el concepto de "enfermedad mental" y la psiquiatría haría su ingreso definitivo a la medicina. En 1896

Emil Kraepelin diseñó un sistema de identificación y clasificación de los problemas mentales que se convertiría en la base de los estudios psiquiátricos modernos.

A partir de allí comenzaron a aparecer las víctimas de las brutalidades psiquiátricas que fueron desde electroshock e internación **involuntaria** (cuando los médicos psiquiatras *ordenan* el ingreso en los enormes establecimientos neuropsiquiátricos que comenzaron a pulular por todo el mundo) donde se recurren a todo tipo de procedimientos por parte del personal psiquiátrico (golpear, maniatar, inmovilizar, etc.), provocando cientos de quejas por facturas excesivas, maltratos, abusos sexuales, diagnosis erróneas (basadas en el mundialmente famoso *"Manual de Diagnóstico y Estadística"* de la Asociación Norteamericana de Psiquiatría --llegando a casi 400 "nuevos trastornos mentales"-- sin saber a ciencia cierta la etiología de la mayoría de ellos), fraudes contra las compañías de seguros, dosis excesivas de drogas pues aparece una por cada trastorno (lo que enriquece, una vez más, a las multinacionales compañías **farmacéuticas**), hasta una importante influencia sobre los políticos y sus decisiones (llamada "psiquiatría coactiva"), y los devastadores efectos de los psicofármacos. Las mujeres, los niños en edad escolar y los ancianos parecen ser los mejores "candidatos".

Solo para tener una idea, durante el año 2009 (aparentemente el último año en que se hicieron públicos estos datos), según fuente proveniente de Scrip Marker Data, IMS Health, la venta de las 10 principales empresas farmacéuticas del mundo alcanzó a 312.916 millones de dólares; ¡el 37,3% del total de ventas globales (que ascendió a 837.000 millones de dólares)! Lea de nuevo las cifras… para asegurarse bien.

En 1979, la revista Time publicaba un reportaje de fondo titulado "La depresión de la psiquiatría", donde se dirigían unas preguntas escrutadoras a una especialidad que hace sólo unas décadas era saludada como poseedora de las respuestas para todos los problemas de la humanidad.

¿Es la psiquiatría una disciplina científica válida?

¿Pertenece la psiquiatría realmente al campo de la medicina, o se quedó navegando a dos aguas?

¿Existe realmente algo que pueda denominarse "enfermedad mental" para ser tratada con drogas químicas?

¿Desaparecerá la psiquiatría como especialidad, y quedará absorbida por disciplinas no clínicas?

¿Será la psiquiatría asumida por la neurología en el tratamiento de pacientes?

Con la llegada de las drogas psicotrópicas (aquellas que actúan a nivel bioquímico en el cerebro del paciente) como tranquilizantes, euforizantes, antidepresivos y otra larga lista, muchos se convencieron de que con un buen cóctel de ellos se controlarían prácticamente todas las psicopatologías.

Para el profesional psiquiatra, la aceptación o no de la risa y el humor en los tratamientos o en las terapias está aún más parcelado: por un lado por los criterios de la formación médica, y por el otro por los criterios psicologistas, si los tiene. A los que habría de agregar los "beneficios" que les otorgan las poderosas farmacéuticas.

Ellis explica cómo el ser humano crea para sí camisas de fuerza mentales dogmáticas y exentas de humor al dejarse llevar por los ilusorios *"debería", "sería necesario que"* y *"tienes que"*: "En lugar de querer, preferir y desear varias cosas y relaciones, solemos exigirlas, insistiendo que *debemos* tenerlas a toda costa. Con esta clase de **deberturbación** (una forma de comportamiento infinitamente más perniciosa que la masturbación), nos transformamos y nos infligimos una severa derrota. ¿Qué mejor vehículo para hacer algo de este cariz ideológico que el humor y la diversión? Si los neuróticos se toman demasiado solemnemente a sí mismos y a los demás, así como las condiciones del mundo, *¿¡por qué no les damos un baño de chistes!?"*.

Y allí vamos, con un análisis más humorístico. En las ciencias del estudio de la mente y el comportamiento, un sicótico es alguien que se cree Napoleón… y lo dice; en cambio un neurótico es alguien que también se cree Napoleón… pero no lo dice; y la interrelación con el profesional psicoterapeuta sería algo así: un neurótico es el que construye el castillo, un sicótico es el que lo habita y el profesional es el que cobra el alquiler.

Otra psicóloga, Luisa Quincey, afirma: "La gente está muy desesperada por las circunstancias terribles en que vive y se hace necesaria la *terapia por la risa* para sobrevivir".

☺ Un psicólogo ofrece una conferencia sobre *"La sexualidad y su influencia en el humor"* que, según él, se traduce en la expresión de la **sonrisa**.

En su exposición afirma que, cuanto más activa es la vida sexual del hombre, más contento se lo ve. Para probar esta teoría propone a los presentes que levanten la mano los que tienen relaciones sexuales todos los días: un tercio de los señores responden al pedido con una *enorme* sonrisa en el rostro. Luego invita a los que lo hacen una o dos veces por semana: esta vez contesta un grupo algo mayor y menos risueño. Así, progresivamente las caras se ven más tristes a medida que la frecuencia de los encuentros sexuales disminuye.

Hasta que le llega el turno a los que les toca una sola vez al año. Un solo hombre levanta la mano mientras se retuerce por las carcajadas. El psicólogo, sorprendido, ya que esto va en contra de su teoría, le pregunta:

-- ¿Cómo puede ser que usted está tan contento...?

-- ¡Es que *hoy* me toca!

26. Norman Cousins: la primera terapia con la risa

La vida del hombre que mucho se cita en este libro, estuvo signada por la misión que tenía de conocer --a través de duras experiencias personales-- lo que después terminaría siendo su mayor aporte a la medicina tradicional, a la medicina holística o integral y a la PNI en particular: el *poder de regeneración que tiene nuestro propio organismo*, sustentado por él mismo de manera científica y filosófica hasta tal punto que creemos debería reconocérsele como uno de los tantos benefactores de nuestra condición humana. Y la ciencia médica deberá aceptar que tiene que estarle eternamente agradecida.

Norman Cousins nació el 24 de junio de 1915 en Estados Unidos, y pueden relatarse cuatro episodios claves en su vida y en su salud.

El primer episodio

Ocurrió cuando tenía 10 años de edad y debió enfrentarse por primera vez con un diagnóstico médico poco alentador: *tuberculosis*, en una época donde la llamada "gran plaga blanca" (según René Dubós) era la mayor asesina. Fue internado en el sanatorio de tuberculosos de Nueva Jersey. Allí permaneció seis largos meses, **sin** estar tuberculoso: *¡error de diagnóstico!*

Esa peligrosa experiencia le sirvió para observar --y recordar años más tarde-- que los pacientes se dividían a sí mismos en dos grupos: aquellos que estaban seguros que vencerían la enfermedad y regresarían a su vida normal, y aquellos que se resignaban a pasar por una enfermedad prolongada e incluso fatal. "Las lecciones sobre esperanza --narra Cousins-- que recibí en esa época jugaron un importante papel en mi recuperación integral y en los sentimientos que desde entonces tengo sobre el valor de la vida".

El segundo episodio

Sucedió en 1954, a los 39 años de edad, casado ya con Eleanor, padre de dos hijas (luego fueron cuatro), y trabajando en la redacción de la "*Revista de los Sábados*" (una importante publicación sobre temas de actualidad, sobre todo en la medicina). Al intentar aumentar la cobertura de su seguro de vida, los análisis determinaron una oclusión coronaria (afección isquiónica) con un duro pronóstico: sólo si abandonaba en su totalidad su actividad, *tal vez podría vivir un año y medio más.*

Su médico de cabecera y amigo personal, el doctor William Hitzing, escuchó asombrado la decisión de Cousins: "Le dije que tenía intenciones de hacer exactamente lo mismo que hasta entonces había hecho (trabajar, viajar y jugar tenis) y que dudaba que ningún cardiograma en todo el mundo pudiese saber todo lo que hay que saber sobre lo que hace latir mi corazón". Hitzing estuvo de acuerdo.

Tres años más tarde, Paul Dudley White, afamado especialista del corazón, le confirmó que estaba curado y que lo había salvado el ejercicio vigoroso y constante, y le dijo que de haber aceptado el veredicto de los especialistas probablemente *lo habría confirmado.*

El tercer episodio

El más importante desde el punto de vista de su *autoterapia*, el más sobrecogedor y al mismo tiempo el más esclarecedor para los fundamentos que sostenemos en este libro, ocurrió en 1964, cuando Cousins tenía 49 años de edad.

Había viajado con su esposa a la Unión Soviética presidiendo una delegación americana que iba a tratar temas de intercambio cultural. Desde el comienzo, tenía que trabajar en documentos hasta muy tarde en la noche, y pasar los días de reunión en reunión en Leningrado y Moscú. La tensión era muy grande. Su habitación del hotel en esta última ciudad estaba en un segundo piso a la calle por donde pasaban, hasta de noche, una cantidad de camiones diesel transportando material para edificios en construcción cerca de allí. Era verano y dejaban las ventanas abiertas, por allí entraban los gases de los escapes de los camiones, y Cousins advertía que no dormía bien y sentía náuseas al levantarse.

El último día en Moscú fue muy estresante y frustrante. Por un error del chofer que debía llevarlo a una recepción en la casa del presidente de la delegación rusa, a 50 kilómetros de la ciudad, en lugar de llegar una hora antes de comenzar la actividad a las cinco de la tarde como se le había solicitado, llegó cuatro horas después, cuando la reunión y la cena habían terminado. Al día siguiente, en el aeropuerto, recibió de lleno los humos de un gran avión a propulsión cuando éste giraba en la plataforma. A su regreso, levantó fiebre y un dolor generalizado le tomó todo el cuerpo.

Los análisis dieron una velocidad de eritrosedimentación de 115 milímetros por hora, cuando una enfermedad seria produce una lectura de 80 mm. Internado en un hospital por los dolores, le confirmaron una difícil y dolorosa enfermedad: *disminución de la concentración de colágeno en su organismo*, hoy llamada "colagenopatía" (o "dolencia degenerativa del colágeno"), ya que carece de un nombre propio. El colágeno no sólo existe en la piel, es una sustancia fibrosa que está en todo el tejido conectivo o conjuntivo del cuerpo y mantiene la cohesión de los tejidos (células unidas entre sí). Todas las enfermedades artríticas y reumáticas entran en esta categoría, y hasta algunas artrósicas.

Es una enfermedad poco común, progresiva, no tiene medicación (aún en la actualidad) y por ese motivo puede tener un mal desenlace. Produce unos dolores insoportables, elevada fiebre, y bastante dificultad para moverse, como si el cuerpo se desmembrara.

En el caso de Cousins, éste lo padecía específicamente en la columna vertebral: el diagnóstico fué *espondiloartritis anquilopoyética* (o *espondilits anquilosante*), que afecta seriamente a las articulaciones. El pronóstico fue mucho peor: "parálisis progresiva generalizada" sin prácticamente ninguna posibilidad de recuperación. Preguntado a que se debía esta enfermedad, su amigo Hitzing le contestó que las causas no estaban claras (siguen sin estarlo en la actualidad), pero se podía hablar de intoxicación con algún metal pesado o algún efecto retardado de una infección de estreptococos (y hoy podemos agregar que un *excesivo estrés con mucha preocupación*).

Entonces Cousins comenzó a elaborar su propia teoría de lo que había ocurrido: atribuyó su envenenamiento con los gases tóxicos a una deficiencia en sus glándulas suprarrenales debida al *intenso estrés* vivido en Moscú.

Por lo tanto, decidió hacerse cargo de su propia terapia y comenzar a trabajar emociones más saludables, como la alegría y la voluntad de sanarse. Pero su gran desafío fue con la *estimulación de la risa*. ¿Podría la risa ayudarle a sentir más alegría y ganas de vivir? ¿Podría la risa ayudar a aumentar la capacidad del cuerpo para combatir la inflamación? Todavía no se conocía nada sobre las endorfinas. Pues bien, se propuso **reír** la mayor cantidad de horas posibles durante el día. Allen Funt, productor del programa de televisión "*Cámara Indiscreta*", le consiguió un proyector con las mejores escenas de la "cámara oculta" o "cámara sorpresa". También consiguió películas de los Hermanos Marx, que lo hacían reír mucho. Y su enfermera, que manejaba el proyector, le leía libros de chistes.

De este *ejercicio* diario de risa, comenzaron a aparecer los primeros resultados. Cousins advirtió que diez minutos *continuos* de reír a carcajadas tenían un efecto anestésico que le permitían dormir profundamente y sin dolor durante casi dos horas. Esta fue, sin duda, la primera reacción controlada de las respuestas de nuestro organismo ante la risa. Además se decidió hacer análisis de *sedimentación* inmediatamente antes y varias horas después de los períodos de risa y se descubrió que la sedimentación disminuía paulatina y acumulativamente. Había un *sustento fisiológico* en la antigua teoría de que la risa es una buena medicina.

De aquí surge la propuesta de nuestro Método RH, de **trabajar forzadamente la carcajada**, y que fundamentamos en la segunda parte de este libro. Pero aquí le anticipamos algo: ¿se anima usted ahora a reír forzadamente durante 10 minutos sin parar? (piense) ¿Y si lo hace durante solo 10 segundos?

Deje ahora la lectura y pruebe *reír*, como le salga la carcajada --sin importarle si es una buena carcajada o sólo "más o menos"-- durante esos primeros *10 segundos*. Por favor, inténtelo. No importa si está a solas con su lectura, o hay alguien más a su lado. Sólo hágalo.

- -

¿Logró reír durante algunos segundos? ¿Vió que no es tan difícil? Gracias. Volviendo al "caso Cousins", esa terapia de risa le trajo un inconveniente: tuvo que retirarse del hospital porque ¡molestaba al resto de los pacientes! Así fue como se mudó a la habitación de un hotel. Pero fue ventajoso, según lo cuenta Norman: "No me despertaban para bañarme, comer, darme los medicamentos, cambiarme las sábanas o para que me examinaran los internos del hospital. La sensación de serenidad resultaba deliciosa y estaba seguro de que contribuiría a una mejoría general". Además se podía "reír mucho más fuerte por la mitad de precio".

Aunque el mejor beneficio lo obtuvo al evitar las dosis diarias de veintiseis aspirinas y doce fenilbutazonos (poderoso antiinflamatorio pero que produce escozor e insomnio) y otros sedantes para dormir que le proporcionaban en el hospital. Cambió la medicación por la administración de ácido ascórbico diluido en suero por vía endovenosa durante cuatro horas.

Así llegó a inyectarse la importante cantidad de *25 gramos diarios*. Recuerde lo que ya hablamos sobre la vitamina C.

De esta manera, Norman Cousins logró normalizar su colágeno y se curó. Este episodio fue tan movilizador en su vida que decidió investigar sobre las respuestas de nuestro organismo, no solo ante la risa, sino también ante todas las emociones positivas que usted sabe ahora se pueden vivenciar cotidianamente.

Decidió, además, contar su curación en un artículo publicado en 1976, en el prestigioso peródico *New England Journal of Medicine* (NEJM). Posteriormente, en 1979 ese artículo se convirtió en el libro "*Anatomía de una enfermedad* (*o la voluntad de vivir*)", que aconsejamos leer (7).

Cousins se esmeró en destacar que las medidas que habían intervenido en su recuperación habían sido: una *desarrollada voluntad de vivir, grandes dosis intravenosas de ácido ascórbico* y la **risa**.

Sobre la importancia de la risa, dijo que para él había representado una especie de "jogging interno" ya que se encontraba totalmente postrado, y que también le había creado las condiciones necesarias para que las otras EP entraran a su vez en acción. Pero nunca dijo que la risa cure enfermedades graves, sólo aclaró que tomó a la risa como epicentro de un montón de EP que, *trabajadas complementariamente* con la medicina tradicional pueden *prevenir* o *ayudar a revertir* numerosas enfermedades.

No obstante recibir más de 3.000 cartas de médicos de distintos países apoyando su postura, no tardaron en aparecer opiniones y publicaciones de todo tipo, contrarias al feliz resultado obtenido por Cousins. Adam Smith, en su libro "*Los poderes de la Mente*" dice --después de haber consultado a muchos médicos-- que ni la risa ni la vitamina C tuvieron nada que ver y que probablemente se hubiera recuperado igual aunque *no hubiese hecho nada.*

También se habló de un error de diagnóstico, aduciendo que lo que padeció Cousins fue una *polimialgia reumática* que es más fácil de recuperarse, sin advertir que esta enfermedad afecta a los músculos y no a las articulaciones. El doctor Arnold Relman, editor del *Journal,* declaró tener dudas respecto del poder del pensamiento y la actitud positivos en el caso de una enfermedad grave. Y agregó: "fuimos responsables del lanzamiento de la *segunda profesión* del señor Cousins".

Efectivamente, Norman Cousins logró ser aceptado dentro de la comunidad médica de la UCLA sin ser médico, al ser nombrado profesor en el Departamento de Ciencias Bioconductuales y Psiquiatría. Y poco tiempo después, a los 62 años, comenzó una carrera nueva, al mudarse con su familia a una casa en las afueras y al oeste de Los Ángeles, cerca de la universidad. Su extenso trabajo de investigación había comenzado de la mejor manera.

El cuarto episodio

Sucedió en 1980 a los 65 años: tuvo otro serio problema cardíaco. Nuevamente apeló a la risa, junto con la medicación, y a los dos meses estaba otra vez jugando al tenis. Él lo explica así: "En el período que siguió al ataque cardíaco, si caminaba una corta distancia en un aeropuerto, o cuando se me hacía tarde para una cita, solía quedarme sin aliento o sentir dolor en el pecho. Sin embargo, ese mismo día podía jugar al tenis sin experimentar molestia alguna. Resultaba obvio que el *estar entregado a una actividad placentera* tenía mucho que ver con la capacidad cardiaca".

Y en otros desempeños de nuestro organismo, agregamos nosotros. Esto se puede advertir fácilmente en los niños, cuando no van al colegio porque tienen fiebre. Si queremos que aprovechen el día en casa haciendo las tareas escolares, les subirá más la temperatura, en cambio si los autorizamos a jugar, no sólo les baja la fiebre sino que parecen estar totalmente recuperados. *Con los adultos es igual.*

¿El final o un comienzo?

En 1984, la "obsesión" de Cousins de que la facultad de medicina de la UCLA pudiera instituir un programa o departamento dedicado a estudiar la relación mente-cuerpo tuvo su materialización. La señora Joan B. Kroc, viuda del señor Ray A. Kroc, fundador y propietario de la cadena de restaurantes de comida rápida "Mc Donald's", citó a Cousins para financiar la idea y se formó el Grupo de Trabajo con eminentes médicos pertenecientes a varias especialidades que terminó con la creación de la cátedra de PNI.

¿Podemos dar un cierre a esta historia de vida? Vamos a intentarlo de la siguiente manera. Norman Cousins siguió investigando y escribiendo artículos y libros científicos. Recibió el único título honorario en medicina a alguien no médico, concedido por la Facultad de Medicina de la Universidad de Yale. Para ese entonces ya era autor de una docena de libros y de 31 años de editoriales sobre la carrera armamentista (firme defensor del desarme), y la contaminación ambiental; vicepresidente del "Comité para una Política

Nuclear Razonable"; un gran narrador y hacedor de chistes (sobre todo durante el Día de los Inocentes); un alegre bromista que alguna vez se autodefinió como un hombre que le gustaba "haraganear" y amante de los deportes.

Obtuvo los primeros resultados estadísticos, junto al psiquiatra Fawzy I. Fawzy, hechos sobre estudios con dos grupos de pacientes con melanomas malignos: el grupo de control, que no recibieron más que el tratamiento médico, quirúrgico y quimioterápico, y el grupo de investigación que recibieron, además, educación específica sobre la manera de enfrentarse anímicamente con una enfermedad grave.

Los pacientes que se liberaron de la depresión y la desesperación, que desarrollaron una férrea voluntad de vivir, y *participaron activamente* con sus médicos en el programa de recuperación, mostraron un significativo incremento en el número de células inmunocompetentes que combaten el cáncer (células leu-siete, interleuquinas-2, linfocitos K, interferones).

Pero lo más importante de la filosofía de vida de Cousins fue su comprensiva y personal relación con los pacientes, sostenida hasta los últimos años de su vida. Así lo expresaba: "Como muchos de los pacientes a quienes me piden que vea padecen enfermedades avanzadas y de alto riesgo, el resultado es que me veo enfrentado con derrotas recurrentes. Si no fuera por algunos casos que salen adelante a pesar de las abrumadoras desventajas, dudo que me fuera posible pasar al paciente que sigue... e intentar demostrarle que tiene en sí mismo una medida de control mayor de lo que supone... si uno quiere que lo que dice le suene creíble al próximo paciente, su propio sistema de creencias y confianza tiene que recuperarse de la pérdida más reciente".

Algo parecido --aunque no de tanta magnitud-- nos ocurre a nosotros en nuestra escuela, cuando transmitimos nuestro método y nos encontramos que debemos remontar casos de personas, enfermas o no, cuya incredulidad se transforma en una especie de muro con una "puerta" herméticamente cerrada: *¡una "cara de chupa-limón" insensible y no dispuesta a esbozar una mínima sonrisa!* Pero la recompensa viene cuando se reencuentran con su sonrisa y su risa perdidas. Para nosotros, el alivio y la sensación de "tarea cumplida" es inmediato.

Finalmente, el corazón de Norman Cousins le ganó la batalla con un ataque repentino. Falleció en noviembre de 1990 a los 75 años de edad de un síncope. Seguramente ya se habrá encontrado con Albert Schweitzer y con Johan Sebastian Bach. Tal vez, juntos, estén inspirando a nuevos músicos o a nuevos investigadores de la medicina humanística.

27. Mediciones de las respuestas

A esta altura de su lectura, habrá usted advertido que la risa, y el resto de las EP, provocan numerosas *respuestas psicofisiológicas* en nuestro organismo.

Esas respuestas han sido "medidas" de diversas maneras por investigadores de distintas disciplinas relacionadas con la salud mental y física. Tal vez las primeras mediciones hayan sido las acaecidas durante la colagenopatía de Cousins en 1964: la risa disminuye la sedimentación y calma los dolores provocando un relax que induce al sueño. Muy pronto comenzaron a aparecer datos muy precisos. La mayoría de estos datos provienen de otro libro, muy científico, del mismo Cousins (8).

Pero antes, veamos dos informes, de distintas épocas, ambos conclusiones de variados estudios presentados en sendos congresos. El primero fue publicado en 1989, en JAMA (*Journal of the American Medical Association*) y corresponde a un grupo de investigadores médicos suecos: "Un programa de terapia por el humor puede mejorar la calidad de vida de los pacientes con problemas crónicos, para quienes la risa tiene como efecto inmediato aliviarles los síntomas".

El segundo, más reciente, pertenece a un encuentro realizado en Toronto, Canadá, en 1996, del cual participaron la importante cantidad de unos 15.000 psicólogos. Allí se destacaron algunos estudios contundentes presentados por la APA (Asociación Norteamericana de Psicología): "Nos acercamos a la evidencia de que la risa, la música, el ejercicio y ciertas imágenes contribuyen a la relajación, y ésta tiene una traducción fisiológica: es una *herramienta* para que los pacientes entiendan que pueden *ayudarse a sí mismos* en un sentido preventivo y terapéutico".

En 1969, antes de que Norman Cousins publicara su propia experiencia, el doctor James R. Averill (Universidad de California, Berkeley), dividió a 54 alumnos en tres grupos: un grupo de "tristeza" (al que se le pasó una película sobre John F. Kennedy); un grupo de "risa" (al que se le pasó una película muda de Mack Sennett); y un grupo de "control" (al que se le pasó un documental neutro). Mientras los estudiantes veían las películas, se los sometió a mediciones de la presión sanguínea, el ritmo cardíaco, la temperatura de la cara y de los dedos, el volumen del pulso de los dedos, la resistencia de la piel y la respiración. De esta manera se pudieron advertir los *cambios fisiológicos* producidos por las emociones: la tristeza en la presión sanguínea, la risa en la respiración, en el ritmo cardíaco y en la temperatura corporal, etc.

En 1983, los doctores Rod A. Martín y Herbert M. Lefcourt (Universidad de Ontario, Canadá), sometieron a 56 estudiantes a cuatro pruebas diseñadas para medir la capacidad de disfrutar del humor en diversas circunstancias. Tres de las pruebas demostraron que los que más valoraban el humor eran también los más capaces de hacer frente a tensiones y a problemas personales graves.

En 1985, la doctora y psicóloga Alice M. Isen (Universidad Cornell), aportó pruebas sobre el incremento de la creatividad y de la flexibilidad del razonamiento para resolver tareas complicadas *después de reír* con una película humorística. Además el grupo mostraba un *lenguaje* más colorido y pintoresco.

También en l985, la doctora Kathlen Dillon (Western New England College), midió la concentración de *Inmunoglobulina A Salival*, en 10 estudiantes de medicina después de ver un video humorístico y otro documental, ambos de treinta minutos. Hubo casi una *triplicación* de la concentración después del video humorístico, en tanto que no se alteró después de ver el documental.

Durante 1987, los doctores Rosemary y Dennis Cogan, de la Universidad Tecnológica de Texas en Lubbock, probaron que la risa ayuda a reducir la *sensibilidad a la incomodidad*, en este caso por la presión producida en el brazo por la cincha del esfigmomanómetro. Esta prueba fue muy importante ya que se compararon las respuestas de la risa con las de una técnica de relajación. Los pacientes sujetos a experimentación podían soportar mejor el nivel más alto de presión después de haberse reído que después de haberse relajado.

La risa empieza a ser equiparada a una forma de ejercicio físico. En 1987 el doctor William Fry (Facultad de Medicina de Stanford, uno de los más conspicuos investigadores sobre la risa), aseguraba que 20 segundos de risa pueden duplicar la rapidez del pulso en ese período y esto equivale a tres minutos del ejercicio de remar.

Desde otro aspecto, investigadores de la Universidad de Leiden, Holanda, opinan que la risa provoca una debilidad muscular muy notoria, agregándose de esta manera, a la lista de emociones fuertes y repentinas que provocan debilidad muscular y que afecta, según sus estudios, a un 15% de los seres humanos, y que en algunos puede provocar *cataplejía.*

Respecto de patologías *cardíacas*, según un estudio realizado por el Dr. Michael Miller, investigador líder y director de cardiología preventiva del Centro Médico de la Universidad de Maryland, la risa parece provocar que el tejido que forma la pared interior de los vasos sanguíneos, el endotelio, se dilate o expanda para incrementar el flujo de la sangre. El endotelio se encuentra en primera línea en lo referente al desarrollo de aterosclerosis o endurecimiento de las arterias. En el estudio participaron 20 individuos no fumadores con buen estado de salud y divididos de forma paritaria entre hombres y mujeres, con una media de edad de 33 años. Los participantes tenían niveles normales de presión sanguínea, colesterol y glucosa. A cada voluntario se le mostró parte de dos películas situadas en los extremos del espectro emocional.

El flujo de la arteria braquial se redujo en 14 de los 20 voluntarios después de los fragmentos de película que causaban tensión nerviosa. En contraste, la relajación de los vasos sanguíneos o vasodilatación beneficiosa incrementó en 19 de los 20 voluntarios después de ver la película que producía risa. En total, la media de incremento del flujo sanguíneo fue de un 22 por ciento durante la risa y su disminución de un 35 por ciento durante la tensión nerviosa.

También es posible que la tensión nerviosa lleve a la liberación de hormonas del estrés, como el *cortisol*, que podrían a su vez reducir la liberación de *óxido nítrico* (no confundir con el óxido nitroso, el gas de la risa) de las células endoteliales. Esto, a su vez, podría causar la constricción del vaso sanguíneo.

Por el otro lado, la hipótesis es que al liberar la risa *beta-endorfinas* y habiéndose demostrado la presencia de receptores *mu-3* para las endorfinas a nivel endotelial, esto aumentaría la liberación de óxido nítrico. Algunos han planteado la hipótesis de que esta mayor liberación de óxido nítrico tendría efecto antiinflamatorio crónico, inhibiendo la adhesión leucocitaria y disminuyendo la agregación plaquetaria a través de la vía del cGMP (guanosin monofosfato cíclico, para el buen funcionamiento del cuerpo).

El hallazgo más reiterado es que el bienestar y los afectos positivos contribuyen a una recuperación cardiovascular acelerada luego de situaciones de estrés o estados emocionales negativos y la disminución de los niveles de cortisol plasmático y en saliva.

Esto mejoraría el funcionamiento del sistema inmune, con aumento de los niveles de anticuerpos. En una experiencia notable, un autor evaluó durante tres semanas la presencia y la duración de los afectos positivos en

334 voluntarios sanos. Luego, les inoculó un rinovirus. Los que fueron clasificados en esas tres semanas como de mayor "estilo emocional positivo" tuvieron una incidencia tres veces menor de infección respiratoria alta.

El bienestar afectivo se asoció en ambos sexos con niveles menores de triglicéridos plasmáticos y mejor capacidad respiratoria. En varones se asoció con un perímetro de cintura menor y niveles mayores de testosterona. En mujeres se observó una concentración menor de proteína C reactiva y fibrinógeno y niveles mayores de colesterol HDL. Varios de estos factores se asocian con una reducción del riesgo de enfermedad vascular.

En el llamado *"Estudio Women's Health Initiative"* (2009), se incluyeron 97.253 mujeres sin patología cardiovascular ni neoplasias, que fueron seguidas por 8 años como parte de diferentes intervenciones de tipo alimentarias (dieta hipograsa) o farmacológicas (estrogenoterapia posmenopáusica). Evaluaron la visión optimista (expectativas positivas) a través del cuestionario *Life Orientation Test*, y como aspectos negativos, hostilidad y cinismo, con el cuestionario *Cook Medley*. Observaron en el cuartil más optimista en comparación con el más pesimista, 9% menos de enfermedad coronaria, 30% menos de mortalidad por coronariopatía y 14% menos de mortalidad total.

Hallazgos similares se observaron en el estudio llamado *"Whitehall II"* (2011) en 7.942 participantes. Las dos dimensiones estudiadas, el *optimismo* y la *vitalidad emocional*. Comparados con el grupo de menor puntaje, los de mayor puntaje de emociones positivas tuvieron el 26% menos de incidencia evolutiva de enfermedad coronaria en un seguimiento a 5 años.

En cuanto a la risa y sus resultados en la demencia, existen las prácticas del terapeuta australiano Jean-Paul Bell quien era originalmente un "payamédico" que trabajaba con niños enfermos, pero ahora hace reír a los ancianos a través de un programa llamado "Play-Up". También fue el terapeuta central de un estudio llamado "Smile", realizado en Sidney sobre el impacto de la terapia del humor sobre el estado de ánimo, la agitación, los problemas conductuales y las relaciones sociales en pacientes con demencia.

Además de verse más contentos, los pacientes con demencia involucrados en el estudio parecían estar un 20 por ciento menos agitados, dijo la investigadora Lee-Fay Low, de la Escuela de Psiquiatría de la University of New South Wales. "Un 20 por ciento suena como un efecto pequeño pero es casi la misma cantidad y el mismo efecto que se obtendría si se les da medicación antipsicótica, medicación que se usaría para tratar la esquizofrenia y el trastorno bipolar", explicó Low.

Finalmente, se comprueba que la risa puede favorecer al sistema inmunitario. Los primeros estudios, durante 1988, corresponden al doctor Lee S. Berk (Universidad de Loma Linda, California). Comprobó que aun la *expectativa* de algo que hará reír, como el solo hecho de *anticipar* un suceso divertido y feliz, puede provocar un incremento significativo en la *blastogénesis* (células inmunocompetentes) y disminuir el grado de estrés. Se anticipó a un grupo de control de 16 hombres que serían sometidos en una semana a ciertas pruebas, pero solo a tres de ellos se les dijo que las pruebas consistían en ver películas y filmaciones muy cómicas. En estas personas las concentraciones de cortisol disminuyeron en un 39 %; la adrenalina disminuyó un 70 %, mientras que las concentraciones de endorfinas aumentaron un 27 % y las de la hormona del crecimiento subieron 87 %. Dijo Berk: "Uno piensa durante todo el día sobre la circunstancia que lo hará divertir, por lo que experimenta un cambio en la biología aún antes de que dicha circunstancia se produzca. La anticipación es la mitad, o dos tercios, de la diversión".

En cuanto al *cortisol,* se afirma que es una hormona que tiene una capacidad inmunodepresora (nos disminuye las defensas) y que se libera en cantidades en las situaciones de estrés (concretamente la denominada *17-hidroxicorticoesteroide);* conforme estudios realizados en la Universidad de Zurich (Suiza), afecta también a la *memoria*, sobre todo ante la exigencia en los exámenes.

Además, la liberación de endorfinas aumenta el DHEA, por lo cual cortisol bajo y DHEA alto, retarda nada menos que el proceso de **envejecimiento**. No obstante, hay quienes sostienen que la risa *aumenta* el cortisol y que esto es bueno porque es nuestro antiinflamatorio natural. Optamos por la postura del párrafo anterior, con la salvedad de que dependerá de las circunstancias por las que atraviesa la persona para considerar si la liberación de cortisol es favorable o no.

Ya hemos visto lo que provoca con la *IgA Salival* y con los *Interferones*. Piense: "La única *droga natural* que nos da Dios es la **risa**".

28. Un seguro de vida reconocido

La palabra "hospital" deriva de "hospitalidad"; y, para beneficio de los pacientes como del personal, el hospital debe ser un lugar muy "hospitalario". Pero casi todos nosotros, de alguna manera, hemos estado en el interior de los hospitales, y sabemos que la realidad es otra. Por momentos lo sentimos o lo vivimos como un lugar "inhóspito". Esto es fácil advertirlo por quienes estuvimos trabajando en hospitales públicos y también para los que simplemente estuvieron internados o cuidando familiares. Y hay situaciones y tratos que se repiten en clínicas privadas, aún con el respaldo de poderosas coberturas médicas.

Otra vez recurrimos al relato de Cousins (7), refiriéndose a su propia experiencia, y que aún --al menos en nuestro país-- conservan rigurosa actualidad: "Cada día me convencía más de que el hospital no era el mejor lugar para una persona que está gravemente enferma. Para la mayoría de las personas, el hospital significa una procesión de rostros diferentes (e *indiferentes* --agregamos nosotros--)... allí la vida significa falta de continuidad, cuidados parciales y una protección muy poco adecuada contra las sorpresas. La gente va y viene, y uno tiene que arreglárselas como pueda; la cuestión principal sobre los hospitales (o sobre los doctores, lo que viene a ser lo mismo) es saber si inspiran al paciente la confianza de que se halla en el lugar correcto; saber si le permiten tener confianza en aquellas personas que tratan de curarle; en suma, saber si se espera que pase algo bueno".

Otra circunstancia que hacía notar Cousins era que cuando estaba profundamente dormido lo despertaban para ¡administrarle una píldora para dormir!

Un pionero, no solo en postular sino en llevar a la práctica el cambio de la atención hospitalaria y la relación médico-paciente, fue el entonces estudiante de medicina Doherty Hunter "Patch" Adams, a principios de la década de 1970. Su ficha personal en la Escuela Médica de Virginia, incluía la crítica de "comportarse con excesiva felicidad". Adams --hoy famoso por la película homónima y biográfica (*"Patch Adams",* con el actor Robin Williams)-- quería ser payaso, pero también quería ser médico. Combinando extremos aparentemente tan opuestos de su personalidad, se convirtió en ambos. Igualmente él mismo se encargó de aclarar que es un "payaso-médico" y no un "médico payaso".

Propone curar a los pacientes tratando de descubrir qué es lo que los hace "vibrar": "¿Qué te gusta? ¿Qué quieres? ¿Qué te apasiona?" Al cumplir sus fantasías o deseos, o al eliminar sus temores --a través del humor para conseguir una sonrisa, una carcajada, una conexión espiritual, o un simple momento de bienestar-- puede verse elevada su voluntad de recuperarse.

Dice Adams (que también estuvo internado en un instituto mental con un cuadro depresivo): "Siempre me pareció extraño y desafortunado que las personas no tengan problemas para mostrar su enojo y mal humor, pero se repriman cuando se trata de demostrar *emociones positivas*. Todos sabemos cuán importante es el amor, sin embargo ¿cuán a menudo lo sentimos o demostramos de verdad? ¿Por qué tantas personas que en este mundo sufren de soledad, aburrimiento y temor, no se pueden curar con una píldora?" Y agrega: "ninguna escuela enseña que el amor es lo más importante en la vida y ninguna universidad, en especial de medicina, enseña que la compasión es lo fundamental".

Para poder llevar adelante sus métodos no convencionales y sorpresas alocadas para aliviar la ansiedad de sus pacientes y reforzar su curación, creó el "Gesundheit Institute" (C*entro del Buen Ánimo*, en Arlington, cercano a Washington, USA) dedicado a un enfoque más personalizado de la medicina, una especie de clínica de régimen libre, donde cada paciente encuentra no solamente un médico, sino un amigo. El lema del personal del Instituto consiste en ser "alegre, divertido, encantador, cooperativo y creativo" con los pacientes. Hoy más que el "doctor de la risa", es el "doctor del amor", empeñado en modificar los criterios de atención hospitalaria, especialmente desde la mentalidad del profesional médico.

Una de sus iniciativas que más adhesiones ha tenido es la llamada *House Call*, y es, básicamente, el retorno al tradicional "médico de cabecera" o "médico de familia". Interesa destacar que en Argentina se cursa como una especialidad médica.

Patch Adams no cobra honorarios médicos, depende totalmente de donaciones voluntarias. Tampoco tiene contratada ninguna póliza de seguro médico por negligencia profesional. Tal vez ése sea el motivo por lo que le fue dificultoso el camino para reunir fondos para terminar y mantener su instituto, lo cual lo motivó a hacer pública su historia y venderla a la industria cinematográfica.

"El tratamiento de la enfermedad --sentencia Cousins-- debe ser como un traje a medida adecuado a cada paciente". Aseguraba que en la responsabilidad de crear humor en una situación de enfermedad, una buena parte radica en el paciente mismo. Cuenta que: "La enfermera se presentó a recoger una muestra de orina en el momento que estaba desayunando. Cuando no me veía, tomé mi jugo de manzana, lo eché en la botella y se lo entregué. Ella lo miró y dijo: *Hoy está un poco turbio, ¿no?*, por lo que quitándole la botella me lo bebí todo y le respondí: *¡Vaya, tiene razón! ¡Tendré que hacer de nuevo!*".

Esto es extensivo muy especialmente para las enfermeras y/o enfermeros, ya que en el ejercicio de su profesión, deben ser capaces de ejercitar su optimismo directa e indirectamente (consigo y con otros) para hacer recuperar el humor a los pacientes, disminuir su nivel de ansiedad que tanto tiene que ver con la falta de flexibilidad y el pesimismo, propios de la enfermedad, tan ligada a la debilidad y a la tristeza, y enseñar al paciente técnicas especificas para el autocontrol, que debió haber aprendido en su carrera, además que debe emplearlo también personalmente. A veces dicho comportamiento tiene que ver mas con la maña o pericia, con una especie de "actuación" donde ha de "jugar el papel" consciente, adoptando actitudes que rompen barreras en las relaciones y que a su vez estimulan las mismas.

A través de esta proyección debe alentarlos a practicar la distensión ya sea mediante la risa, o mediante ejercicios organizados de respiración, relajación, yoga, meditación etc.; o a través de lecturas de evasión, cine o escuchar música, en resumen, propiciar lo más agradable para cada uno. La enfermera Karyn Buxman, en un intento por alcanzar reconocimiento internacional para el humor como poderoso complemento curativo de la ciencia médica, cofundó en 1991 el *"Journal of Nursing Jacularity"*. Se popularizó la frase: **"La enfermera que ríe, soporta"**. Y más recientemente lo logró al asociarse con Steve Wilson y darle forma a una institución denominada *"Viaje de la Risa por el Mundo",* a través de la cual están impartiendo enseñanzas sobre "técnicas de la risa", formando "líderes en la risa" y creando los "Clubes de la Risa", en estos momentos expandidos por numerosos países del mundo, y prácticamente en todo Estados Unidos.

Institucionalizando

Poco a poco, fueron apareciendo nuevas instalaciones dentro de las mismas clínicas y hospitales, donde se tiene en cuenta el *humor* y la *creatividad.*

Uno de los primeros en responder fue el Hospital St. Joseph's de Houston, Texas. Allí se remodeló la planta de enfermos de cáncer para incluir en ella una gran habitación provista de sillones, equipo de audio y video, biblioteca y un rincón para exposiciones, a la que se llamó la "Sala de Estar". Pronto lo siguieron otros, que la llamaron "Salón de la Vida" y "Sala de la Risa". En algunos lugares, se reúnen todos los pacientes para contar chistes, hacer representaciones teatrales, bailar y leer sobre este nuevo tipo de enfoque terapéutico.

En otros lugares tienen "obligación" de asistir todos los internados (aún los terminales) durante dos horas diarias y pueden invitar a los amigos y familiares, con una condición (especialmente para los familiares): si asisten, deben "plegarse a la fiesta". Esto es importante porque, muchas veces, cuando aparece un enfermo grave en la familia, está peor el familiar que el enfermo y eso lo afecta mucho al paciente.

Finalmente, hace su aparición un servicio no lucrativo llamado *"Humor RX"* (receta: humor), establecido por la señora Bea Ammindown Miller (sobreviviente de un durísimo accidente automovilístico). Se trata del "carrito de la risa", que sirve para transportar toda clase de material humorístico (revistas de historietas, libros de chistes, música alegre, videos cómicos, etc.) y se puede introducir directamente en las habitaciones de los pacientes, como una especie de ¡surtido de platillos y exquisiteces de... **risa**! Este sistema se ha repetido en muchos países del mundo.

En 1986, Michael "Dr. Stubs" Christensen, hizo realidad un fantástico sueño al fundar el "Big Apple Circus Clown Care Unit", en Nueva York; logrando en cinco años disponer de una red de *payasos* en hospitales urbanos, convirtiéndose en el mayor *programa hospitalario de payasos* del mundo. Iniciativa que han seguido muchas personas de diversos países, en hospitales, sobre todo los destinados a la atención de niños. Tenemos conocimiento del programa "Doctores de la Alegría" o "Los Médicos de la Risa", una organización de artes teatrales reconocida en todo Brasil y dedicada a llevar la risa dos veces a la semana a los niños hospitalizados.

En Amsterdam, alrededor de los 90, comenzó el trabajo del doctor Dylan Sutorius, en su "The Centre in Favor of Laughter", dando nacimiento a una red cada vez más extensa de proyectos de salud profesional a nivel *europeo* comprometidos con la **medicina de la risa**, entre los que figura una de las primeras Clínicas de la Risa y el Estrés, dirigida por Robert Holden desde 1991, en la West Birmingham Health Authority, en Inglaterra.

En 1993 nace la asociación *"Payasos sin Fronteras",* una ONG con sede en Barcelona, España, a consecuencia de una necesidad manifestada por un grupo de educadores que desarrollaban un programa de educación para la paz en escuelas de Cataluña. Su primera actividad fue la visita del artista Tortell Poltrona a un campo de refugiados de Croacia, en febrero de ese año. El principal objetivo de Payasos sin Fronteras es la mejora de la situación psicológica de las poblaciones, sobre todo los niños, en situaciones de crisis. Para eso realizan actividades artísticas y socio-educativas que incluyen espectáculos de títeres, payasos y malabaristas, y talleres para los niños. Pero además se ocupan de la formación de docentes y "monitores" (facilitadotes) en el lugar, que puedan continuar la tarea.

Las otras necesidades (ropa, alimentos, etc.) generalmente son provistas por otras organizaciones que viajan con ellos. "Además de ser una forma de resistencia, la risa es un importante disparador de energía: libera endorfinas que ayudan a la recuperación de los pacientes en casos extremos y fomenta valores constructivos y creativos como la tolerancia, la diversidad, la participación comunitaria y la paz", aseguran sus integrantes.

Bajo el lema "Reír para vivir", Payasos sin Fronteras está realizando una campaña para que la UNESCO declare a la risa Patrimonio de la Humanidad. "La risa está a punto de desaparecer en muchos lugares del mundo --dicen en una declaración--. Pedimos a la UNESCO que la risa sea considerada patrimonio de la Humanidad y por lo tanto no sólo fomentada y propiciada sino protegida, y que todos los gobiernos pongan al alcance de los pueblos las condiciones de vida que hacen posible la risa cotidiana y necesaria".

En Argentina, en 1998, diversos artistas dieron forma a "Clowns para el Mundo" (C.P.E.M.), otra ONG sin fines de lucro que lleva la risa a barrios de emergencia, comedores populares, hospitales, pueblos rurales, chicos de la calle y comunidades indígenas de Argentina y países limítrofes. "Nuestro objetivo es que la risa sea parte de la canasta familiar y llegue a los que no la tienen, igual que el pan y la leche", afirman.

También en la Argentina, en el año 2003, nacieron los llamados "Payamédicos", una Asociación Civil sin fines de lucro creada por el médico y actor José Pellucchi y la Lic. Andrea Romero. Basándose en los criterios de Patch Adams, su misión es contribuir a la salud emocional del paciente hospitalizado y para tal fin emplean recursos psicológicos y artísticos vinculados con juegos, música, teatro, técnica de payasos (clown), magia y el arte humorístico en general.

El grupo está coordinado y supervisado por médicos y psicólogos con amplia experiencia en niños y adultos internados por diversas patologías. Si bien hay en el grupo personas vinculadas a la actividad médica, el objetivo es que no participen médicos únicamente, sino también interesados en general y así es como se ponen sobrenombres divertidos y relacionados con la actividad y/o nomenclatura médica: Fresia Analgesia, Panoma Ribosoma, Rebequina Quina Rianodina, Fantina Glicina, Timotea Timosina, etc.

Trabajan al lado de la cama del paciente, previo consentimiento para su intervención, nunca actúan por imposición. Están preparados para garantizar el respeto y la confidencialidad que requiere el medio sanitario y el hospitalario en particular. Actualmente se han expandido mucho.

El médico argentino Carlos Alberto Yelin, opina de los Payamédicos que "cambiando el gesto adusto de los niños internados en las salas de oncología pediátrica, por una tímida carcajada, pensamos en todo el beneficio que la risa puede traer al agobio de la enfermedad. La tarea de ese magnífico grupo de gente que apuesta a la alegría para enfrentar el dolor, es algo así como un recurso especial en circunstancias excepcionales. No nos olvidemos que la enorme mayoría de los internados en salas de pediatría son pequeños que también sufren la incertidumbre de no entender lo que les pasa y observan con aprensión cuando un guardapolvo blanco se acerca a examinarlos o a extraerles sangre".

Dice Pellucchi: "La institución hospitalaria reprime o por lo menos, no facilita la descarga. Los médicos, enfermeras e incluso familiares, quizá desde su propia angustia, bloquean el llanto o gritos de los niños. En el adulto sucede algo parecido: muchos profesionales se molestan cuando el paciente grita o maldice ante el dolor o por el tedio de una internación prolongada. Payamédicos favorece la catarsis poniendo en juego la risa o la descarga motora desde el juego".

Por iniciativa de una ejecutiva de televisión, Sherrey Dunay Hilber, fueron convocados a fines del 2000, descendientes (hijos y nietos) de famosos cómicos del cine, concretamente de Charles Chaplin, Lou Costello, Harpo Marx y Buster Keaton, a través de científicos y médicos del Hospital de Niños Mattel, del Jonson Cancer Center y del Hospital Neuropsiquiátrico de la U.C.L.A, para que se adhieran al proyecto de estudiar las reacciones emocionales y biológicas de la risa en **niños** de 7 a 17 años, para lo cual se les exhibirán películas de estos cómicos y dibujitos animados. Sostienen que la risa y el humor son "económicos" y accesibles de implementar.

A mediados del 2000, en Berlín, el productor cinematográfico Thomas Draeger, decidió grabar carcajadas como el primer coro de risas del mundo con fondo musical, y darle forma con fines terapéuticos. Así lo explicó: "Alemania es un país muy serio, que no se destaca precisamente por su sentido del humor y no es fácil encontrar aquí gente que ría a gusto". De esta manera, y poco a poco, se va introduciendo la ahora llamada "risaterapia".

La risa favorece seriamente a la salud

Ya se están aceptando las variadas e importantes *respuestas* benéficas de nuestro organismo ante la risa. Aquí enumeramos los **34 beneficios** que hemos recopilado nosotros:

- ☺ La risa estimula eléctricamente a la glándula *pituitaria.*
- ☺ Provoca la liberación de *endorfinas;*
- ☺ Produce fibrilaciones desde el músculo *cigomático mayor* hacia el timo, estimulándolo;
- ☺ Aumenta la concentración de *inmunoglobulina A salival*;
- ☺ Provoca el incremento de *interferones*;
- ☺ Aumenta la *blastogénesis*;
- ☺ Regulariza la presencia de *cortisol* en sangre;
- ☺ Fortalece el músculo *cardíaco*;
- ☺ Aumenta la rapidez del *pulso*, incrementando la circulación sanguínea (de 70-90 ml. por minuto asciende a 40-210 ml.), consiguiendo limpiar las paredes arteriales;
- ☺ El mayor riego sanguíneo relaja los músculos lisos de las arterias, reduciendo la *presión* arterial;
- ☺ Disminuye la presencia de *adrenalina* en sangre, evitando los riesgos de aumento de la *presión* sanguínea;
- ☺ Alivia los vasos sanguíneos cerebrales congestionados por los HMN, reduciendo el riesgo de ACV (accidentes cerebro-vasculares);
- ☺ Ayuda a disminuir el *colesterol* y la *glucosa* en sangre;
- ☺ Contribuye al descenso de la *sedimentación* en sangre;
- ☺ Facilita la liberación de *lipoproteínas* en sangre, útil para la defensa de enfermedades vasculares;
- ☺ Ayuda a la concentración de *colágeno* en todo el organismo;
- ☺ Facilita la reducción de los procesos *inflamatorios;*
- ☺ Provoca la relajación del *tono muscular*, con lo cual se alivian los dolores;
- ☺ Reduce la sensibilidad a la *incomodidad*;
- ☺ Aumenta las contracciones del músculo *diafragmático*;
- ☺ Triplica las12 *respiraciones* por minuto habituales, llegando el aire hasta zonas recónditas de los pulmones. Este incremento en la frecuencia y en la intensidad respiratoria provoca el movimiento de 12 litros de aire por minuto cuando lo normal es 1-6 litros;

- ☺ Facilita el proceso *digestivo*;
- ☺ Ayuda a corregir el *estreñimiento;*
- ☺ Induce a un mejor *dormir*;
- ☺ Colabora en la disminución de las *arrugas* del rostro;
- ☺ Predispone a una mayor *creatividad*;
- ☺ Incrementa la *energía vital* mediante la *estimulación nerviosa*;
- ☺ Permite alejarse de las *preocupaciones,* disminuyendo los riesgos del estrés negativo (diestrés);
- ☺ Provoca una *relajación activa* (relaja y energiza al mismo tiempo);
- ☺ Ayuda a revertir los procesos *depresivos*;
- ☺ Facilita la relación con nuestro *subconsciente*: al sonreír y reír le estamos "diciendo" que *todo está bien* y lo predisponemos a nuestro favor;
- ☺ Produce un freno contra la agresividad de terceros;
- ☺ Mejora las relaciones con nuestro *entorno* cotidiano;
- ☺ *¡Disminuye las cuentas del médico! (Mark Twain).*

En algunos lugares se adoptó un distintivo que dice: "¡Cuidado! La risa es *peligrosa... para la enfermedad*".

¡Que maravilla! La risa es el mejor y más económico *seguro de vida* existente en plaza.

29. ¿Humor en la anamnesis?

Se le llama "anamnesis" (también "historia clínica") a la *ficha* con los datos del paciente, más toda la información que pueda recabar el profesional con sus preguntas. Pero esas preguntas no incluyen aspectos sobre qué *humor* tiene el paciente: ¿es malhumorado o bienhumorado?

Por lo que usted vio en la primera parte, estará ahora en condiciones de apreciar la importancia del humor para que se instalen o se rechacen en nuestra psiquis, los HMN o las EP. Y eso se traslada luego a la evolución de la enfermedad. Los HMN ayudan al agravamiento del proceso; las EP contribuyen a la remisión de la patología.

Como lo hace notar Raymond A.Moody (49), no existe, al menos de manera habitual, un formulario sanitario con un espacio para comprobar si el sentido humorístico del paciente parece o no normal, y es importante conocerlo.

En 1987 en la Asociación Norteamericana de Jubilados, Kaye Ann Herth, una enfermera de Tulsa, Oklahoma, hace una "historia clínica en broma" de sus pacientes para verificar sus gustos en cuanto al humor, y se sirve de esa información para prepararles "recetas" para reírse, *hechas a la medida* del gusto del paciente. Esto último es obvio, ya que no todos reaccionamos igual ante algo humorístico. Lo que para algunos es motivo de carcajadas, para otros puede resultar insulso, molesto y hasta ofensivo.

Nosotros, en los talleres, cursos y otras actividades de nuestra escuela, empleamos un **cuestionario**, a completar por los alumnos, con una serie de preguntas que nos brindan un panorama bastante completo sobre el sentido del humor y la actitud risueña de la persona, de su familia (pasada --sus padres-- y actual), de su entorno laboral y/o profesional.

Importa que los médicos incorporen el manejo del humor en su relación con el paciente. Existen muchos médicos para los cuales la "solemnidad profesional" cubre por completo cualquier otra faceta de su personalidad, principalmente la humorística o la risueña (si es que la tienen). En 1977, el doctor Joel Goodman fundó en Saratoga Springs (Nueva York), *"The Humor Project",* la primera organización mundial dedicada a la aplicación del poder positivo del humor y la risa. Dice Goodman: "Animamos a los profesionales de la medicina a que sonrían y a que rían, no a que intenten hacer reír a sus pacientes".

Al respecto, y en un todo de acuerdo con Moody, el tipo de "terapia humorística" más valiosa es aquella que no consiste en contarle chistes al paciente para hacerle reír (aunque no está de más), sino en ayudarle a que adopte una *actitud más optimista y positiva ante su enfermedad* y, en última instancia, una *actitud humorística ante la vida.*

Por otra parte, la profesión médica es uno de los temas más frecuentes de los chistes orales y gráficos. "Quizás debiéramos prestar más atención --concluye Moody-- a lo que los chistes nos dicen acerca de cómo nos ven los demás a nosotros los médicos".

☺ Así decía un cartel en la sala de espera de un consultorio médico:
"Se ruega a los señores pacientes no intercambiarse síntomas, pues confunden al doctor".

☺ Le comenta el médico a su paciente:

-- Señor López, tengo sus estudios. Vivirá usted hasta los 70 años.
-- ¡Pero, doctor, ya tengo setenta años!
-- ¿Y que le acabo de decir, López?... que le acabo de decir…

☺ -- ¿Por qué llevan un barbijo o mascarilla los cirujanos durante las operaciones?
-- Para que nadie sepa quien fué el que cometió el error.

☺ -- ¿Qué vió en mis análisis, doctor?
-- Creemos que tiene usted el *"mal de Wilkinson"*.
-- ¿Y eso que es?
-- No tenemos ni la menor idea, señor Wilkinson.

☺ -- Doctor, cuando un paciente tiene agua en las rodillas, padece gota y cataratas, ¿qué hace usted?
-- Lo derivo a un plomero.

Bueno, en la segunda parte de este libro nos introducimos de lleno en el insólito mundo de la sonrisa y de la risa. No obstante, creemos que hasta acá ha visto usted muchos fundamentos sobre el poder curativo de la risa. Ya habrá empezado a darse cuenta también que no hace falta ningún motivo especial para reír. *Simplemente hay que hacerlo*.

Entonces, vuelva a intentar la risa, la carcajada. A ver si ahora le sale mejor. Si le ayuda, piense en algún momento en que rió mucho.
Déjese ir... Aunque al principio le parezca muy artificial.

Ría. Vamos. **Ría**. Gracias.

SEGUNDA PARTE

LA RISA ES COSA SERIA

5

LA MAGIA DE LA SONRISA

Un día sin una sonrisa
es un día perdido.
CHARLES CHAPLIN

30. ¿Cómo nace y crece la sonrisa?

Algunos sostienen que la sonrisa, e incluso la risa, son acciones esencialmente *espirituales*. La sonrisa como respuesta suele desarrollarse dentro de las primeras cinco semanas de vida extrauterina. No quedan dudas que nacemos con la "sonrisa puesta". Y cada generación parece acelerar el proceso. Cuando estudiamos en la facultad de medicina, leíamos que la sonrisa aparecía después del primer mes de vida. Hoy observamos en las nurseries de clínicas y hospitales que, aproximadamente a las treinta y seis horas de nacido, un bebé ya sonríe (la misma aceleración ocurre con la acción de abrir los ojos y erguir la cabecita), y alguien dijo que lo hace por imitación, porque tempranamente reconoce la sonrisa de la mamá.

Sin embargo, estudios más recientes han confirmado que un niño nacido ciego también sonríe aproximadamente en el mismo tiempo. Por supuesto que los niños sordos también sonríen. Y los mudos. Todos los niños de todas las razas y culturas sonríen.

Ha dicho el argentino Leo Buscaglia: "La mayoría de nosotros hemos tenido a alguien tratando de sacarnos una sonrisa poco tiempo después de llegados a este mundo. Todas las caras contorsionadas y sonidos de los más variados, dirigidos a nuestras cunas, han sido las primeras impresiones cómicas de nuestras vidas. Y, aunque no lo recordemos, la primera vez que nuestras caras esbozaron una sonrisa y luego una franca risa, ha sido un gran momento para todos los que lo presenciaron". Virgilio exclama en su Égloga cuarta: "¡Niño, comienza a reconocer a tu madre por su sonrisa!"

La mayoría de las teorías sobre la sonrisa aceptan que al principio, sonreír constituye un comportamiento *físico* que, poco a poco, evoluciona hasta convertirse en una conducta emocional, mental y hasta espiritual.

Otros sostienen que la sonrisa nace de movimientos musculares faciales *casuales* y que evoluciona a partir de movimientos de los labios y de la boca debidos al *amamantamiento.*

Para algunos se desarrolla como una contrapartida natural del *llanto* (en el parto tradicional se nos "pega" para que lloremos). Para otros, deriva de un *reflejo* o *respuesta de placer* a las caricias y cosquilleos en los labios, las mejillas y la barbilla, es decir, alrededor de los músculos que intervienen en la sonrisa. Hay quienes sostienen que su origen reside en el esfuerzo y posterior placer del proceso de *deposición.*

La sonrisa constituye el primer lenguaje del pequeño. ¿Y cómo crece? Una vez vivenciada, el niño se pasa el tiempo *jugando* a sonreír, sobre todo si se le *estimula* a hacerlo. Descubre que sonreír es divertido y algo a lo que los "más grandes" les gusta responder.

La risa, en cambio, demora un poco más en aparecer. Los primeros signos visibles suelen producirse entre la cuarta y décima semana de vida, y queda "establecida" aproximadamente a partir del tercer mes. Los antiguos griegos hablaban de que nunca aparecía antes de los cuarenta días. Laurent Joubert (35) intenta demostrar que es a causa de que los músculos aún no tienen la fuerza y la complexión suficientes como para generar una carcajada. Algunos afirman que la risa es una evolución de la sonrisa, mientras que para otros son dos comportamientos *independientes.*

Para nosotros la sonrisa es la hija de la risa y la nieta de la carcajada.

Sin duda hay una relación íntima entre ambas manifestaciones, la risa a menudo comienza en sonrisas, pero también es evidente que no todas las sonrisas desencadenan risas. Lo más frecuente es que la risa termine en sonrisas, y esto ocurre porque perdura la satisfacción producida por la risa.

Por lo pronto sepa que para quienes hace mucho tiempo que no ríen, creen que conservan al menos la sonrisa. Y esto no es así. La sonrisa también se borra del rostro y es menos perceptible para la persona que la falta de risa. Así lo vivenciamos nosotros, en nuestra escuela de automejoramiento. Pero parece ser un fenómeno mundial de los últimos años (ver n° 39). Lo que ocurre es que a la sonrisa se la identifica por el *gesto*, en cambio a la risa fundamentalmente por el *sonido.*

En latín no se conservan dos palabras diferenciadas como en griego o hebreo, aunque obviamente sí las diferentes significaciones, nosotros que heredamos la palabra risa del latín "rīsŭs", tenemos entonces que hacer la distinción entre *risa positiva* y *risa negativa* o lo que algunos teóricos señalaron como risa en su aspecto bueno y malo. Si bien en griego existe una palabra equivalente a la nuestra **sonrisa**, a nivel etimológico el mayor aporte latino viene de una palabra derivada de "rīsŭs", que es "sŭbrīdēre" (*sonreír*), esta palabra acabó difundiéndose aunque no sin dificultades, durante mucho tiempo, "subrīsŭs" no significó *sonreír*, sino *reírse para sus adentros*, o *risa secreta*. Se convirtió en "sonrisa" cuando cambiaron los valores y comportamientos (quizás en el siglo XII), por eso cabe pensar que la sonrisa fue una creación medieval.

En inglés se dice que la palabra *smiles* (sonrisas) es la más larga de todo el vocabulario: porque hay una "milla" (*mile)* entre la "*s*" inicial y la "*s*" final...

Tipos de sonrisas

Por supuesto que hay distintos tipos de sonrisa, como los hay de risa (que vemos en el próximo capítulo) aunque aquí la clasificación es algo más limitada, ya que no son muchas las variantes que se pueden expresar con un pedacito tan pequeño --pero tan milagrosamente significativo-- de nuestro cuerpo como son los labios y sus alrededores. La sonrisa es apenas un leve gesto en los labios y un pequeño brillo en la mirada y sin embargo es una *inmensa caricia* para nuestra alma y para el alma de otra persona. Usted, ¿cómo describiría su sonrisa? Fíjese si se encuentra dentro de estos tipos.

La sonrisa **labial**, apenas mueven los labios.

La sonrisa **apretada**, se sonríen manteniendo los labios cerrados. Algunos lo hacen porque no tienen en condiciones su dentadura y les avergüenza mostrarla. Otros porque inconscientemente se resisten a sonreír francamente. Sin comprender que la sonrisa es para *mostrar el alma.*

Respecto de la falta de algún diente anterior, o de algún premolar, o de dientes torcidos o manchados, es una de las causas más notables para la sonrisa apretada, o directamente para la falta de risa. Quienes se avergüenzan de la estética de su dentadura, buscan estrategias para sonreír o reír, como por ejemplo, se tapan la boca con las manos o, si son varones se dejan crecer un grueso bigote. Y cuando asisten al odontólogo muchos optan por el tratamiento para el dolor junto con la corrección estética. Como ése que le dice al odontólogo: "Tengo los dientes amarillos, ¿qué me aconseja?", y le contesta el profesional: "Y... ¡que se ponga una corbata marrón, que combina muy bien!".

La sonrisa **contenida**, es una pequeña lucha por sonreír y quedarse serio, tal vez porque entienden que no deben sonreír.

La sonrisa **abierta**, no sólo abren los labios, sino también el interior de la boca. Hay quienes entrecierran los ojos al sonreír, en cambio otros los abren más de lo normal.

La sonrisa **de oreja a oreja**, o sonrisa **campechana**, sumamente elevadas las comisuras de los labios y la boca abierta de par en par. Es una sonrisa completamente sincera.

De quién le ofrezca una **media sonrisa**, fíese sólo la mitad: ésta bien podría ser la sonrisa **falsa** o **hipócrita**. Algunos la relacionan con la esbozada por los políticos (comparar con la risa *falsa*, n° 40).

Podemos hablar de sonrisas **cómplices**: si es *contra* usted, saben algo que usted desconoce; si es *con* usted, comparten algún secreto.

Sonrisas **seductoras**, las hay de varios tipos, se acompañan con movimientos de ojos y párpados.

La sonrisa **burlona** o **sarcástica**: se intenta agredir, disminuir o humillar con el gesto.

La sonrisa **de piedad**, es una sonrisa en un rostro triste, o lleno de enternecimiento: por ejemplo ante la imposibilidad de un niño de mover un objeto pesado y los esfuerzos que realiza para lograrlo.

La sonrisa de **ternura**, expresada ante un bebé.

La sonrisa de **modestia**, por medio de la cual se responde a los cumplidos y a los elogios ajenos. Expresa solo una convención social: devolver la amabilidad de la que se acaba de ser objeto por parte de otro. De ese modo, la persona elogiada halaga la vanidad del elogiante.

La sonrisa de **agradecimiento**, cuando se acompaña con una sonrisa la expresión de "gracias" por alguna atención o favor recibidos.

La sonrisa de **urbanidad**, que tiene un doble aspecto: de parte de quien provoca un leve daño (un empujón, un pisotón, etc.) y acompaña el pedido de "disculpas", y de parte de quien lo recibió y acompaña el "no fue nada, está bien". Para Alfred Stern es una *ficción social:* ninguna de las dos personas está sonriendo ni diciendo la verdad, pero sin dudas evita alguna confrontación mayor (67).

La sonrisa de **recibimiento**, que puede ser "verdadera": cuando llega alguien que nos saca de nuestra soledad o que nos alegra con su presencia; y también puede ser "forzada": cuando sonreímos al recibir a otra persona que no nos produce ninguna alegría pero debemos aceptarla. Esta última expresión logra, generalmente, "romper el hielo", a menos que el recién llegado no devuelva su sonrisa y la relación quedará, desde un principio, bajo el régimen de la antipatía.

La sonrisa **solicitante**, la que se acompaña al pedido de algún favor como para entusiasmar a la persona a concedérnoslo.

Nuevamente Alfred Stern, nos hace notar dos tipos de sonrisas *paradójicas* y vinculadas entre sí: la sonrisa de **pesar**, que acompaña a la negativa o a la imposibilidad de satisfacer el pedido o el deseo de alguien y expresa un "lo lamento", a la vez que se reconoce el valor de lo que se niega. Se busca "como si" la imposibilidad de realizarlo no fuera una pérdida tan grande. Y por el otro lado, aquél a quien se le ha negado algo responderá también con una sonrisa, que es de **resignación**. La primera es de "educación", la segunda es "ficticia".

La sonrisa de **aliento**: intenta dar o levantar el ánimo, también tiene dos aspectos. El primero es cuando se intenta animar a una persona desalentada por una tarea o situación difícil ante la cual se encuentra. El segundo, es *sonreír a uno mismo* para auto-animarse.

La sonrisa de un **sexo** hacia el otro, busca alentar alguna "iniciativa" más decidida.

La sonrisa de **consuelo**, busca aliviar algún sufrimiento.

La sonrisa **escéptica**, expresa duda y se busca invalidar lo que se escucha o se lee.

La sonrisa **amarga**, es cuando intentamos compensar un fracaso, una pérdida, una derrota o alguna otra circunstancia altamente apreciada.

La sonrisa que se produce como **respuesta al humor** es la configuración facial designada como *Duchenne display*, en honor al neurólogo G.B. Duchenne, el primero en describir de qué modo este patrón distingue **sonrisas de placer** de otros tipos.

El poeta español y premio Nobel Juan Ramón Jiménez (1881-1958), autor del clásico *"Platero y yo",* inventa el verbo **sonllorar**, en cierto contraste con sonreír, sin oposición: *sonreír* y *sonllorar*. La sonrisa se baña en lágrimas de alegría, pero también cuando las lágrimas son amargas. El llanto se reduce a su mínima expresión. La tragedia no se alcanza, se reduce a un drama esperanzado. El rostro severo, la cara seria, no impiden la sonrisa del corazón, compatible con el ceño fruncido y el gesto de dolor o cansancio. Porque la sonrisa, aunque debe manifestarse en el rostro, no siempre puede lograrlo. Pero puede vivir dentro, en el espacio interior del hombre, cuna de los grandes sentimientos.

Sonreír significa encontrarse bien a pesar de los pesares; que parece bien lo que acontece, aunque las circunstancias puedan parecer frustrantes, aunque amenace una gran adversidad, aunque aceche la muerte.

¡Todo lo que puede expresar una simple sonrisa! Dice sabiamente Stern, "la sonrisa es como una *lógica sin palabras*".

El estudio sobre la Gioconda

Algunos estudios recientes demuestran que la boca es más expresiva que los ojos (a quienes se los tenía como los *espejos del alma*). De allí la importancia que se le está dando a la sonrisa. Se comprobó que cuando la sonrisa es acompañada de una *inclinación lateral de la cabeza,* cambia el juicio del observador sobre la persona que así sonríe.

Pareciera como si esa persona se volviera más humilde, más receptiva, más dulce, más comprensiva y mucho más afectuosa.

Deje la lectura, llame a alguien que tenga cerca y propóngale sonreír con usted inclinando lateralmente la cabeza, y verá cómo cambia la expresión de ese rostro; y hasta parece que la sonrisa se acentuara. Si no tiene a nadie con quien experimentar mutuamente, vaya frente a un espejo, sonríase e incline la cabeza y verá la diferencia.

Se realizaron trabajos de superposición fotográfica sobre el rostro del cuadro de *"La Gioconda"*; su nombre: la "alegre", en español, deriva de la tesis más aceptada acerca de la identidad de la modelo: la esposa de Francesco Bartolomeo del Giocondo, que realmente se llamaba Lisa Gherardini, de donde viene su otro nombre: *Mona* (señora, del italiano antiguo) *Lisa*. Es un óleo sobre tabla de álamo de 77 x 53 cm, pintado entre 1503 y 1519, y retocado varias veces por su autor, Leonardo Da Vinci; y se les pidió su opinión a los estudiantes de arte de la Universidad de Berna (Suiza), y sus conclusiones fueron:

☺ su enigmática sonrisa se ve más afectada por la inclinación lateral de la cabeza;

☺ parece sonreír más con la cabeza en dirección en la que están orientados los ojos (hacia la izquierda);

☺ en cambio, inclinada hacia el lado opuesto (a la derecha), su sonrisa casi desaparece.

Esto último probaría la teoría que afirma que la *mitad izquierda* de la cara es generalmente más expresiva que la mitad derecha. Dicen que cada parte de la cara revela distintas cosas; el lado *izquierdo*: lo íntimo, la intuición, los aspectos más subconscientes de la personalidad; el lado *derecho*: representa la parte más pública, lo más consciente.

Algunos científicos han especulado que, debido a que los músculos faciales de cada lado del rostro son controlados por la parte opuesta del cerebro (por el entrecruzamiento de las vías nerviosas), la mayor expresividad del lado izquierdo de la cara correspondería al hemisferio derecho del cerebro, lugar donde se genera todo lo espacial, lo artístico y lo subjetivo (en el hemisferio izquierdo se genera el habla, lo matemático, lo objetivo).

Hay que diferenciar la risa de la sonrisa, que Sigmund Freud estudia en una de sus obras. Para Freud, la sonrisa de *"La Gioconda"* es comparable con la de Santa Ana, en el cuadro *"Santa Ana, la Virgen y el Niño"* (ambos de Leonardo).

En el año 1500, al ser invadida Lombardia por Luis XII, Leonardo regresó a Florencia donde ejecutó, para los frailes servitas, el cartón de *"Santa Ana, la Virgen y el Niño*". Podemos coincidir con los que afirman que los rostros de Ana y de María tal vez evocan para él el amor y la ternura de quienes fueron sus "dos madres": Caterina, la humilde campesina que le dio la vida, y la esposa de su padre que no podía tener hijos y que fue quien lo crió y educó. Tal vez por esa razón los rostros de ambas mujeres se ven igualmente jóvenes y amorosos.

Para Freud, la sonrisa de *"La Gioconda"* encierra tanto "la reserva y la seducción, la ternura plena de entrega así como la sensualidad en despiadado acecho que devora al varón como algo extraño", representando las dos polaridades que gobiernan el alma (activo-pasivo), y transcribe a otro autor (Angelo Conti) para quien "La dama sonreía en una calma regia: sus instintos de conquista, toda la herencia de la especie, la voluntad de seducir y atrapar, la gracia del engaño, la bondad que oculta un propósito cruel..." La sonrisa de Santa Ana, en cambio, "ha perdido su carácter ominoso y enigmático; expresa interioridad y calma beatitud". Para Freud, el sonreír de *"La Gioconda",* "poseía la promesa de una ternura sin límites así como la amenaza funesta", y agrega que "la consabida sonrisa arrobadora deja vislumbrar que se trata de un secreto de amor". Otros estudiosos hablan que el "modelo" del cuadro habría sido "El Salai", cuyo nombre real era Gian Giacomo Caprotti, un alumno predilecto de Da Vinci con el que mantenía una relación amorosa y de quien no se separó durante más de 25 años.

Pero en el caso de la pintura *"Santa Ana, la Virgen y el Niño"*, Freud va más allá determinando por lo menos un caso famoso de *imagen percibida* dentro de una pintura: él ve el contorno de un **buitre** en el perfil de las figuras (y escribió un ensayo sobre el tema), analizando las raíces psicoanalíticas inconscientes del artista. Según Freud, Leonardo habría sido poseedor de semejante energía creadora a causa de un mecanismo de desplazamiento que en psicoanálisis se denomina "sublimación", esto es, conversión de energía libidinal (podríamos decir, sexual) en energía intelectual o artística, es decir, aquella energía cuyos resultados resulten "socialmente aceptables". Leonardo habría reprimido toda su vida sexual aprovechando esa energía en obras geniales, sintiéndose imposibilitado de mostrar al mundo sus verdaderas tendencias homosexuales. Freud hace alusión a un perturbador recuerdo infantil en el que un pájaro, posiblemente un cuervo o un buitre, se posó sobre el rostro del artista dejando en su mente una rara fantasía erótica. Este buitre aparecería disimulado en la túnica de la Virgen María en dicho cuadro.

Volviendo a la Gioconda, según el estudio elaborado por un grupo de neurólogos austríacos, el análisis de esta obra maestra muestra que la cara de la Gioconda parece cambiar en función del punto en el que fijemos la vista. De este modo, si sus ojos son mirados fijamente parece que esboza una sonrisa sutil, pero si el visitante fija su mirada en la boca, entonces la sonrisa desaparece. Pudo llevar a cabo esta ilusión visual gracias a la técnica "sfumato", en la que las capas de pintura se añaden unas encima de otras para generar cambios sutiles al reflejar la luz. El juego de sombras refuerza la sensación de desconcierto que produce la sonrisa.

Y algunos han creído encontrar en el cuadro un autorretrato del pintor representado como mujer y tal vez con su rostro juvenil, cosa bastante improbable si debiéramos tomar como autorretrato aquél dibujado y aceptado por él mismo en 1516 y, para algunos estudiosos, reproducido como el rostro de Jesucristo en la famosa, investigada y discutida "Sábana Santa de Turín", aparentemente fraguada por Leonardo. Sea como sea, el genio siempre prevaleció sobre los aspectos neuróticos en Leonardo, y en última instancia, su arte es lo único que verdaderamente debe interesarnos.

Según la publicación británica New Scientist y en base a los estudios de la Universidad de Amsterdan, la sonrisa de la Mona Lisa está compuesta de las siguientes emociones: un 83% opinó que se debe a la felicidad, 9% que es sentimiento de disgusto, 6% de miedo y 2% de enojo.

También se ha investigado la sonrisa y la inclinación en *relación a un interlocutor*, sobre todo en ocasión de saludar:

☺ inclinándose hacia otra persona y acompañando con la sonrisa, presentamos una imagen de soñadores, amigables, simpáticos, sensibles, educados, y hasta más confiables;

☹ en la dirección opuesta --cabeza hacia atrás-- (aún sonriendo): parecemos orgullosos, antipáticos, severos, irónicos, fríos.

Esto ocurre porque hay que tratar de no dejar de saludar, y menos sin una sonrisa. ¿Sabe que significa el vocablo "saludar"?: *salud-dar*, dar salud.

Dicen que cuando saludamos sonrientes a otra persona, nuestro subconsciente le envía deseos de buena salud al subconsciente de la otra persona. Aunque esto no sea de fácil comprobación es igualmente un concepto hermoso.

☺ La última conclusión es nuestra: pensamos que, a partir de estos estudios, se la debería llamar "La *Mona Risa".*

31. El arte de sonreír

¿Usted pensó cuál es el **primer desafío** que todo ser humano tiene frente a sí mismo? (pausa) Pensó bien: **¡sonreír!**

Sin embargo, muchos son los que han olvidado cómo responder a este primer desafío, han perdido el arte de sonreír.

Muchas personas tienen los músculos faciales caídos o muy relajados (esto es especialmente evidente en los que superan los 50 años de edad), y en esas condiciones es cierto que en un sentido puramente "mecánico" les resulte difícil sonreír. Si a esto le sumamos que se pueden convencer de que no hay muchos motivos para sonreír, realmente vemos que no logran esbozar una mínima sonrisa.

¿Es la musculatura facial y los pensamientos que la acompañan lo que impide sonreír?, ¿es la técnica la que, en última instancia, nos ayuda a recuperar la sonrisa? Creemos que todos los factores influyen. Sobre la técnica hablamos en el apartado n° 49.

Algunos se esmeran en imprimir bien bonita su tarjeta personal o profesional, pero cuando la entregan lo hacen con una deprimente cara "de chupa-limón". No olvide que su rostro está destinado a los demás, ya que los demás deben mirarlo, y no hay nada más desalentador que encontrarse con un rostro antipático. El rostro es nuestra mejor tarjeta de presentación. Al sonreír, uno lo está cuidando especialmente: la sonrisa pone "luz en los ojos" y "alegría en la boca". Muestre su mejor rostro: el más amable, el más bello, el más risueño y va a comprobar cómo los demás no tendrán trabajo en quererle. Una persona poco agraciada físicamente se vuelve bella con sólo sonreír. ¿Será ésta la causa por la cual algunas personas transmiten luz y otras lo oscurecen todo?

Si usted tiene una boca con los ángulos o las comisuras caídas, los demás se la devuelven exactamente igual y, además, con este gesto internamente usted no libera endorfinas. No creemos que a usted no le da gusto ver una cara sonriente. Cuando vemos a alguien que se sonríe, es como si esa persona nos hace partícipes de algo de su felicidad y envía como un rayo de luz hasta el fondo de nuestra alma que puede hasta aliviarnos penas y congojas.

Una sonrisa de nosotros siempre obtiene una magnífica *respuesta*, una respuesta breve, silenciosa, luminosa, y que todo el mundo entiende: *otra sonrisa* de parte del otro. Recuerde que la sonrisa es **contagiosa**: para los otros y para uno mismo ya que cuando más sonreímos más ganas nos vienen de continuar sonrientes. Todos necesitamos la oportunidad de dar y recibir una sonrisa: los sanos y los enfermos, los que sufren y los que no tienen ningún dolor, los que aman y los que no reciben amor, los que odian y los que perdonan. Una sonrisa genera otra, y ésta otra, y se llena el hogar y luego todo el entorno. Esta es la misión del ser humano sobre la tierra: llenar el mundo de sonrisas, pues ha sido creado para sonreír.

La sonrisa nos hace conscientes de que somos capaces de hacer frente a las tensiones que se nos presentan. Podemos, pues, iniciar el proceso de aliviar la carga y traer paz y bienestar a nuestra vida con una simple sonrisa. Es muy fácil dejarse influir por lo negativo y andar con la boca caída, el ceño fruncido y toda la cara contraída. Cuando usted se descubra así, no se perturbe, retome el control de su mente, vuelva a su eje, relaje el rostro, luego el cuerpo y reconstruya su mundo positivo interior... ¿cómo? **¡sonriendo!**

La sonrisa nos recuerda que tenemos mucho que agradecer. Es una forma maravillosa de decir ¡sí! a la vida. Sonriamos cuando nos sentimos inquietos. Sonriamos al caminar por la calle. Sonriamos en nuestro trabajo o durante el ejercicio de nuestra profesión. Sonriamos al despertar cada mañana. Sonriamos al meditar o al rezar. Sonriamos al hablar por teléfono. Sonriamos cuando nos miremos al espejo o ante cualquier vidrio que refleje nuestro rostro... ¿Cómo? volverá a preguntar usted si siente demasiado el peso de las circunstancias cotidianas... **¡forzándola!**

Por ejemplo ahora, *mientras está leyendo esto*, sonría... ¿está sonriendo? ¿aún no? **¡fuerce su sonrisa!** Bien. ¿Qué sensación le proporciona? ¿Alivio? ¿Paz? ¿Bienestar? ¿Alegría? ¡Claro que puede sentir todo eso solamente con una sonrisa! Relájese y continúe leyendo, un poco más adelante se lo vamos a fundamentar y comprenderá y hasta aceptará nuestra propuesta. Vea estos pensamientos adaptados del autor brasilero Lauro Trevisan (73):

¿le ofendieron? – sonría de la ignorancia ajena;

¿le dieron el último lugar? – sonría y piense que los últimos serán los primeros;

¿quiere terminar con la depresión? – empiece a sonreír;

¿quiere revitalizar el cuerpo? – sonría;

¿quiere sentirse vencedor? – sonría;

¿quiere hacer un regalo precioso, barato e inolvidable a alguien? – sonríale;

¿quiere felicitar a alguien? – sonríale;

¿quiere aprobar la actitud de alguien? – sonríale;

¿quiere perdonar a alguien? – sonríale;

(y agregamos nosotros):

¿quiere recuperar su sonrisa perdida? – empiece a forzarla.

Aclaremos el concepto. *"Forzar"* es para nosotros una **técnica** y no es, en absoluto, lo mismo que "fingir" o "falsear" la sonrisa. *"Forzando"* se terminan obteniendo resultados positivos, "fingiendo" o bien "falseando"se continúa girando en lo negativo, pues encubrimos una hipocresía, y además **no** liberamos endorfinas. Esto le quedará más claro cuando llegue a la conclusión del ya mencionado apartado n° 52.

Dice Alfonso Milagro: "Todo se puede falsear; la sonrisa también... esa sonrisa mortificante... tu sonrisa maliciosa... arrogante... aduladora... calculadora... hipócrita... en todos estos y parecidos casos la sonrisa se ha convertido en un arma letal... una moneda de oro que se perdió en el basurero... así es preferible no sonreír"(48).

El genialmente inspirado William Shakespeare (1564-1616), le hace decir a su *"Hamlet":* "Puede uno sonreír y sonreír y ser un canalla".

El escritor Gabriel García Márquez también se refirió al tema, cuando escribió: "Nunca dejes de sonreír, ni siquiera cuando estés triste, porque nunca sabes quien se puede enamorar de tu sonrisa". Y agregó: "No llores porque ya se terminó, sonríe porque sucedió".

El escritor José Luis Martín Descalzo escribió lo siguiente en *"El sacramento de la sonrisa"*, y que nos introduce en el centro de nuestra temática: "Si yo tuviera que pedir un don, un solo don, pediría, y creo que sin dudarlo, que me fuera concedido el supremo **arte del sonreír**. Es, a mi juicio, la cumbre de las expresiones humanas.

"Pero la gran pregunta sigue siendo, **cómo** conseguir una sonrisa. ¿Es un simple don del cielo? ¿O se construye como una casa? Yo diría que una buena sonrisa es más un arte que una herencia. Es algo que debe construirse con paciencia, con laboriosidad. Un arte que es preciso practicar con terquedad y constancia... e imponiendo a cada una de nuestras palabras la obligación de no llegar a la boca sin haberse zambullido antes en la sonrisa".

32. El deber de sonreír

Aunque la bibliografía no es numerosa, algo se ha escrito sobre la necesidad de sonreír. Seguimos con Alfonso Milagro: "De esa sonrisa que no ofreciste, Dios te podrá pedir cuentas. No tanto de la sonrisa en sí, cuanto por los efectos que de ella se hubieran podido seguir. De aquella sonrisa que jamás ofrecías a tus empleados, al personal de servicio doméstico, al cobrador de la luz, al vendedor de los diarios, al cartero, al vendedor ambulante, al chofer del colectivo. De aquella sonrisa que nadie vio en tus labios los días de mal humor. De aquella sonrisa que Dios te había dado...

"Basta levantar una leve sonrisa en tus labios, para mantener el buen humor; para conservar la paz del alma; para ayudar a la salud; para embellecer tu cara; para despertar buenos sentimientos; para inspirar generosas obras.

"Sonríe hasta que notes que tu constante seriedad y severidad se hayan desvanecido. Sonríe hasta entibiar tu propio corazón con ese rayo de sol que es tu sonrisa. Sonríe e irradia tu sonrisa a tu alrededor. Sonríe a los niños y a los jóvenes para que se entusiasmen. Sonríe a los ancianos para que conserven la esperanza. Sonríe en tu familia para crear un ambiente agradable. Sonríe en tus penas para disiparlas. Sonríe en tus soledades para que las acompañes.

"Cuenta, si puedes, el número de sonrisas que has distribuido entre los demás cada día; su número te indicará cuántas veces has promovido contento, alegría, satisfacción, ánimo o confianza en el corazón de los demás".

Se ha dicho que la sonrisa es el más saludable masaje de belleza para el rostro; el pasaporte al reino de los Cielos; la canción de los Ángeles; la seriedad arrepentida; la oración de los sabios; el ropaje más lindo del alma; una clara manifestación de salud mental, emocional y espiritual; que es como el sol: ilumina, calienta y se irradia. Un proverbio escocés asegura que la sonrisa cuesta menos que la electricidad y da más luz; y Helmuth Plessner agrega: "La sonrisa es la mímica del espíritu".

La sonrisa es la puerta de la cooperación entre amigos.

Un personaje popular, llamado *"el viejo bribón"*, decía: "La sonrisa es una curva que puede enderezar muchas cosas".

Hay una popular composición, también de autor *anónimo* (a la cual erróneamente muchos la han atribuido perteneciente a diferentes personas, por ejemplo a Frank Irving Fletcher, al Dalai Lama y hasta al mismísimo Mahatma Gandhi), que habla de lo que *nos enriquece una sonrisa.* No quisimos transcribirla textualmente pues es muy conocida, así que la modificamos un poco y tomó esta forma. Disfrútela:

¿Cuánto cuesta una sonrisa? – **Nada**.

¿Cuánto beneficio nos puede dar? – **Mucho**.

¿Qué tiempo dura? – **Un instante.**

¿Y cuánto perdura en la memoria? – **A veces toda la vida.**

¿Quién es tan rico que no la necesite? – **Nadie**.

¿Quién es tan pobre que no pueda regalarla? – **Ninguno**.

¿Se empobrece el que la da? – **Al contrario, se enriquece.**

¿Se puede comprar, vender o robar? – **Sólo se puede ofrecer gratuitamente.**

¿Y quién es el que está más necesitado de una sonrisa? – **Aquél que no tiene ninguna para dar.**

Crea la felicidad en la pareja y en el hogar.

Alienta la buena voluntad en los negocios.

Es la contraseña entre los amigos, y la puerta de la cooperación entre conocidos y desconocidos.

Acorta el tiempo de la angustia.

Es descanso para los fatigados, luz para los decepcionados, sol para los tristes, y el mejor antídoto contra las preocupaciones.

Aconseja el maestro Sai Baba: "Cuando alguien los insulta o los difama o los ignora, *acéptenlo con una sonrisa*; ése es el modo del mundo, básicamente ingrato y descortés. Díganse a sí mismos: 'Me están haciendo un favor, mi fortaleza está siendo sometida a prueba, no debo dejarme llevar por la ira o el resentimiento'. Díganse estas cosas estimulantes y quédense serenos, con una *sonrisa de triunfo* en los labios".

Recuerde ésto: "Para abrirse camino entre la gente, es más eficaz una sonrisa que un codazo" (Fascianelli).

O esto: "Sonríe siempre, para no dar a los que no te quieren el placer de verte triste y para dar a los que te aman la certeza de que eres felíz" (Anónimo).

O esto otro: "No estarás completamente vestido, hasta que tu rostro no dibuje una sonrisa" (Ghandi). Sin duda que lo importante no es la vestimenta que uno lleva de la cabeza a los pies sino lo que "lleva de oreja a oreja".

O éste gracioso: "Sonría, lo estamos filmando".

Las muy populares "Leyes de Murphy" dicen: "El hombre capaz de sonreír cuando las cosas van mal, es porque ya ha pensado a quien le echará la culpa". O esta otra: "Sonría hoy. Mañana puede ser peor".

Dice Emmet Fox (17) que la sonrisa es una inversión: "La mayoría de las personas intuitivamente siente que las cosas más sencillas en la vida son las más importantes, o, si así lo prefieres, que lo más importante en la vida resulta ser lo más sencillo. Este es un descubrimiento muy profundo. Por ejemplo, ¿qué podría ser más importante que respirar? Y, sin embargo, pocas veces pensamos al respecto --el aire es gratis-- por más que moriríamos en pocos minutos si se nos privara de aire.

"Otra cosa sencilla que tiene gran importancia es la sonrisa. Una sonrisa no cuesta nada en términos de dinero, tiempo o esfuerzo, pero es literalmente verdad que puede tener una importancia suprema en la propia vida. Una sonrisa afecta todo el cuerpo desde la piel hasta el esqueleto, incluyendo todos los vasos sanguíneos, nervios y músculos. Afecta el funcionamiento de todos los órganos. Influencia a todas las glándulas. Repito --y esto es una verdad literal-- que no se puede sonreír sin afectar favorablemente el propio cuerpo. Una sonrisa a menudo relaja una cierta cantidad de músculos.

"El efecto que una sonrisa tiene sobre otras personas no es menos notable: desarma toda sospecha, disuelve el temor y la ira, y produce lo mejor en la otra persona --la cual inmediatamente te devuelve otra sonrisa--.

"Y cuando la misma se convierte en hábito, fácilmente puedes ver como se acumulará el efecto. Las sonrisas del año pasado están pagándote dividendos hoy. Una sonrisa es a los contactos personales lo que el aceite es a la maquinaria y ningún ingeniero inteligente jamás descuida la lubricación".

Los sabios taoístas hablan de un ejercicio que llaman "la sonrisa interior", que consiste en visualizar cómo le sonreímos y, a su vez, cómo nos sonríen nuestros órganos internos. Afirman que de esta manera los órganos se expanden, y se hacen más suaves porque producen una secreción similar a la miel, que nutre todo el cuerpo. Y la llamaron *wei hsiao*: pequeña, minúscula risa, destacando de ella que es el emblema más perfecto de la serenidad interior.

Dice un anónimo: "Una sonrisa es la luz en la ventana de tu cara, que avisa a la gente que tu corazón está en casa".

El excelente humorista gráfico argentino, Joaquín Lavado, conocido mundialmente como Quino, creador de la popular tira cómica "*Mafalda*", dice: "Comienza tu día con una sonrisa, verás lo divertido que es andar por ahí desentonando con todo el mundo".

33. Ventajas ventajosas

Ahora sí, estamos en condiciones de enumerar algunas ventajas que nos proporciona el "arte de sonreír".

☺ La sonrisa libera endorfinas (más adelante vemos que el sonreír *forzadamente* también las libera);

☺ Impresiona positivamente a nuestra mente subconsciente (le estamos transmitiendo de alguna manera que todo está bien en nosotros);

☺ Los niños criados por madres especialmente sonrientes, caminan antes, hablan antes y son más dinámicos y alegres durante su vida;

☺ Sonreír indica una actitud de comprensión y por lo tanto aplaca a nuestros eventuales enemigos; en esencia, la sonrisa es el *símbolo de la no agresividad*;

☺ La sonrisa *motiva*: cuando nos sonreímos a nosotros mismos en momentos de flaqueza o angustia, nos da ánimo, nos despierta seguridad y hasta valor;

☺ Cuando le sonreímos a los demás, logramos de parte de ellos una *cooperación*: comienzan devolviéndonos la sonrisa y se predisponen para colaborar con nosotros;

☺ Al sonreír despertamos en el centro del corazón de otra persona una "llamita" (para los metafísicos la *llama triple)* que es lo mejor de cada ser humano: la **alegría de vivir** (el *cristo interior*).

Este es no sólo el *primer desafío*, sino que además para poder reír, llegar a la carcajada, hay que comenzar por ¡sonreír! Y sonreír usted ya lo viene logrando muy bien a lo largo de estos capítulos.

Sonría, una vez más, por favor.

Recuerde el más logrado y universal slogan publicitario:

¡ Sonríe, Dios te ama !

6

LOS LABERINTOS DE LA RISA

La vida es en su totalidad
una gran broma cósmica.
No es un fenómeno serio;
tómala seriamente
y la perderás.
Compréndela únicamente
a través de la Risa.
OSHO

34. El histórico "nombre de la risa"

Este es el capítulo correspondiente a uno de los temas centrales de este libro: intentar *conceptualizar* la risa. Desde su etimología, casi todos los diccionarios sostienen que "la risa (como vimos anteriormente del latín *risus*) es una manifestación de gozo o regocijo que se siente interiormente".

El verbo *reír*, asegura Emilio Temprano (73), fue de uso general en todas las épocas y conservado en las lenguas romances, derivadas del latín. Aún hoy los griegos la llaman *gélos* o *guélos* (de Gelos, deidad griega de la risa) y porque trae consigo un espléndido resplandor, *gueldo*, que se manifiesta en todo el rostro de la persona que ríe. Y derivan de allí otras palabras: *geloios* (risible), *geloiastés* (bromista o bufón), *gelotopoiós* (que provoca la risa). Melecio (monje griego del siglo VIII), --citado por Joubert-- dice que *gelos* deriva de *hele*, que significa calor, y Homero dice que la risa procede de mucho calor y la llama *asbestos*: que no se puede apagar.

Hay una risa buena, feliz, que se relaciona con la alegría y el placer, y por otro lado hay una risa burlona, desenfrenada, aquella mediante la cual el poderoso se ríe del débil, el triunfador del perdedor y el sano del enfermo, ambas significaciones tuvieron tanto en hebreo como en griego palabras diferenciadas. En griego, las palabras para designar "risa" son "γελάω" (*gelao*) y "καταγελάω" (*katagelao*), la primera se utiliza para el reír de alegría, de hecho es el mismo verbo que se utiliza para "brillar" y "resplandecer de alegría", en cambio la última se usaba principalmente para la risa en su aspecto negativo, denigrante, se utilizaba para hacer alusión a "reírse de alguien" o "burlarse de algo o alguien". En griego se utiliza el prefijo "κατα" (*cata*) para hacer referencia a las cosas que van cayendo, lo que va de arriba hacia abajo, lo que se subvierte y se utiliza para cuando las cosas quedan invertidas o dadas vuelta, tal es el caso de "catástrofe". Ahora sí podemos reconstruir la significación de *gelao* y *katagelao*: cuando se habla de la primera, tenemos la risa en su vertiente feliz, alegre; en cambio cuando lo que brilla es subvertido y queda al revés, tenemos la risa humillante, hiriente. Pareciera ser que la verdadera naturaleza de la risa para los griegos era de matiz positivo, asociada con la alegría y sólo si ese orden era subvertido es que la risa cobraba el sesgo negativo.

El sólo *nombre de la risa* es un elemento movilizador, y, a su vez, de enorme simplicidad, que provoca en quien lo pronuncia o escucha una inmediata reacción, se diría casi mágica, como de purificación. A otros, y esto lo hemos advertido reiteradas veces en nuestras actividades, les produce un cierto "escozor", una especie de molestia. La risa ha sido siempre un objeto de estudio tan escurridizo como capaz de suscitar vértigo y obsesión.

Diversas culturas

La risa ha sido en muy distintos tiempos y lugares el signo por excelencia que asegura y sostiene la *vitalidad* del Universo y esto se dejó traslucir a través del uso de figuras cómicas y risueñas que han sido invocadas para inducir la risa como parte de la vida humana, desde Hotei (el Buda Sonriente Japonés), hasta los antiguos payasos Griegos, los Arlequines italianos, el francés Pierrot, el alemán Grimaldi, los bufones de las cortes reales, las Caritas Sonrientes del México Prehispánico (y la colosal cabeza sonriente olmeca de 1,50 m. de diámetro que data del 1200 a.C.) y el genio cómico de Chaplin. Es decir, desde lo aparentemente trivial de los payasos hasta lo intricado de la tradición Hopi (Arizona).

La risa y la alegría caracterizaron los símbolos amorosos de las culturas antiguas precisamente por su condición de fuentes originarias y responsables de la vida. La mitología de Egipto exaltó la figura de Hator, diosa de la alegría, el amor y la sonrisa, tenía la cabeza de una vaca, animal que le estaba consagrado. Ella superó la crisis en que se vio envuelto el Cosmos debido a la ira del dios del Sol: Ra-Harakhti. La saludable y vital presencia de la diosa permitió que el gran dios *desatara una risa que recuperó la luz del mundo* (siglo XII a.C.).

En Japón la risa sagrada se presenta también en mitos y rituales asociadas a la bufonería sexual, pero la significación simbólica de la risa tiene matices diferentes a la encontrada en la cultura griega. El personaje central del mito en cuestión es muy parecido al de Egipto. La diosa solar, Amaterasu, quien, molesta por los actos sacrílegos de su hermano Susanoo, se oculta en la gruta del cielo, dejando al mundo en la oscuridad. La vida se detiene, peligra su continuidad. Ante esto los dioses se reúnen e intentan infructuosamente hacer salir a la diosa solar de su escondite. Hasta que la diosa *Ame No Uzume* hace una danza extática descubriendo sus órganos sexuales, los dioses (dicen 800 miríades de "kamis" o divinidades) estallaron en risas, haciendo temblar los pilares del universo. Esto provocó la curiosidad de la diosa solar, quien salió a ver la causa de tales sucesos volviendo a resplandecer el cielo. Los dioses bloquearon rápidamente la gruta celeste, para evitar que el Sol volviese a huir, deteniendo la vida. El surgimiento del Sol y lo que representa para la vida en la tierra, se vinculan en este contexto a la risa, al éxtasis y la sexualidad. Estaríamos en presencia de una "risa cósmica" (la risa obligó a salir el Sol), lo cual equivale a decir que "en un principio fue la risa". Señala Hartmut Rotermund que el desnudamiento del sexo al igual que la risa, pueden ahuyentar a la esterilidad, cazar a los malos espíritus y reanimar las enfermedades, con lo cual se amplia la significación de este gesto.

En India, el humor y la alegría son concebidos ciertamente como el origen del mundo. Existe la sentencia sánscrita recogida por Rabindranath Tagore: "En verdad, todas las cosas tienen su nacimiento en la alegría eterna"; además de otras suyas ("Tu risa, mujer, es la música de la fuente de la vida", etc). Una de las personalidades místicas más sobresalientes de la India es la figura especialmente risueña de Krishna: "Krishna se rió como él sabía hacerlo, con su alegre risa de niño".

Hace más de 4000 años en el antiguo imperio chino, había unos templos donde las personas se reunían para reír con la finalidad de "equilibrar la salud". En la India también se encuentran templos donde se la puede practicar.

En muchas partes del mundo se reiteran estas características bajo las figuras de diosas o mujeres divinas o divinizadas, fecundas o fecundadas. En Polinesia se trata de la diosa lunar, la tierna y sonriente Hina. En África es Mami Wata, divinidad acuática y risueña, o Yemayá, la madre de la vida y de todos los *orichás*, dueña de las aguas del mar, que ríe a carcajadas y da vueltas en el agua como las olas, presente en la cultura afroamericana del Caribe y de Brasil.

En África y en las demás culturas afroamericanas hasta la actualidad, la risa tiene una valoración privilegiada como expresión de vitalidad inextinguible. En Senegal los antepasados son llamados "almas risueñas". Entre los bambaras de Sudán el nivel superior de la vida espiritual se caracteriza por el gozo, el placer y la alegría correspondiente a la entrada del alma en el dominio de la fecundidad y la procreación. Estos místicos africanos, los *koré dugaw*, se entregan a las hilaridades y jocosidades más festivas, remedando burlescamente las cosas serias: "Por la comicidad que crean y la risa que ésta provoca son expresión de la vida que no se preocupa ni de reglas ni de barreras, de la vida que se burla de topes y limitaciones."

La risa en África se concibe como un fluido o una humedad vital propia y característica del hombre. El solo nombre de la risa es una palabra que libera, que rompe las cadenas, como las aguas desbordantes de los ríos y de los mares. Según el escritor afroecuatoriano Adalberto Ortiz: "Un río es la eterna risa de los negros en el oscuro rostro de la selva virgen". La risa alcanza a tener una fuerza independiente por sí misma. Así lo narra el autor yoruba Amos Tutuola: "Aquella noche conocimos personalmente la risa, pues después de que cada uno de ellos hubo acabado de reír, la risa siguió riendo durante dos horas... No sabíamos el tiempo que llevábamos riéndonos con ella, pero nos reíamos únicamente de la risa de la risa... Finalmente, le pidieron a la risa que hiciera el favor de parar; pero ella no podía". En culturas ancestrales de tipo tribal, existía la figura del "payaso sagrado", un hechicero vestido y maquillado que ejecutaba el poder terapéutico de la risa para curar a los guerreros enfermos.

De forma similar a las divinidades de Egipto y Japón antiguos, las diosas madres de carácter fecundante o generador del Mediterráneo oriental (Deméter o Afrodita), se caracterizaron por lo mismo.

La Tragedia y la Comedía dionisíaca estaban vinculadas a rituales agrarios, tal como se evidencia en los coros de los falofóricos, de los cuales se han encontrado representaciones plásticas en la cerámica griega de los siglos V y VI a.C., de personajes deformes danzando jubilosos portando enormes falos de cuero. En la cultura griega la risa sagrada no sólo estaba vinculada a la Comedia, también se encontraba presente en rituales como los *misterios de Eleusis*, evidenciando el contexto simbólico de la risa a través del mito de Deméter y su hija Perséfone, el cual puede explicar la gran cantidad de rostros femeninos risueños o sonrientes encontrados en los santuarios de la Magna Grecia dedicados a estas deidades, entre los siglos mencionados, que recuerdan la risa de la diosa. Estas dos deidades griegas son telúricas y están vinculadas a la fertilidad de la tierra, pues Pérsefone se convierte en la consorte de Hades, las dos deidades principales del inframundo.

A grandes rasgos, el *mito* trata del rapto de Pérsefone por Hades, ante esta pérdida, la madre se enferma de ira, melancolía, desosiego y con ella la naturaleza. En su desesperación se transforma en una vieja y se dirige a Eleusis, al pozo de las vírgenes, hasta que Yambe empieza a hacerle bufonerías sexuales, tal como se narra en los himnos homéricos: "*Yambe de naturaleza festiva, bromeando y haciendo gestos graciosos indujo a la augusta señora a que sonriera y riera con ánimo gozoso"*. En una versión más primitiva del mito narrado por Clemente de Alejandría, y retomada por Georgue Devereoux, es Baubo quien hace reír a Deméter, y entre sus gestos burlones se levanta repentinamente la falda para mostrar la vulva. Las implicaciones de este acto retornan a Deméter a la vida, pues hacen que rompa su ayuno tras reír, logrando así escapar de su ánimo derrotado y recuperar la esperanza por rescatar a su hija, por estas razones se califica a la risa de *curativa*:*"Lo más importante es que Yambe personifica la naturaleza curativa de la risa, que refresca a Deméter aún en lo más profundo de s u duelo y la hace reaccionar"*.

Escribe K.J. Reckford: *"Los iniciados en los mitos eleusianos concebían la muerte como una parte del ciclo de la naturaleza, a la que seguía la renovación. La Comedia, entonces se finca nuevamente en el rito y, por medio de la risa, vence el miedo al reino de los muertos"*.

En Grecia también se daba otro tipo de risa ritual, a través de los chistes groseros, que caracterizaba uno de los momentos rituales eleusianos, de ahí que Reckford califique a este tipo de risa como sacramental y sagrada. Dentro de la cultura cómica griega, las groserías blasfematorias en contra de divinidades tenían un sentido renovación y de resolución de conflictos en momentos críticos de la sociedad.

Otro símbolo indiscutido fue Afrodita, la diosa del amor, el mar y la sonrisa, versión griega del culto oriental a una divinidad lunar. Representó el principio húmedo y líquido, causa de toda generación, y de la fecundidad femenina, y de la Naturaleza. Nacida de la espuma del mar, sus frutos marinos se consideraron justamente afrodisíacos (estimuladores de la vida). La hierba y las flores brotaban de la tierra dondequiera que pasaba.

Representó el amor, el placer y alegría. Su sonrisa tenía la virtud de calmar los vientos. Para Homero era la "sonriente Afrodita" (*philommeidés*: la que gusta de reír). Su corte la integraban las *Risas*, dioses que presidían la jovialidad, o también *Riso*, el dios de la Alegría (de donde para muchos deriva la expresión *"risoterapia"*), cuya estatua se colocaba siempre cerca de la de Venus-Afrodita, con las Gracias y los Amores. La popularidad de su culto le puso el apelativo de "pandemos", diosa de todos los pueblos. El canto de Hesíodo a Afrodita expresó los sentidos de su humor y de su amor.

No obstante, su rivalidad con la diosa Atena-Minerva, la diosa virgen de la ciudad próspera y de la guerra, la llevó a ser herida por Minerva, por lo que Zeus le aconsejó a Afrodita despreocuparse de la guerra para dedicarse a los "preciosos secretos del matrimonio".

En la visión política de Homero, entonces, el amor y la risa debían quedar en el ámbito derrotado de lo privado.

La risa judía

De acuerdo con el Talmud, Dios pasa el último cuarto de cada día riendo, jugando y domando al enorme monstruo marino Leviathan, el símbolo del Caos (Salmo 2:4). Cuando fuerzas formidables y resilentes contrarrestan nuestros mejores esfuerzos de perfección y control, podemos reírnos y jugar como lo hace Dios. Podemos deleitarnos en domar el caos de la imperfección con humor. Imitar a Dios (*Imitatio Dei*), pues somos co-creadores junto con El. En el Antiguo Testamento, se relata un acontecimiento que es la primera y clara alusión a la **risa** en la Biblia (Génesis 17:17-18). Se le aparece Dios a Abraham (antes se llamaba Abram, aproximadamente en el año 1.813 a.C.), cuando éste tenía 99 años y le dice que su esposa Sara (antes se llamaba Sarai) será bendecida y le vá a dar un hijo. El viejo patriarca se inclinó hasta tocar el suelo con la frente **y se rió**, mientras pensaba: "¿Acaso un hombre de 100 años puede ser padre y Sara va a tener un hijo a los noventa años?" Y Dios le contestó que debía ponerle de nombre Itzjak (Isaac), el hijo del placer y de la risa. Es notable que en hebreo este nombre y la palabra que significa *"reírse"* tienen un sonido parecido.

Posteriormente tres hombres (¿ángeles?) se le aparecieron y le reiteraron a él y a Sara sobre el nacimiento, y ésta no pudo aguantar la **risa**, y uno de ellos preguntó: "¿Por qué te **ríes** Sara, no crees que puedes tener un hijo a causa de tu edad? ¿Acaso hay algo tan difícil que Dios no pueda realizar?" Y Sara negó haberse **reído**, y el hombre le dijo: "Yo sé muy bien que te **reíste**". Finalmente Sara concibió y parió: "Dios me ha dado de qué reír, todo el que lo oiga se reirá conmigo" (Gén. 21: 3-6).

De aquí observamos que se establece una diferencia entre dos formas de risa, podemos suponer que existía una distinción en su uso habitual por aquellas épocas. En la lengua hebrea hay dos palabras distintas para marcar esta diferencia: la palabra "sakhaq" que significaba *risa feliz*, e "iaag" que hacía referencia a la risa burlona, denigrante.

En función de esto es que ahora podemos iluminar los pasajes bíblicos arriba citados. Pareciera ser que la "risa burlona" de Sara que ofende a Dios, es *katagelao*, en cambio la "risa alegre" de Abraham es *gelao*.

Luego los historiadores del arte vendrían a decirnos que ese bíblico Isaac listo para ser sacrificado por su padre era en realidad la figura traviesa y perversa del dios Baco (entre los griegos Pan) divinidad tutelar de las pesadillas y de otras hijas del mal dormir.

En el antiguo testamento los **profetas** no suelen reír, pero en la voz "aleluya" resuena la risa, el **"jajajá"** del Cosmos.

También **rió** el cautivo profeta Daniel cuando comunicó al rey Nabucodonosor las infidelidades de sus sacerdotes (sobre Daniel, es en el único libro donde la Biblia nos presenta un profeta jocoso). Y **rió** el niño Jesús cuando, a los 12 años de edad, interrogó y sumió en la confusión a los maestros de la ley judía. Algunos estudiosos sostienen que sólo hay 30 alusiones a la risa en esos libros, y siempre en tono "burlón".

El *Talmud* dice que en los tiempos del Mesías: "**entonces**, *nuestras bocas se* **llenarán de risa**". ¿Por qué en ese tiempo y no ahora? Porque hoy el mundo está acosado por celos, ambición, violencia, intolerancia y fraude. Sospechamos de nuestros vecinos y nuestros líderes. Manipulamos y buscamos sacar ventaja a expensas de los demás. En lugar de cooperar competimos. Pero en la era Mesiánica todo se va a voltear. Como dice el profeta: *"El venado se acostará con el león.... y los niños pequeños jugaran en el nido de una cobra"* (Isaías 11:6). En ese tiempo, cuando toda la verdad sea revelada, "*entonces nuestras bocas se llenarán de risa*".

Hay quienes dicen que el día oficial de la "risa judía" es *Purim*. Esta fiesta no es de "horaitá" (Torá), sino una de las fiestas que el devenir histórico del pueblo judío ha motivado. Aunque sus fundamentos no están en la Torá, sí tiene su fuente en un libro de la Biblia, *el rollo (Meguilá) de Esther*. El primer ministro persa, que dominaba en aquel entonces al pueblo de Israel, Hamán Haagagui, resultó ser antijudío y convenció al rey de aniquilar a todos los judíos asentados en Persia, y el día elegido iba a ser a través de un "sorteo" (*pur)* a efectuarse el 15 de Adar (marzo), el día señalado. El día antes, Esther, la esposa del rey, había decidido revelarle su origen judío, y logró la anulación del previsto decreto (Hamán fue ahorcado) y el día pasó a ser *purim* ("suerte" o "destino"), por extensión se convirtió en el símbolo de la salvación judía en todo tiempo y lugar.

De allí que el día 14 de adar es *día de ayuno de Esther* y el día siguiente se transformó en la alegre y colorida fiesta de Purim donde los judíos se visten con disfraces chistosos y hacen actuaciones absurdas. Se toma vino y se recitan bendiciones especiales que aluden a la milagrosa salvación en tiempos antiguos. Se realizan bailes y se elige a la reina de belleza recordando el relato.

Existe en el judaísmo una práctica de la meditación, ocultada durante largo tiempo y hasta herética para muchos, cuyo representante es un místico del siglo XIII llamado Abufalia. El *hasidismo*, movimiento espiritual dentro del judaísmo, fundado en Polonia y en Rusia durante el siglo XVIII por el Baal Shem Tov, es la última fase de la evolución de esta mística. Toda esta práctica llevaba a pensar en la tristeza como un pecado y en la alegría como una muralla contra la enfermedad, y lo más interesante es que destacan a la **risa** como la *virtud fundamental*. Los *hasidim*, maestros religiosos judíos, entendieron que la religión no podía ser algo triste, le inyectaron buen humor y cuentos a la vida y baile y canciones a los ritos religiosos.

Un proverbio judío de la época asegura que "es mejor reír de los problemas que llorar por ellos". Si se priva a los judíos del poder de reírse de sus propias angustias, ¿qué queda de ellos?

El camino número 21 de los *"48 Caminos hacia la Sabiduría"* judíos es: *Bemiut sjok* que literalmente significa *minimizar la risa*: "entiende la dinámica y utiliza la risa sabiamente", ya que, se dice, la risa es una espada de dos filos. Cuando se usa inapropiadamente --insultando o ridiculizando-- la risa puede ser destructiva. En un nivel más profundo, la risa "enseña" a los judíos como Dios interactúa con el mundo.

Contemporáneamente se recuerda al autor israelí Shalom Aleichem, seudónimo de Solomon Rabinowitz (1859-1916), dramaturgo y humorista, como que inmortalizó a los Judíos de Kasnilevke, que reían detrás de sus lágrimas.

El consideraba la *terapia de la risa* fundamental y hasta se lo escuchó exclamar: "La risa es buena y los doctores ya la están prescribiendo".

A pesar de todo, se instaló el "oscurantismo"...

Edad Media y Renacimiento

La risa de Merlín, sabio escocés y famoso mago de las huestes del legendario Rey Arturo de Gales (s.VI), aparece en la Historia Regum Britanniae. Cuando los Britanos son incapaces de mover las piedras del Círculo de los Gigantes para transportarlas desde Irlanda, y desalentados todos, aparece la risa merlinesca y comienzan sus ingenios mezclados con hechizos. Sus risas se multiplican hasta llegar a las 11 veces, número maestro por excelencia y entra en juego la parte ultraterrena y el anuncio de su poder visionario. Y la risa pasa a ser parte de un **rito**, aparece en medio de los *conjuros* que en el caso del "mago blanco" es útil para contrarrestar la posible influencia de las fuerzas del mal. La risa se torna "exorcista". Pero en el caso del "mago negro", o de las "brujas", se transforma en una *risa* **diabólica**.

Al respecto, escribió Mervyn Peake: "Hay un cierto tipo de risa que enferma el alma. Es el reírse fuera de control, chirriando y dejando su huella como campanas que suenan discordantes en la ciudad próxima. Es la risa en toda su ignorancia y crueldad. Es la risa que contiene la semilla del diablo. No tiene humor. Es un sonido desnudo que desnuda la maldad".

Dice Alexander Pope: "Una risa que no cesa estremece los Cielos".

Aunque esto dio lugar, posteriormente, a la aparición de cuentos y relatos de hadas, brujas y princesas. "La princesa está triste... ¿qué tendrá la princesa?... ha perdido la risa de su boca de fresa".

En la cultura árabe, la risa y el humor fueron singularmente apreciados. Así lo experimentó el propio Mahoma (570-632 d.C.), el profeta del "riente y alegre Paraíso". Según la tradición, Mahoma utilizaba con gracia y sutileza la broma, y de él se decía que era "el más festivo de los hombres". ¿Qué pensarían los actuales fundamentalistas de este aspecto de su único gran profeta?

En la religión musulmana, sobre todo en Persia (actual Irán), existe, a partir del siglo VII, la doctrina del *sufismo*, expandida luego por todos los países mahometanos, y representada especialmente por Jalaladim Rumi (1207-1273). Apelaron a una visión mística e integradora del hombre y transmitieron sus enseñanzas a través de narraciones o cuentos con muchos ingredientes de alegría, humor y risa. Se destacaron los "derviches", monjes ascéticos que usaban de los cantos y las danzas.

Especialmente proclive al humor y la comicidad fue el mundo cultural y literario árabe-musulmán de España. El visir de Granada Abu Bakr Muhámmad ibn Asim (1359-1426) compuso *"Acerca de respuestas felices que despiertan la risa"*. La jocosidad y el humor hispano-árabes impregnaron el mundo cristiano de la Península, otorgándole una especial alegría y gozo de vivir.

Cuentan que el Rey Felipe III, al divisar desde un balcón del Palacio Real a un joven que, libro en mano, se desternillaba de risa, sentenció que el motivo de tal regocijo no podía ser otro que la locura del joven o su lectura de *"El Quijote"*. Un emisario certificó al instante la segunda de estas cábalas del rey.

Sin embargo, la dureza de la Edad Media impactó por más de tres siglos sobre la "vil risa". ¿Dónde podía reinar a sus anchas el humor y la risa? En el bajo mundo del pueblo, o en el mundo de los tontos, los locos, de los niños y de los amantes, como expresó el teólogo jesuita Francisco Suárez (1548-1617).

En las primeras Reglas Monásticas del siglo IV hasta las del siglo VIII (desde la regla monástica de Pacomio --siglo IV-- y las reglas del siglo VII --la *Regula Magistri* -- y la Regla de San Benito o benedictina), las referencias a la risa se encuentran en los capítulos dedicados al **silencio** (las *Taciturnitas*) se lee: "La forma más terrible y obscena de romper el silencio es la risa, si el silencio es virtud existencial y fundamental de la vida monástica, la risa es gravísima violación".

Ese milagroso monje exorcista que fue (y sigue siendo) San Benito de Nurcia (480?-547?), creó reglas *("Regla Monachorum")* para ordenar la debilitada fe de la iglesia católica y, aunque su objetivo fue loable, no aceptaba la risa en la convivencia monacal, por ejemplo: "en cuanto a las bromas, las palabras ociosas y todo lo que haga reír, lo condenamos a una eterna clausura en todo lugar, y no permitimos que el discípulo abra su boca para tales expresiones…"; "…no hablar palabras vanas o que mueven a risa…"; "…no amar la risa excesiva o destemplada…".

Para San Benito, la risa es contrapuesta a la humildad y caridad cristiana: En su Regula, en el capítulo en donde se hace referencia al cuerpo humano se menciona a la risa de la siguiente manera: "Cuando la risa está por estallar hay que prevenir, sea como sea, que se exprese. O sea que, entre todas las formas malignas de expresión, la risa es la peor".

Influenciados por los duros años de la muy Santa Inquisición católica, los comentarios de la época hacia la actitud de reír son altamente combativos.

El novelista Umberto Eco en su libro *"El nombre de la rosa",* alude al nunca encontrado "tratado" sobre la Comedia y la Risa, de Aristóteles (supuesto Segundo Libro de la "*Poética*"). Luego llevada al cine en una magnífica película interpretada por el famoso actor (primero en personificar al legendario James Bond), Sean Connery.

En la novela de Eco, los caballeros del bien, representados por Jorge de Burgos (benedictino) son los asesinos y los destructores, mientras que el franciscano Guillermo de Baskerville, el supuesto hereje, es un constructor, perseguido por Burgos y sus secuaces. El personaje de Burgos representa aquí una ortodoxia autoritaria, aferrada al pasado, paradigma del "Yo soy el camino, la verdad y la vida" cristiano, enfrentado a Baskerville, que personaliza la cultura de la risa, la que cuestiona la ortodoxia, el que proclama "Yo busco la verdad", considerando que nada es definitivo y que todo debe ser reinterpretado y contemplado con un sano escepticismo.

La obra se desarrolla en una abadía de formación de novicios. En la biblioteca hay una serie de obras antiguas que están bajo censura y mantenidas rigurosamente escondidas. La muerte misteriosa de un novicio motiva el envío de un investigador llegado del sur de la hoy Alemania, que entonces mostraba un relativo acelerado desarrollo de nuevas ciencias y técnicas. Se suceden 3 nuevas muertes. Al enterarse de lo sucedido, la denominada "Santa Inquisición", envía sus tribunales a la abadía, decide que los culpables de los crímenes son dos humildes trabajadores de la cocina, ex-miembros de sectas consideradas herejes y que estaban refugiados en ese lugar. Sometidos a torturas, los reos se declaran poseídos por el demonio y culpables. Son quemados en la hoguera.

Este libro prohibido ha sido en sus márgenes untado con cianuro por el bibliotecario, un monje español. Su ayudante, aprovechando la ansiedad de conocimiento de los novicios, entrega secretamente libros censurados a cambio de favores nada nobles. El monje español es claro en su tesis y la defiende apasionadamente antes y en el momento de ser descubierto en posesión del libro. La risa no puede ser permitida en las abadías.

Un libro sobre la risa es obra diabólica a destruir antes de permitir que un lector caiga en la tentación de contaminación: "... la risa es una vanidad diabólica que deforma los rasgos del rostro y dá a los hombres la apariencia de monos... la risa es típica del hombre como lo es el pecado..."

Y así fue: la risa termina siendo un producto diabólico de gestos, de deformaciones que incita a la mofa, al cuestionamiento. Por este camino es fácil llegar al desconocimiento de la autoridad suprema. La risa por su carácter disociativo y disolvente, debe ser extirpada así como sus instigadores.

Y continúa: "La risa es la debilidad, la corrupción, la insipidez de nuestra carne. Es la distracción del campesino, la licencia del borracho... la risa sigue siendo algo inferior, amparo de los simples, misterio vaciado de sacralidad para la plebe... aquí se invierte la función de la risa, se la eleva a arte... La risa libera al aldeano del miedo al diablo, porque en la fiesta de los tontos también el diablo parece pobre y tonto, y, por tanto, controlable. Cuando ríe... el aldeano se siente amo porque ha invertido las relaciones de dominación... la risa sería el nuevo arte capaz de aniquilar el miedo... Y este libro, que presenta como milagrosa medicina a la comedia, a la sátira y al mimo, afirmando que pueden producir la purificación de las pasiones a través de la representación del defecto, del vicio, de la debilidad, induciría a los falsos sabios a tratar de redimir (diabólica inversión) lo alto a través de la aceptación de lo bajo".

Simultáneamente el investigador alemán desata los nudos y llega a otros hallazgos. La causa de las muertes está en el orden del conocimiento, es un libro único traducido del árabe, un ensayo de Aristóteles sobre la "Comedia y la Risa". Donde el célebre filósofo --a través de la pluma de Eco-- vierte conceptos que refuerzan lo que nosotros hemos experimentado: "...sí, te han mentido. El diablo no es el príncipe de la materia, el diablo es la arrogancia del espíritu, la **fé sin sonrisa**... este libro podría enseñar que liberarse del miedo al diablo es un acto de sabiduría... y la risa sería el *nuevo arte* --ignorado incluso por Prometeo-- capaz de aniquilar el miedo... Quizás la tarea del que ama a los hombres consista en **lograr que éstos se rían de verdad**, lograr que la **Verdad ría**..."

A pesar, entonces, que desde los oscuros retiros monacales había estas normas que infringían severos castigos a quien riera, se instaló una costumbre bastante insólita (principalmente en los países de lengua alemana) y que perduró durante siglos: el sacerdote que oficiaba la cristiana Misa Pascual, hacía reír a los fieles, diciendo y haciendo verdaderas obscenidades desde el altar (?) --ver más adelante "risa santa"--. En la tradición se la conocía como "*risus paschalis*" y constituía una especie de licencia, heredada del carnaval pagano con su inversión de roles (recuerde lo dicho sobre la bufonería sexual) que atemperaba la solemne tragedia de la muerte y resurrección del maestro Jesucristo que la Pascua conmemora. Profundamente, significaba la "resurrección" de la alegría en el cuerpo.

El Renacimiento (siglo XV), fue el espacio donde tuvo nuevamente acceso lo cómico y lo risible, aunque entre la dualidad del desvarío triste y la risa hilarante.

Allí hace su aparición, en 1579, un magnífico *"Tratado de la Risa"* del destacado médico Laurent Joubert (1529-1582), tal vez uno de los más completos --a pesar de su antigüedad-- que hemos leído (35), en el cual se analizan, con mucha agudeza de observación: el origen de la risa, la ausencia de ella en los tristes, los movimientos físicos que lleva consigo y una insólita y hermosa relación de la risa con el alma, además de muchos argumentos de médicos de la época que tratan de ennoblecer médicamente la risa.

La risa contemporánea

La seriedad, no obstante, continuó en la Inglaterra victoriana, llamada por el autor chileno Maximiliano Salinas: "ascetismo conservador y liberal", con caballeros terriblemente respetables, enfundados en sus levitas, una adusta Victoria I (1819-1901), reina de Gran Bretaña e Irlanda (1837-1901) y emperatriz de la India (1876-1901), muy lejana a las diosas de la fecundidad. La seriedad en los negocios; todos los bancos --según lo descripto en las novelas de Charles Dickens (1812-1870)--, eran viejos o se ponían viejos. Estaba casi prohibido reír. Resulta curioso que la época victoriana, tan grave y ponderada, presidió el nacimiento del sistemático humor británico que se materializaría en la revista *"Punch"*, en la que no solo los textos, sino también sus dibujantes demuestran una descocada insolencia sobre la evolución material y espiritual británica hasta la actualidad.

También nació en esta época un estilo literario llamado "paradoja": un juego retórico de empleo de palabras que envuelven una contradicción. Un exponente fue Oscar Wilde (1854-1900): "La humanidad se toma a sí misma demasiado en serio. Este es el pecado original del mundo. Si el hombre de las cavernas hubiese sabido reír, la historia habría sido diferente". Auque profundamente amargo, Wilde creyó siempre en la risa como fuente de energía, y en la sonrisa como terapéutica para los males del espíritu.

Otro exponente fue George Bernard Shaw, durante su larguísima vida, de vegetariano alegre e iracundo, divirtió enormemente al pueblo británico y fue tomado en serio por la intelectualidad del mundo entero, hasta que en 1925, el humorismo llegó con él (por primera y única vez) al premio Nobel de Literatura. Sus paradojas sirvieron como un buen antiséptico. Se divirtió enormemente, especialmente de sus admiradores.

En IndoAmérica, también se relacionó la risa y la alegría con la mujer-diosa y la fertilidad. En México se trata de Xochiquétzal, la "diosa verdadera, tan adorable y tan alegre". Las mujeres encargadas de su culto probablemente fueron los modelos de las famosas "caras sonrientes" de Totonicapán. La risa fue signo de fecundidad y regocijo sagrados. Las pequeñas divinidades lunares y campesinas de las cosechas, de la abundancia, de la embriaguez, y del *octli* o jugo del maguey fermentado, fueron los Cuatrocientos Conejos Sonrientes (*centzon totochtin*). La fiesta del Universo junto a la gran diosa madre Tonantzin conduce a la "Tierra de las Flores" o "Tierra de la Verdad" (Xochitlalpan). Gracias a ella los nahuas experimentan una alegría sagrada que no logró enajenar la expansión europea del siglo XVI (este es el sentido vitalizador y optimista del Nican Mopohua o relato náhuatl de la aparición de la diosa Tonantzin-Guadalupe, o Virgen de Guadalupe, en 1531).

Enclavado en una ladera que desciende al valle del río Bogotá (San Antonio de Tequendama), se encuentra un petroglifo grabado sobre un bloque errático que ha sido denominado *"La piedra de la risa"* (Muñoz, 1992). Seguidamente una transcripción del panel central.

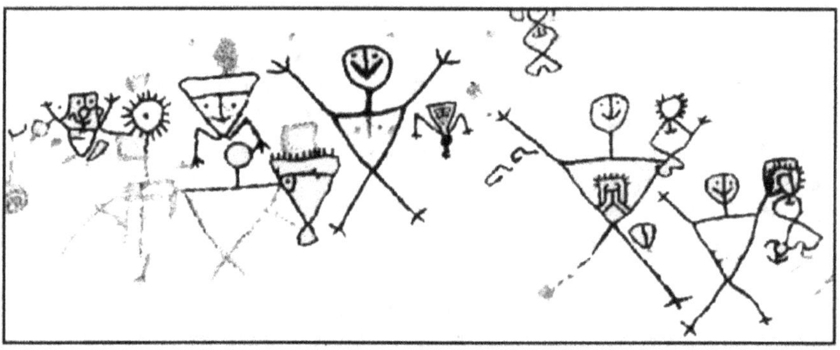

Su descubrimiento y primeras aproximaciones explicativas fueron reseñadas por G. Muñoz, quien considera que sus características formales son excepcionales (a diferencia de las manifestaciones rupestres del altiplano que en su mayoría son trazos lineales sin aparentes referentes naturales) pues "*los personajes presentes, por su tamaño y condición, tienen exagerados los trazos de la boca en una real expresión de carcajadas... parecen expresar una escena, una fiesta con personas que danzan con los brazos levantados hacia el cielo*". Su interpretación se basa en la identificación inequívoca del gesto de la risa en las figuras representadas. "Si la figura ríe, pues, está celebrando, luego, se trata de un ritual y en él son infaltables las ofrendas", al identificar como “ofrendas” algunos trazos que acompañan las manos de los personajes.

En la mitología guaraní de América del Sur, por su parte, existe la figura de *Ma'e-hory* (“Mirada risueña”), origen de la nación tupí, quien, casado con Tupinambá, instaló su hogar en las riberas fértiles del Amazonas. Las culturas guaraníes y mapuches confirman el vigor y la importancia del buen humor, la alegría y la risa en Indoamérica del Sur. La lengua guaraní ofrece una rica variedad para designar la excelencia y complejidad del lenguaje del humor: *Pucá* (risa, reír); *Pucapó* (risa súbita, risotada); *Pucapucú* (carcajada, risa continuada); *Pucasororó* (carcajada, risa estrepitosa). Según el folklore guaraní, Tupá (Dios) concedió al hombre el atributo de la risa para estar alegre, combatir la adversidad y distinguirse de los demás seres vivos.

Los mapuches de Chile revelaron un sentido del humor y de la alegría. Así tomaron las amonestaciones de los blancos cristianos. Un obispo de Concepción informó a Roma en 1769: “Cuando son inducidos a cumplir los mandamientos bajo la amenaza de las penas del infierno, responden con risa que su frío va a vencer los ardores del infierno y que, sin embargo, entretanto deben observar sus ritos”. Observe estos apellidos de los indios chilenos: Francisco *Teyenante* (día de alegría); María *Ayelante* (sol risueño); José *Truitrui* (muy alegre); Rosa *Ayalquintui* (mira riendo).

A principios del siglo XX, un médico que trabajaba en Chicago se convirtió en la cabeza de un grupo conocido como la Comisión de Contacto. Fue este pequeño grupo el foco en el que se produjeron los textos definitivos de *“El libro de Urantia”,* y el mismo que los custodió por primera vez. Los miembros del grupo juraron no develar los detalles de lo que ocurrió con el fin de evitar que las generaciones futuras veneraran a los participantes. La versión original en inglés fue inicialmente publicada por la Fundación Urantia en 1955. El libro es una revelación especial a nuestro planeta (al que llaman Urantia) y sus autores fueron seres celestiales. Según este libro, todos los seres humanos son una familia, hijos e hijas de un solo Dios, el Padre Universal. El libro nos describe la génesis, historia, y destino de la humanidad y nuestra relación con Dios, y expone una visión única de la vida de Jesucristo. Nos abre nuevas perspectivas del tiempo y de la eternidad, y revela nuevas ideas sobre la eterna aventura ascendente de encontrar al Padre de nuestro universo; un universo amigable y amorosamente administrado.

Sobre la risa dice: “Cada generación que pasa se ríe de las supersticiones tontas de sus antepasados, pero persiste en errores de pensamiento y de adoración que motivarán la risa de una posteridad esclarecida. Los primeros hombres fueron sobremanera imitativos, pero el instinto del juego sólo estaba levemente desarrollado y el sentido del humor casi estaba ausente del todo. El hombre primitivo se sonreía ocasionalmente, pero nunca se entregaba a la risa vigorosa. El humor fue un legado de la raza posterior de Adán. Estos primeros seres humanos no eran tan sensibles al dolor ni tan reactivos a las situaciones desagradables como lo fue gran parte de los mortales que evolucionaron posteriormente. Como seres ascendentes vosotros poseéis los recuerdos personales de todas las existencias inferiores y anteriores, y sin dichos recuerdos identificadores del pasado no habría base para el humor del presente, sea éste risa mortal o hilaridad morontial *. Es este recuerdo de las experiencias pasadas el que provee la base para la diversión y la recreación presentes. Así pues disfrutaréis de los equivalentes celestiales de vuestro humor terrestre a través de toda vuestra carrera morontial, y luego, en vuestra carrera cada vez más espiritual".

----

*(*Morontia es un término que designa un vasto nivel entre lo material y lo espiritual. Es lo que permanece casi inmortal*)

35. Fisiología de la risa

Reír causa un "estado convulsivo" en todo el organismo que se lo ha intentado definir, desde lo popular, con diversas expresiones, algunas felices y otras quizás no tanto: *llorar de risa, caerse de risa, mearse, reventar, cagarse, tirarse, desternillarse, morirse de risa,* o las menos usadas *gozar* o *vivir de risa.* Sin dudas ese estado fisiológico es bien real y muy notorio.

Conforme con Carlos Rehermann, *"me cagué de la risa"* es una declaración imposible de asociar con sentimientos de tristeza. Semejante liberación de un esfínter, por más que sea metafórica, está adjudicando una corporeidad a la risa que no tienen otras expresiones de las emociones.

La fisiología, es decir, lo que se produce en nuestro organismo cuando entran en funcionamiento músculos, glándulas y órganos, asume ciertas particularidades en la acción de reír. ¿Que pensaría usted si le decimos que podemos describir tres "fisiologías" de la risa distintas? Pues así es. Veamos la primera.

1. Fisiología "externa" o "visible".

El 1° de junio de 1900, el doctor G.V.N. Dearborn, en un artículo publicado en una revista científica de la época, describió de manera exhaustiva la complejidad de la fisiología de la risa. Descripción que nosotros empleamos --con algunas variantes-- como uno de los ejercicios claves de nuestra escuela y al que dimos en llamar, precisamente: *"la fisiología de la risa"*.

Dice así: "En la risa y en mayor o menor grado en la sonrisa, se producen espasmos clónicos del diafragma en un número aproximado de dieciocho, y la contracción de la mayor parte de los músculos del rostro. Se estiran hacia arriba el lado superior de la boca y sus esquinas. Se eleva el párpado superior, y también, hasta cierto punto, las cejas y el labio superior, mientras se arrugan de modo característico los rabillos de los ojos. Las ventanas de la nariz se dilatan moderadamente y se levantan, la lengua se extiende ligeramente y las mejillas se distienden y se elevan un poco. En las personas que tienen muy desarrollados los músculos de los pabellones de las orejas, tienden a adelantarse. La mandíbula inferior vibra o se retira un poco (sin duda para dar todo el aire posible a los pulmones distendidos) y la cabeza se echa hacia atrás cuando la risa es extrema. El tronco se estira e incluso comienza a inclinarse hacia atrás (lo cual sucede a menudo), y el dolor-fatiga en el diafragma y músculos abdominales accesorios produce una marcada flexión del tronco para el alivio de aquellos. Se dilata todo el sistema vascular arterial, con el consiguiente rubor por el efecto de los capilares dermales del rostro y cuello, y en ocasiones del pericráneo y las manos. Por esta misma causa, los ojos suelen adelantarse y se activa la glándula lacrimógena, ordinariamente hasta un grado que produce un brillo de los ojos, pero a veces hasta tal punto que las lágrimas fluyen por los canales adecuados".

Esta descripción, ha llevado a mucha gente a una especie de folclore --mezcla de médico y popular-- que asegura que son necesarios emplear *menos* músculos para sonreír y reír y *más* músculos para estar serio. A partir de allí, comenzaron a manejarse los *números* de músculos para una y otra actividad, cuyas variaciones son notables y poco ciertas: desde quien dice que para reír hace falta *un* solo músculo, y aluden al "*risorio* de Santorini" (tal vez influenciados por el nombre) y más de 14... 20... 48... 82... 200... etc., para permanecer serios; hasta los que hablan de otro tipo de relaciones numéricas. Así llegamos a un conocido dicho: "Ríe, aunque sea por *economía*", apoyándose en que se utilizan menos músculos para hacerlo.

El hecho real es que, si nos remitimos a los músculos faciales, se pueden contar solo *cuatro* músculos que intervienen decididamente para manifestar la sonrisa y la risa:

-- *Buccinador:* músculo profundo bilateral, plano, en la mejilla, tracciona hacia atrás la comisura de los labios.
-- *Cigomático Mayor:* superficial y bilateral, triangular, en la mejilla, eleva y abduce (abre) la comisura bucal.
-- *Cigomático Menor:* superficial y bilateral, acintado y pequeño, elevador del labio superior.
-- *Risorio de Santorini:* bilateral y el más superficial, pequeño, delgado y triangular, auxiliar del Buccinador.

Todos están inervados por el par craneal llamado Facial.

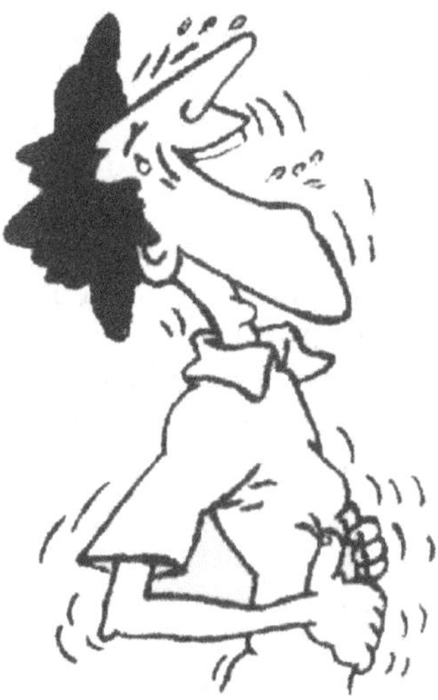

Puede ver en acción esta "fisiología" en YouTube: "Risa y Salud-Cápsula 4°"

Claro que cuando aparece la carcajada, la intervención de músculos comienza a incrementarse notablemente: superciliares, elevadores de las narinas, los de los pabellones de las orejas, orbiculares de los párpados, maseteros, casi todos los de la laringe, las cuerdas vocales, los esternocleideomastoideos, los trapecios, el músculo cardíaco, el diafragma (que tiene una intervención decisiva), los dorsales, los intercostales, los abdominales... etc.

En fin, pensamos que deben intervenir, en mayor o en menor grado, la gran mayoría de los músculos del cuerpo. ¿Cuántos son? Bueno, aquí sí se podría hablar, sin dudas, de más de 100 músculos distintos, a los que habría que sumar aquellos que se involucran de manera indirecta. ¿Y para permanecer serios? Pues, son los *mismos* músculos que no accionan o dejan de accionar cuando se termina la sonrisa, la risa o la carcajada.

A excepción del *músculo triangular de los labios* que, por sí solo desciende la comisura labial y expresa tristeza, abatimiento y disgusto. La famosa "cara de chupa-limón" que tiene mucha gente, lo cual, sumado a la fuerza de la gravedad (que les hace "caer la cara") les convierte en casi imposible esbozar una sonrisa.

2. Fisiología "interna".

Más profundamente, en las estructuras moleculares de nuestro organismo, se repite el fenómeno y podemos dar otra descripción.

"Ante la brusca *toma de consciencia* de lo que se nos ocurre como algo risueño, los músculos especialmente involucrados en la risa reciben la orden neurológica de moverse para reír; esta misma orden recorre las neuronas en busca de una estructura de referencia donde situar la escena cómica, humorística o risueña en el cerebro, pero generalmente no se la puede situar coherentemente, y esa incoherencia provoca más *necesidad de reír*; el diafragma se sacude vigorosamente lo cual estimula --y a la vez dificulta (por eso aparecen pequeños ahogos al reír)-- la necesidad de los pulmones de acceder al ingreso de más aire por la orden recibida desde los centros respiratorios bulbares, y también presiona al corazón, haciéndolo bombear más sangre (y nos ponemos "colorados"); al mismo tiempo, este movimiento muscular genera estímulos o *impulsos eléctricos* que viajan por los nervios sensitivos hacia el sistema límbico, en el interior del cerebro, produciendo la liberación de un arsenal de hormonas que asustan a los radicales libres que se refugian en sus casamatas.

"La principal de estas hormonas (en verdad neurotransmisores) liberadas, las *endorfinas*, se contactan con células inmunocompetentes, sobre todo en el timo, y se estimula la liberación de *linfocitos T*, además de incrementar notablemente la *inmunoglobulina A salival,* y los *interferones*. Simultáneamente, las endorfinas ejercen un efecto analgésico en órganos, músculos y articulaciones y un efecto sedante en la esfera linfática por lo cual se produce una sensación de bienestar y relajación generalizada, lo que va obligando a que *cese la risa* ".

Sirve también como explicación de por qué en un cierto momento se "termina" la risa.

3. Fisiología "anímica" o "espiritual".

Y podemos seguir profundizando las descripciones:

"Ante la enorme actividad de nuestro cuerpo físico al reír, nuestro cuerpo astral, desembarazado momentáneamente de sus tensiones y emociones, se libera y deja estallar la *alegría de vivir.* En el aura se intensifican los colores que la componen; al cabo de un instante, de tanto recibir los impactos regenerativos del júbilo del cuerpo astral, el cuerpo mental libera energías positivas ancestrales de nuestro subconsciente o archivo akáshico, que aumentan el placer de reír. Finalmente, el mental se conecta con nuestro consciente y volvemos a *sentir* el cuerpo físico, volvemos a nuestra condición actual, que habíamos olvidado por unos segundos, durante la risa".

Muy lindo. Después de conocer todas estas descripciones, ¡cómo no se iba a definir a la risa como un "jogging interior"! (según Norman Cousins). ¡Quien puede dudar que la risa **es** salud! La risa *cura... obispo, cardenal y Papa...*

Un lugar en el cerebro

En 1998, investigando el origen de los ataques epilépticos de una niña de 16 años, científicos de la UCLA, en los Estados Unidos, descubrieron que cuando estimulaban eléctricamente cierto lugar de su cerebro, la joven irrumpía en sonoras *carcajadas* y podía ofrecer, en cada ocasión, una explicación distinta a sus risas. Se comprobó que las carcajadas no formaban parte de sus ataques convulsivos, como suele ocurrir en las epilepsias.

De esto han deducido que, en el área donde ellos estimularon reiteradamente, puede existir un centro motor causante de la risa, y por supuesto, de los cambios de humor. Esa zona es de aproximadamente dos centímetros cuadrados y está ubicada en el Lóbulo Frontal, por delante de la conocida región llamada Área Motora Suplementaria, en la *1ª. Circunvolución Frontal Superior Izquierda* (entre las áreas 8 y 6 de Brodman).

Esta zona que se asocia con las operaciones motoras de las extremidades, los músculos de la cara y la expresión oral, se sospecha puede influir en la destreza manual y la motricidad fina; en una especialización de la capacidad verbal (en locutores, actores y oradores); en los tartamudos y taquilálicos y, ahora, en la risa. Claro que éste fue solo *un* caso corroborado.

Tal vez sean necesarias muchas más pruebas.

Sin embargo --y con esto no intentamos establecer ninguna pauta "precursora"--, cuando éramos estudiantes de neurología en la UBA (Universidad de Buenos Aires), en el año 1989, se nos ocurrió razonar en qué parte del cerebro podía producirse la risa, y sin ser científicos ni investigadores (sobre todo por no tener acceso a ningún tipo de laboratorio) llegamos a la siguiente conclusión: la reacción de la risa podría ubicarse en

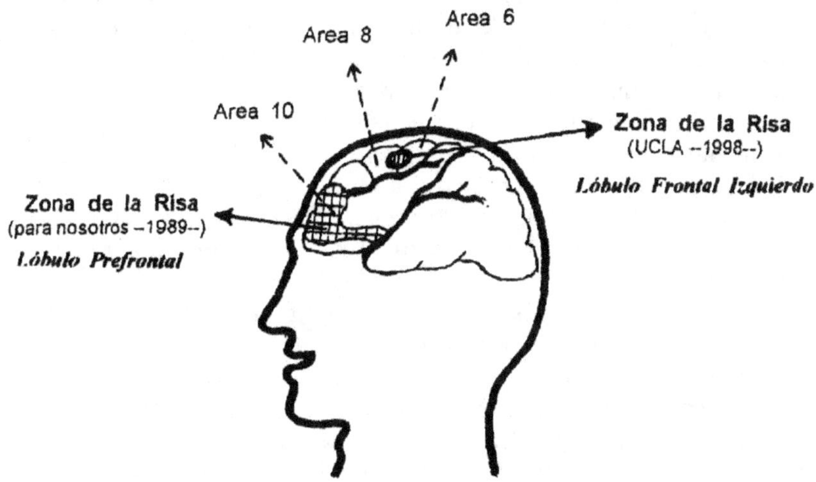

el Lóbulo Frontal, 1° Circunvolución Frontal, en la llamada *Zona Polar:* que rige las decisiones voluntarias y la conducta emocional y cognoscitiva; otros la llaman *Corteza Prefrontal* (área 10 de Brodman) y es el lugar donde se practica la "lobotomía quirúrgica".

Otros investigadores hablan del *Lóbulo Prefrontal* y establecen una diferencia entre el derecho y el izquierdo. Aquellas personas que tienen una mayor actividad neuronal en el izquierdo parece ser que son más positivos, enérgicos y entusiastas en su carácter. En cambio, los que utilizan más el derecho son ansiosos y propensos a la preocupación.

Según el psicólogo Richard Davidson de la Universidad de Wisconsin, la clave está en la neurohormona *dopamina* que lleva mensajes entre el área o lóbulo prefrontal *izquierdo* y el sistema límbico. Otros ubican la reacción de reír en el lado **derecho** de este lóbulo, aduciendo que como el hemisferio derecho es espacial, totalizador y subjetivo, justificaría que *los hechos y las situaciones que nos hacen reír se perciban en conjunto.*

Como estas zonas descriptas corresponden al mismo lóbulo y, prácticamente a la misma circunvolución, y como más internamente las *áreas de asociación motora* están interrelacionadas, no sería desacertado pensar que estas zonas están mutuamente estimuladas y tal vez no se podría hablar de una sola área, bien delimitada, para la risa. La mayoría desestimadas.

Algunos lo estudiaron a través de la actividad *eléctrica* que ocurre cuando nos reímos: alrededor de cuatro décimas de segundo después que oímos, por ejemplo, la terminación de un chiste --pero antes de que nos larguemos a reír-- una onda de electricidad de carga negativa inunda la corteza cerebral. Lo más significativo respecto de esta onda eléctrica es que inunda prácticamente toda la corteza cerebral y no sólo una región.

Finalmente Dean K. Shibata del Centro Médico Cardiológico de la Universidad de Manchester, realizó lo que tal vez es el primer estudio con el uso de la Imagen por Resonancia Magnética Funcional para determinar cuáles son las áreas del cerebro que se activan cuando experimentamos algo cómico o humorístico.

Shibata recogió las imágenes de 13 voluntarios normales en una serie de cuatro exámenes en los que se visualizaron directamente qué partes del cerebro estuvieron más activas cuando los sujetos: a) leyeron bromas, b) vieron dibujos animados y c) escucharon grabaciones de carcajadas. Las imágenes por resonancia magnética mostraron que cuando los sujetos vieron las bromas y los dibujos cómicos (tareas que requieren una decodificación del estímulo humorístico) la actividad cerebral fue mas notoria en el *área ventromedia del lóbulo frontal.*

Cuando los sujetos escucharon carcajadas y también se rieron, en una respuesta de risa contagiosa, la actividad se centró en el área motora anterior suplementaria, la parte del lóbulo frontal cerca del tope del cerebro vinculada normalmente con la planificación de movimientos complejos y el inicio del habla.

Los cuatro escáneres también mostraron actividad en un pequeño punto de la *base* del cerebro llamado *"núcleo accumbens"*, un área asociada con las EP e identificada como un área clave en la adicción a las drogas (en este caso sería una adicción a la risa o al humor). Y todavía hay quienes hablan del "*locus coeruleus (cerúleo)"* como zona que se ocupa del buen humor y de sentimientos de felicidad y euforia.

Aunque no hay un centro de la risa en el sistema nervioso central, la expresión de la misma parece depender de dos vías neurológicas un tanto independientes: la risa **voluntaria** (*control cortical*) o **forzada** --como sugerimos nosotros--, que se origina en el área opercular frontal premotora y que va a través de la corteza motora y la vía piramidal al tronco del encéfalo ventral y la risa **involuntaria** (*control límbico* --emocionalmente--) o **espontánea**, que incluye a la amígdala, áreas talámicas, hipotalámicas y subtalámicas, el tronco del encéfalo dorsal y el tegmento.

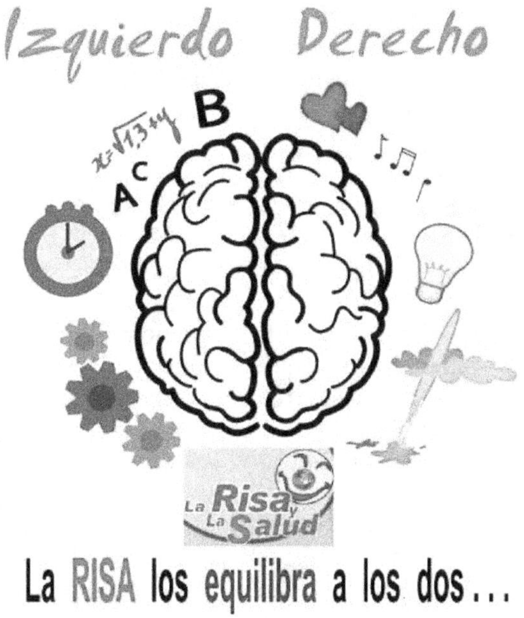

Otros investigadores opinan que estos sistemas y la risa como respuesta parecen estar coordinados por un centro en el área póstero superior de la protuberancia.

¡Muy fácil de entender!...¿verdad?

Recordamos también que la actividad neurofisiológica del humor y la risa en el sistema nervioso central y periférico, suelen tener un alto impacto en los sistemas inmunológicos, hormonal, cardiovascular y del dolor.

¿Y si concluyéramos que la risa provoca reacciones y respuestas en todo el cerebro, y por ende en numerosas partes del cuerpo, de manera específica pero, al mismo tiempo generalizada? De una cosa no debieran haber dudas: somos los únicos seres que pueblan este planeta que podemos desencadenar semejante respuesta.

36. ¿Por qué reímos?

Llega nuestro amigo a su trabajo con un rígido y enorme cuello ortopédico que casi no le permite abrir la boca.

-- *¿Qué te pasó?* --le preguntan sus compañeros--

-- Choqué con el auto --se expresa con dificultad--, el seguro me cubre los gastos. Pero mi suegra está en el sanatorio toda enyesada. Tiene para cuatro meses. No se puede mover ni puede hablar. Los demás de la familia, por suerte, sin un rasguño. A mí tampoco me pasó nada.

-- *¿Y por qué tienes ese cuello ortopédico?*

-- ¡Para no reírme!

Si nos reímos a causa de un chiste, la risa sería --según la define John Dewey-- *el placer de alcanzar, de modo repentino, una* **comprensión** *después de un breve período de suspenso.*

Pero la cosa es mucho más profunda, ya que las *causas* por las cuales reímos son más numerosas. ¿Que es exactamente lo que nos hace reír? ¿Por qué nos hace reír lo que nos hace reír? El complejo proceso de la risa es sólo patrimonio del ser humano y, sin duda, producto de la evolución de su pensamiento. Aunque esa capacidad de reír comenzó hace miles de años, para nosotros coincidente con otra percepción muy especial, muy movilizadora (y también muy discutida en sus conceptos): la conciencia de la muerte.

Reímos como respuesta a aspectos de la vida muy dispares. Como bien lo destaca Robert Holden (32), podemos reír ante la incongruencia, la sorpresa, el triunfo o la felicidad. Para complicar aún más las cosas, en ocasiones también reímos cuando estamos tristes, ansiosos, en apuros, cansados o confusos. Y solemos reír, además, de todo aquello que no comprendemos o que en algún momento nos perturba. Algunos lo comparan con el estornudo: reímos como estornudamos, para sacarnos de adentro algo que molesta (67).

¡Y cada ser humano reacciona de manera distinta ante aquello que puede provocarle risa! Y aún más: el mismo suceso a algunas personas le provocan una sonora carcajada y a otras no les mueve ni una mínima sonrisa. Aunque todos los humanos estamos dotados del mismo mecanismo psicofísico para reír.

Entonces, la pregunta obligada es ¿**de dónde** procede la risa?

La respuesta, en este caso, ha demorado siglos en aparecer y todavía en la actualidad no es fácil ponerse de acuerdo entre los que nos dedicamos a estos temas. Según Leo Buscaglia, la gente que trata de analizar por qué reímos o qué es lo que nos hace sonreír, está tratando de "explicar lo inexplicable".

Teorías y Autores

No obstante, hubo algunas teorías que intentaron explicar el fenómeno de reír. ¿No resulta curioso que, desde hace dos milenios, esas gentes proverbialmente serias que son los filósofos y psicólogos (incluidos algunos médicos) se hayan sentido más atraídos por el fenómeno de la risa que por el del llanto? Para ellos la risa no fue cosa para reír, sino un problema de seria investigación. Si las teorías de la risa y de lo cómico son más numerosas que las del llanto y de lo trágico, se debe a que la risa se presenta bajo formas más variadas, y ofrece mayores posibilidades a la discusión filosófica.

Eso sí, **tómelo con calma**, porque la lectura de lo que sigue requiere mucha concentración para advertir las diferencias de opinión entre un autor y otro.

Una vez más, debemos comenzar el análisis a partir de los antiguos griegos. En Grecia en general, la risa fue entendida dentro de la conducta cómica, como un "᾿ήθοσ" (ethos) humano, tal cual fue usado el término por Platón y Aristóteles. El núcleo de la retórica clásica para los discursos y escritos cómicos aparecieron primeramente en estos dos pensadores, aunque con anterioridad ya se hayan registrado algunas sentencias en general de tipo prescriptivas. Una mención especial debe tener la Comedia griega, que cuenta con uno de los grandes exponentes en **Aristófanes** (445-386 a.C.) quien en sus comedias hizo críticas sociales y costumbristas con gran inventiva, sus obras tienen un espíritu mordaz. Se podría decir que inventó la comedia --género bastante tardío-- curiosamente para burlarse de los que se burlaban del pueblo, los **sofistas**, peligrosamente representados por un suicida: Sócrates.

Sócrates (470-399 a.C): Pese a que no dejó ninguna obra escrita y son escasas las ideas que pueden atribuírsele con seguridad, Sócrates es una figura capital del pensamiento antiguo, hasta el punto de ser llamados *presocráticos* los filósofos anteriores a él.

Reconoce que la comedia es un muy importante tema de estudio, los afectos específicos que relaciona con la comedia son la **envidia**, una satisfacción maliciosa que sentimos al ver alguna deformidad o minusvalía y la sensación de superioridad nos causa risa. Esta envidia cree Sócrates que es una forma de dolor que se convierte en placer cuando nuestro propio sentimiento de seguridad nos permite reírnos. Si la fea, deforme o infeliz víctima es lo suficientemente poderosa, encontraríamos todo el episodio detestable desde el inicio.

Consideraba que la risa debía ser entendida como un placer mixto, supuestamente no podemos reírnos de la ignorancia pero lo hacemos, consideración que desarrollará posteriormente Platón (que fue discípulo directo suyo).

Platón (427-347 a.C.): Su teoría vinculada a la risa está presentada en el *"Filebo"*, allí compara la experiencia de aliviar la comezón rascándose y la apreciación de lo risible. En el primer caso tenemos una sensación mixta en el cuerpo, sufrimiento y malestar por la picazón y el placer que obtenemos al rascarnos, de igual manera lo cómico genera un sentimiento mixto en el alma, en el que se funden el placer y el dolor.

Platón lo refiere de la siguiente manera: "Lo ridículo consiste esencialmente en una negación del precepto "γνῶθι σαυτόν τό" (*conócete a ti mismo*) del Oráculo de Delfos, famoso por aquella época, lo que implica una carencia de autoconocimiento. Refiere que quienes muestran tal falta de autoconocimiento pueden dividirse en *fuertes* y *débiles*, y que la ignorancia en el fuerte y poderoso es odiosa, pero en el débil es simplemente ridícula. La falta de autoconocimiento es una desgracia y ya que la risa para él es un placer, reír ante la soberbia de nuestros amigos genera regocijo ante sus desgracias, pero también implica maldad, por lo tanto la risa conjuga el placer y el sufrimiento. En la misma obra citada propone tres maneras generales por las cuales las personas pueden hacer el ridículo: por extravagancia, por vanidad personal o pensando que son más sabios de lo que realmente son".

La risa también tiene un lugar en su *"República"*, ya que los guardianes no deben reírse, tampoco lo deben hacer las personas de mérito, la risa es un exceso y como tal debe ser evitado, tratando de mantener un estado de templanza y equilibrio sin reacciones excesivas, la risa debe ser limitada por la razón.

En su última obra, *"Las Leyes"*, plantea la necesidad de limitar la risa, el hombre virtuoso no debe reírse, acá la risa aparece vinculada a un sentido moral. Ningún poeta cómico o actor satírico puede ridiculizar a un ciudadano, establece asimismo una distinción entre las bromas bien intencionadas y las mal intencionadas. Sin embargo, de él se cuenta que "fue tan vergonzoso y modesto, que nunca rió sino modestamente".

Aristóteles (384-322 a.C.): Fue discípulo directo de Platón. Su teoría con relación a lo cómico, el humor y la risa la conocemos básicamente por referencias de comentadores ya que la obra que él escribió específicamente al respecto está perdida, aunque también aparece mencionado el tema en la *"Poética"*, la *"Retórica"* y en *"Ética a Nicómaco"*.

Reconoce un principio estético en la risa, señala la diferencia entre la comedia injuriosa y la adecuada, establece asimismo una diferencia entre la tragedia y la comedia, esta última se ocupa, según él, de caracteres de un tipo inferior. Desde el punto de vista estético, lo risible es una subdivisión de lo feo, es entendido como un defecto, malformación o fealdad, pero no lo relaciona con el sufrimiento como lo hacía Platón. En la *"Poética"* señala que las máscaras del cómico son feas, deformes, distorsionadas, pero no producen sufrimiento, al referirse a las comedias, dice que las mismas presentan a los hombres peores de lo que son en la vida real, a diferencia de las tragedias que los representan mejores. La malicia o maldad, la cual hacía referencia Platón, también puede jugar un papel en la risa, en esos casos se trata de una desviación de lo vil y debe ser evitada, ya que éticamente es indeseable.

En *"Ética a Nicómaco"* Libro IV, distingue tres tipos de personas con respecto a su posición ante las ocurrencias: 1) *bufones y vulgares*: aquellos que se exceden en sus gracias y perseveran en sus chistes a toda costa; 2) *salvajes y rígidos*: aquellos que no dicen nunca cosas graciosas y que se fastidian con quienes lo hacen; 3) *ingeniosos*: son los que hacen chistes de buen gusto y demuestran ser inteligentes y vivaces.

También sostuvo que lo serio era lo rector de la vida y que lo cómico constituía una deficiencia moral o estética. Y agregó: "Ahora bien, la risa es una forma de engaño y desconcierto... lo que nos toma desprevenidos tiende a engañarnos, y esto es también lo que origina la risa..."*("Problema XXX")*, y asegura que la mayoría de las personas experimentan más placer del debido en la diversión y las bromas, y que éstas son una forma de injuria, que los legisladores que prohíben ciertos tipos de abusos quizás debieran prohibir.

La ironía para Aristóteles tendría un aspecto despreciativo y otro útil, él conocía el valor que el humor y la risa tenían en la oratoria, sabía que podía conquistar y provocar pasiones. En la *"Retórica"* citando a Gorgias, uno de los más famosos sofistas, refiere que este decía que "se debe matar la seriedad del oponente con las bromas y sus chistes con seriedad".

En su *"Poética"*, donde se propuso definir las características de la tragedia, terminó diciendo que lo que incitaba a la risa era lo "feo y deforme". Los griegos descubrieron reírse a costa de los defectos ajenos.

Vimos en otras partes de nuestro libro que Humberto Eco hace alusión también a un cierto *"Tratado de la Risa"*, escrito por Aristóteles y extraviado o desaparecido, cosa que no nos extraña, ya que es muy probable que la mente del famoso estagirita se haya interesado en un tema tan profundo como la risa en una época donde mucho se filosofaba.

Cicerón (106-43 a.C.): Lo risible tiene su origen en alguna cosa infortunada hacia la que se atrae la atención pero de manera no tan desgraciada. Un orador puede hacer uso del ingenio pero con restricciones: no usar como temas el crimen, la miseria ni los defectos personales (a menos que no se los trate groseramente). No obstante, abandonó el tema del origen de la risa por considerarlo irresoluble.

Quintiliano (35-96): Advierte el efecto de la sorpresa y de la expectativa defraudada para originar risa. Clasifica distintos tipos de humor que pueden llevar a la risa: a) urbanidad; b) broma; c) humorada; d) ataque verbal o burla; e) gracia; f) mordacidad.

Propuso una diferenciación entre *risa real* y *risa simulada*. Según este autor, la risa simulada presentaba la característica de que la simulación se hacía explícita con el objeto de que el interlocutor advirtiese que no se trataba de una risa real. Actualmente aún vemos ese tipo de risa como respuesta a frases cotidianas, por ejemplo: *"¡encantado de conocerle!"*, acompañado de una breve risita.

Como verá en lo que sigue, hay un gran salto entre el siglo I y el siglo XV donde no se encuentran referencias ni autores concretos destinados a escribir puntualmente sobre la risa.

Vives, Juan Luis (1492-1540): En su *"Tratado del Alma",* razona que la risa nace de la alegría interna o de algún deleite particular, pero "las impresiones inesperadas y repentinas nos afectan más y nos hacen reír más pronto y mayor rato". Considera que la risa es un acto espontáneo, no forzado por la voluntad, pero que permanece continuamente secuestrada por las normas de conducta y por las viejas costumbres con el propósito de que "no estalle ruidosamente, sacudiendo el cuerpo todo, como acontece en las carcajadas de los zafios y de los villanos", incapaces de frenar la convulsión de una risa fuerte.

Joubert, Laurent (1529-1582), médico francés con su ya citado *"Tratado de la Risa",* considera la risa como un don que sólo al hombre ha sido dado para que le sirva de descanso en las preocupaciones y asuntos serios. Y por eso sólo el hombre ríe; por eso y porque para reírse se necesita conocimiento e imaginación, algo que ha sido negado al resto de los animales. Pero, sobre todo, la causa principal por la que sea el hombre el único animal riente, es de naturaleza fisiológica, y no intelectual, porque la risa no forma parte de la virtud racional del alma, sino de la sensitiva (sin tocamiento: no es el cuerpo quien resulta directamente estimulado, sino el espíritu), debido a que la risa no siempre sigue las órdenes de la voluntad. Esa diferencia fisiológica entre el hombre y el resto de los animales que explica la risa es la peculiar disposición del corazón (sede de las pasiones y las emociones) y el diafragma (órgano de la risa): en el hombre se hallan unidos de modo muy distinto a como sucede en los animales, de tal manera que el corazón mueve directamente al diafragma, cosa que no sucede en éstos.

Lo que excita en nosotros la risa es ver algo feo, deforme, deshonesto, indecente, indecoroso e inconveniente, siempre que ello no nos mueva a compasión. Cualquiera de tales fenómenos, siempre que no implique un daño o peligro para el individuo a quien atañen, resulta para nosotros ridículo y es motivo de risa: "es deshonesto mostrar el culo, y si no hay ningún daño que nos produzca lástima, no podemos contener la risa; pero si alguien le pone de improviso un hierro candente, la risa cede el paso a la compasión". Y, por lo general, aquello que nos provoca risa ha de acontecer por descuido y sin premeditación, esto es, de modo involuntario: "no todos se ríen de ver las partes vergonzosas, e incluso los más severos reprenderán con acritud a quien desvergonzadamente las descubre a propósito. Ha de ocurrir sin premeditación, como cuando se ven por algún descosido de las calzas".

La risa es una emoción o una pasión que nace como resultado de la *mezcla de dos pasiones o emociones opuestas*: *alegría* y *tristeza*, cada una de las cuales sirve de contrapeso a la otra y la impide ser excesiva (aun cuando la alegría ha de superar a la tristeza); exceso que podría conducir incluso a la muerte, por eso, aunque es posible morir por una alegría o una tristeza extremas, es muy difícil morir de risa. El motivo por el cual se concitan en lo risible esas dos emociones (alegría o placer y tristeza), parece bastante claro: "la cosa risible nos proporciona placer y tristeza: placer porque le parece indigna de lástima, y no hay daño alguno ni mal que se considere importante, por todo lo cual el corazón se alegra y se ensancha como en la verdadera alegría; hay también tristeza, pues todo ridículo procede de fealdad e inconveniencia, y el corazón, contrariado por tal incorrección, como sintiendo dolor, se encoge y se aprieta. Este desagrado es muy ligero, pues no nos apena lo que les ocurre a los demás cuando la ocasión no es grave. La alegría que sentimos, sabiendo que no hace falta compadecer (salvo por una falsa apariencia), tiene más fuerza en el corazón que la tristeza leve".

Descartes, René (1596-1650): Se refirió al aspecto fisiológico y psicológico de la risa, separándose de los aspectos literarios y éticos, en su *"Tratado de las pasiones del alma"*, escrito en 1649. Considera la risa como uno de los principales *signos de la alegría* y sostiene que la apreciación de lo risible no involucra necesariamente "malicia": no es erróneo reír de la ridiculización de otro mientras no se muestre alguna hostilidad personal.

Hobbes, Tomás (1588-1679): Describía la risa como una pasión de gloria repentina que influía en la salud. Hacía alusión a la "superioridad" por parte del que ríe o de una "degradación" de quién es objeto de la risa: "la risa es la gloria súbita derivada de la antigua creencia de que existe algo ilustre en nosotros, comparado con la debilidad de los demás o con nuestra propia debilidad". Reímos al comprobar que otra persona es inferior a nosotros y comete errores. Un hombre del que se ríe es un hombre "sobre el que se triunfa" y por esta razón no debemos reír cuando nosotros o nuestros amigos son causa de chanza.

Dice Hobbes: "una pasión que no tiene nombre (¿diversión?), cuya expresión exterior es la risa y que siempre es alegría". Y agrega que sea lo que fuera que cause risa, debe ser algo *inesperado* y *nuevo* que desate esa gloria súbita.

Voltaire (seudónimo del francés **Francisco María Arouet** --1694-1778--): En su *"Diccionario filosófico"*, un poco en broma, se adelanta a conceptos actuales al decir que todo el que ríe experimenta una alegría "irreflexiva" sin preocuparse de nada más, ¡qué bonito! Y agrega: "los que buscan las causas metafísicas de la risa no son alegres".

Hartley, David (1705-1757): Su teoría es la primera exposición de que la risa es expresión de *alivio* ante la desaparición de un temor precedente. Sólo que no explica la risa de total alegría cuando no ha existido ninguna alarma previa. Deduce también que la risa, "aún en adultos" (pues él habla de los niños) es *facilitada por la presencia de otros que ríen.* Sobre todo por errores e incongruencias menores cometidos por los que nos rodean.

Kant, Emmanuel (1724-1804): Continuó la teoría intelectualista, haciendo hincapié en que la risa surge por una *incongruencia* entre lo que se espera de lo que se ve y escucha y lo que luego realmente sucede, que suele ser contrario a lo que se esperaba. La risa se dispara cuando la persona percibe dos elementos contrarios o incompatibles que aparecen unidos (como el "doble sentido" en el lenguaje o los contrastes de lo absurdo). La risa es "*una emoción que surge por la súbita transformación de una expectación forzada...en nada"*. Se muestra rotundo al afirmar que "la persona que no se ríe es huraña o pedante".

Para algunos (entre ellos William James), esto es una "falacia psicologista": confundir el *objetivo* del pensamiento (la situación risible) con el pensamiento mismo (la "apreciación" de tal situación). De allí que resulta obvio que hay muchos aspectos incongruentes en la vida que no provocan risa (ver **Bain**, un poco más adelante).

Beattie, James (1735-1803): Establece una distinción entre lo risible y lo ridículo, siendo lo primero lo que excita la "risa pura", libre del elemento de desprecio que participa de lo ridículo. Distingue entre *risa innatural* (forzada o fingida) y la *risa natural*, y a ésta la subdivide en: risa "animal" (originada por cosquillas o el placer), y risa "sentimental" (surge de la apreciación de ideas cómicas). Desarrolla la primera teoría *intelectualista* sobre la risa: lo cómico debe ser en cierta medida "nuevo y sorprendente"; las "emociones negativas" tienen el poder de inhibir totalmente la risa y reconoce que la educación y la crianza impone muchas restricciones a la misma.

Hazlitt, William (1778-1830)**:** Trató en conjunto el tema de la risa y de las lágrimas: "el hombre es el único animal que ríe y llora, porque es el único animal a quien lo conmueve la diferencia entre lo que es y lo que debiera ser".

La risa y las lágrimas son el resultado de un "recurso natural e involuntario de la mente" superada por alguna emoción súbita y violenta (lágrimas) o por una sorpresa o contraste (risa) antes de que tenga tiempo de reconciliar sus secreciones (lágrimas) o sus creencias (risa) con el cambio de circunstancias (motivo de las lágrimas) o con las apariencias contradictorias (motivo de la risa).

Stendhal (seudónimo del francés **Enrique Beyle --**1783-1842--): Escribió un curioso estudio sobre la risa, cuyo título habla por sí mismo, *"Ensayo filosófico sobre un tema difícil"*.

Retoma la teoría de la *superioridad*: para que se produzca la risa es necesario que haya "una contemplación clara y rápida de nuestra superioridad sobre otro, y sólo la compasión por el burlado detiene la risa".

Schopenhauer, Arthur (1788-1860): Persiste en la línea de la incongruencia pero además sostiene con absoluta soberbia haber resuelto de una vez por todas el problema de la risa. Considera, entre otros aspectos, que la risa tiene un efecto, por regla, *placentero*. Y que la manera más fácil de reír proviene de la extrema seriedad: "El hombre serio está convencido que él piensa las cosas tal como las cosas son".

La incongruencia permite que nuestro placer ante lo hilarante surge de la "victoria de la percepción sobre el pensamiento". La facilidad de reír, por ejemplo, ante los chistes obscenos está motivada por la seriedad fundamental que se intenta poner en las relaciones entre los sexos. Sostenía que las personas mediocres, intelectual y moralmente hablando, suelen tener una risa fingida y falsa.

Darwin, Charles (1809-1882): Efectúa relaciones científicas entre los animales (principalmente los monos --lo vemos más adelante--), los niños, los idiotas y los adultos. Para él la risa es originalmente expresión de placer, aunque puede ser empleada de manera *forzada* para ocultar otras emociones como ira, vergüenza o timidez, o ante el caso de la burla o escarnio: "Sonreír o reír pretende mostrar a la persona ofensora que sólo provoca diversión".

Bain, Alexander (1818-1903): Para este autor existen dos elementos en la risa: a) un sentimiento de *superioridad* (Hobbes) y b) un súbito *alivio* de la represión (Hartley) que surge de la extrema seriedad, de la formalidad o de la solemnidad (reírse en una iglesia).

No acepta la teoría de la incongruencia, alegando que "hay incongruencias como un cadáver en una fiesta, la crueldad en los padres, la ingratitud filial, el catálogo de vanidades establecido por Salomón, que producen pena, cólera, tristeza, odio, antes que alegría".

Spencer, Herbert (1820-1903): Se apoya en la *catarsis*, término acuñado por Aristóteles, y brinda una explicación fisiológica: la risa es una energía nerviosa activa que debe escapar por distintos tipos de canales, también nerviosos. Cuando una cierta energía se ve privada de su "desagüe" normal debido a una "incongruencia", escapa por medio de la excitación de la reacción motora de la risa.

En el año 1860, en su libro "*La fisiología de la risa",* fue uno de los primeros que aludió al efecto de *relajación* que produce la risa. Para él la risa es una excelente válvula de seguridad para hacer frente a las "sobrecargas de fuerza nerviosa" y para liberar "movimiento muscular desagradable" (ver conceptos de Freud en el n° 25). Esta energía nerviosa sobreabundante escapa de dos maneras: a través de los pequeños músculos que contornean la boca (sonrisa) y luego por el aparato respiratorio y sus músculos (risa).

Distinguió entre la incongruencia *ascendente* y *descendente*: cuando percibimos como risible el espectáculo de un hombre muy alto y grandote conduciendo un automóvil muy pequeño, todo depende de lo que advirtamos primero, si el auto o el hombre. Deberíamos reír si percibimos al hombre antes que al auto (incongruencia "descendente"); al revés, percibimos una incongruencia "ascendente" y experimentamos la sensación de ¡maravilla!

Sully, James (1842-1923): En 1902, escribió "*Un ensayo sobre la risa*", donde ensalza los beneficios fisiológicos de la misma y también la aconseja entre los *ejercicios corporales*, ya que produce un considerable incremento de *energía vital* mediante la *estimulación nerviosa*. Considera la risa como una *válvula de seguridad* pues "alivia los vasos congestionados del cerebro por culpa de los conflictos mentales y las crueles tensiones que de ellos se derivan y que entrañan un riesgo para el sistema vascular central, haciendo circular más vivamente la sangre" (esto evitaría los ACV).

Efectúa algunas distinciones interesantes: la sonrisa es una risa incompleta; la risa "nerviosa" y la que sobreviene después de un esfuerzo mental prolongado o intenso se debe a una sensación de alivio; la risa "por buen humor" surge cuando hay un "repentino advenimiento de *conciencia placentera*"; la contagiosidad de la risa sugiere una función "coral": la risa colectiva conduce a la solidaridad; la risa tiene una función social correctiva o disciplinaria; su función psicológica constituye una actividad análoga al juego: nos prepara para la participación en la vida social.

La risa sirve como "profiláctico contra la contaminación proveniente de gentes de afuera", por ejemplo, la risa del grupo A ante las costumbres del grupo B salvaguarda al primero de las actitudes del segundo, pero también tiene efectos sobre el grupo B, ocasionándole el abandono de ciertos hábitos (o la adhesión a ellos en forma más tenaz); las actitudes de hostilidad son frecuentemente disipadas por la risa y así se eluden disputas; las principales variedades de lo risible son: rareza, deformidad física o moral, rupturas del orden y las reglas, desgracias menores, lo indecente u obsceno, afectación, ignorancia, incongruencia, juego verbal, ingenio.

Bergson, Henry (1859-1941): Una de las teorías más controvertidas, que podríamos llamar del *desacreditamiento,* tuvo otros postulantes: el mismísimo Aristóteles, Platón, Luigi Pirandello, etc. Nos reímos de la persona o de la situación que resulta no ser lo que aparenta ser. Cuando alguien hace -o deja de hacer- algo que lo *desacredita* ante los demás (ridículo, tropiezos, despistes, "metidas de pata", los ahora populares "bloopers" en televisión) o ante una situación que se manifiesta distinta a la que esperábamos.

Bergson la expone de manera más estricta destacando que lo risible debe, necesariamente, *ser humano;* los animales u objetos inanimados se transforman en risibles sólo en la medida que nos recuerden algo humano, y, a su vez, agrega: "Las actitudes, gestos y movimientos del cuerpo humano son risibles en la exacta proporción en que ese cuerpo nos recuerde una mera máquina"; enunciando la ley general de que el elemento esencial en lo risible reside en *"algo mecánico incrustado en lo viviente"*: si vemos una persona vistiendo alguna prenda anticuada o que le queda muy chica, o muy grande, nuestra atención se dirige de inmediato a las ropas (inanimadas) como opuestas al individuo (viviente) y nos reímos.

Continúa aseverando que una condición necesaria para la risa es la ausencia de sentimiento, "porque la risa no tiene enemigo más grande que la emoción". Lo cómico implica una suerte de "momentánea anestesia del corazón, su llamado es a la inteligencia, pura y simple". Y esta inteligencia debe permanecer en contacto con otras inteligencias para provocar la risa.

Es decir que nuestra risa es esencialmente social. Pero al mismo tiempo tiene una función: mantener suspendida sobre el individuo la amenaza de la *corrección* o del *desaire* y por esta razón nuestro placer derivado de la risa nunca es puramente estético y desinteresado, porque siempre tenemos "una irreconocida intención de humillar, y consecuentemente de corregir a nuestro vecino"(1).

Höffding, Harald (1843-1941): Opinaba que "la mera posibilidad de utilizar la risa como un arma presupone que tiene poder". Si bien la risa es primariamente una expresión de placer, en realidad, es la expresión de la "satisfacción del *instinto de autopreservación*", que no es otra cosa que el amor del "yo". Esta posición de pura superioridad puede estar coloreada por desprecio, por simpatía (esto sería el *humor*), o por liberación: lo sublime tiene un poderoso enemigo en lo ridículo y siempre estamos listos para descubrir lo risible en cualquier autoridad, especialmente en aquella que perdió parcialmente su poder.

La risa puede producirse por ciertas condiciones físicas sin que constituya expresión de emoción o de la fina apreciación de lo ridículo; son los casos de intenso frío, o después de pasar mucho hambre o en el caso de los débiles mentales que estallan de risa al escuchar música o cuando se los acaricia o se les da de comer.

Mc'Dougall, William (1871-1938): Este psicólogo británico, escribió "*Una nueva teoría sobre la risa*" (1922), donde propone que la función biológica de la risa es la de ayudar a mantener el bienestar y la salud *psiquica*: "la risa es el antídoto del dolor simpatético". Un buen aporte fue advertir que "si estamos complacidos cuando nos reímos, estamos complacidos porque nos reímos". Aunque distingue que lo que produce más placer es la sonrisa y no la risa.

Baillie, J.B. (1872-1940): Filósofo británico, reconoce la importancia de un *fin* para reír. El sentimiento de *triunfo*, que casi siempre acompaña a la risa surge del hecho de que en la risa hemos "triunfado sobre lo incoherente, conservando nuestra creencia en ese fin que permanece y nos preservamos nosotros mismos ante lo incongruente".

Eastman, Max (1883-1969): Escritor estadounidense, considera a la sonrisa y a la risa como grados diferentes de una misma reacción, siendo ambas expresivas de placer. La risa por sí misma "no es un acto de rechazo sino de aceptación; no es dolor sino placer". Este placer tiende a ser social, siendo la risa un acto de bienvenida. Y va más allá pues lo identifica con placer en general, de forma que la reacción de reír ha pasado de ser un medio de comunicación de placer social a ser un medio para la *comunicación social* del placer.

Piddington, Ralph (1906-1974): Este psicólogo australiano distingue tres *funciones* primordiales de la risa en cuanto a sus efectos sobre el ser humano y sobre la sociedad.

1. Función biológica: Desde el punto de vista biológico, encontramos que la risa, originariamente cumple la función de comunicar a los padres de que su hijo está *satisfecho*: un estado subjetivo en el que se expresa que no es necesario un "ajuste" sobre el estado anímico que existe en ese preciso momento en que se expresa o se moviliza la risa. Claro que lo mismo ocurre con los adultos: la risa así entendida, en su aspecto más elemental, expresa una *completa satisfacción con las cosas tal como están.*

2. Función Primaria Social (o "compensadora"): Cuando la persona convive en sociedad, la risa sufre muchas modificaciones al surgir en esas situaciones que pueden describirse como "risibles". Se convierte en una especie de *compensación psíquica*: es la actitud adecuada que los miembros de una sociedad deben tomar ante las numerosas y variadas situaciones que pueden desencadenarla. Situaciones que pueden ser *cómicas* o, al menos, *desacostumbradas* (y a veces hasta desagradables), cuya reacción es provocar la risa como un "ajuste o compensación placentero".

3. Función Secundaria Social: La risa aparece como "reemplazando" otras reacciones a nivel social. La más notable es cuando cumple secundariamente una tarea *correctora* o de *sanción* ante comportamientos que no merecen mayor castigo. También como *desaprobación moral*, y hasta como *degradación* de una actitud ridícula que produjo alguna persona.

Igualmente cuando la risa acompaña a un sentimiento de *superioridad.* En realidad, la risa puede aparecer asociada con cualquier reacción emocional (sea una EP o un HMN), *siempre que ésta no posea un carácter intenso*, porque cualquier emoción muy intensa elimina esa posibilidad de completa satisfacción que se necesita para ser expresada a través de la risa (57).

Stern, Alfred (1911-1979): Este filósofo judío francés, siguió el criterio de estudiar y explicar la risa y el llanto conjuntamente, y en su obra *"Filosofía de la risa y del llanto"* (1940), crea una teoría basada en el aspecto "axiológico", es decir de los *valores* humanos (67), considerados como la *tonalidad emotiva* de la realidad (lo que nosotros enumeramos como HMN y EP), pues, sostiene, que en una sociedad de puras inteligencias no habría ni risa ni llanto. La inteligencia comprende; ni ríe ni llora. Es una teoría bastante concreta de los ejemplos por los cuales se ríe o se llora cotidianamente..

Para este autor la verdadera *causa* de la risa se encuentra en la *degradación de los valores*, por un juicio "negativo" que hacemos de ellos y que se manifiesta a través del acto de reír. Toda risa es un instintivo juicio de valor. Y estos juicios dependen en gran medida de las particularidades individuales o colectivas del sujeto o del grupo social, político, nacional o religioso que los emite. Por eso es que no todo el mundo se ríe de las mismas cosas. Algunos ríen porque ven una degradación de valores y otros no ríen porque ven en el mismo suceso una amenaza a sus valores más caros o importantes.

En cuanto al llanto, considera que es provocado por una *pérdida* o por la *amenaza de pérdida* de valores, o por algo *irrealizado* o *irrealizable.* Las lágrimas de duelo, tristeza, aflicción, nostalgia expresan juicios "positivos" sobre valores considerados *perdidos*; las lágrimas de angustia, miedo, cuidado, inquietud, se expresan por valores que se consideran *amenazados*; las lágrimas del deseo insatisfecho, cólera, rabia, se expresan sobre valores *irrealizados* o considerados como *irrealizables.* En cambio, las lágrimas de "desesperación" se expresan por valores perdidos, irrealizados o irrealizables y no por los amenazados, pues aquí subsiste la esperanza.

Mulkay, Michael (1936): Sociólogo británico, es el defensor de la *Teoría del "Play"*, que considera que cualquier cosa puede volverse graciosa con sólo tomársela a broma.

Provine, Robert (1943): Neurobiólogo del comportamiento de la Universidad de Maryland, autor de *"Laughter: A Scientific Investigation"*.

Sostiene que la risa podría ser una forma ancestral de comunicación. El paso hacia la bipedestación que se produjo en los orígenes de la humanidad, liberó al tórax de la función de soporte que ejercía en la locomoción cuadrúpeda, un paso crítico que, al desligar la respiración de la carrera, proporcionó a los seres humanos un control flexible de la respiración, necesario para el lenguaje oral y para nuestra risa característica. La risa es un "balbuceo lúdico, instintivo, contagioso, estereotipado y de control subconsciente, o involuntario, que raramente se produce en soledad".

Hay estudios adicionales que avalan la veracidad de esta teoría. Psicólogos de la Universidad de Nevada realizaron un estudio sobre 162 voluntarios que fueron filmados para registrar sus expresiones faciales mientras veían una película cómica. Se estudiaron en 3 condiciones: solos, acompañados por una persona desconocida del mismo sexo, y acompañados de un amigo, también del mismo sexo. Los resultados mostraron que, a pesar de que su valoración de la comicidad de la película y de su diversión fuera la misma, la frecuencia y duración de la risa fue significativamente mayor cuando los individuos estaban acompañados. En opinión de los autores, es una demostración de que la risa y la sociabilidad están emparentadas.

Provine buscó adoptar una *táctica naturalista y descriptiva* para revelar los disparadores subconscientes y las raíces instintivas de la risa. Inicialmente observó a sujetos en su laboratorio, pero encontró que la risa era demasiado frágil, ilusoria y variable bajo escrutinio directo. Por ello, decidió observar la aparición de risa natural y espontánea en la vida diaria. Empezó a escuchar y grabar a escondidas la risa **conversacional** (aquella que sigue típicamente al discurso de la conversación un segundo después), documentando 1.200 episodios, y estudió más tarde los patrones de quiénes reían y cuándo, para analizar sus cualidades.

Su conclusión fue que para que se produzca risa es necesaria más de una persona, siendo el elemento mínimo una díada, un hablante y un oyente (excepto en el caso de un espectador que ríe a carcajadas viendo la televisión, por ejemplo). Sorprendentemente, Provine encontró que los hablantes ríen más que sus oyentes. La risa tendía a seguir un ritmo conversacional natural, salpicando el discurso tras declaraciones completas, y especialmente tras cambios de volumen o entonación. Lo más interesante fue que menos de la cuarta parte de los comentarios previos eran realmente humorísticos.

De aquí sugiere que la risa sincroniza los cerebros del hablante y el oyente, de tal modo que sirve como una señal para las zonas receptivas del lenguaje, tal vez conmutando la activación entre estructuras cerebrales competitivas de la cognición y la emoción.

Las observaciones de estudiantes riendo en el momento justo le llevaron a concluir que la risa está bajo un relativamente débil control consciente, y que la risa de aspecto más natural está provocada por mecanismos subconscientes.

Penjon, Albert: Para este psicólogo, la *libertad*, que es de por sí esencialmente placentera es la "causa universal de la risa". A su vez, la risa surge cada vez que el curso normal de los acontecimientos es interrumpido de súbito sin que nazca una emoción intensa. Por esta razón los niños ríen más rápidamente que los adultos que se han acostumbrado ya a la operatividad de las leyes de la naturaleza y no se emocionan mucho por lo que es novedad, o es raro o misterioso.

Gregory, J.C.: Adopta el criterio de que "existen muchas risas: risas de triunfo, de autocongratulación, de superioridad, de escarnio, de desprecio, de juego, de saludo, y de diversión". Agrega que aunque la risa puede tomar muchas formas, todos los ejemplos de ella pueden exhibir una cualidad común, el elemento de *alivio.* Su "forma" elemental es la "clara risa insofisticada del puro alivio", tal como la de los niños cuando se los libera de un estado de tensión.

Es especialmente el elemento de alivio en la risa lo que hace posible su *humanización* y el elemento *placer* que frecuentemente acompaña a la risa se debe al hecho de que el alivio es placentero. Agrega que "la risa es siempre una fiesta momentánea".

Graciocismo: Es una corriente ontológica que plantea que todo lo que hacemos debe ser gracioso. En su seno hay una interna: están quienes dicen que la risa concientiza (la corriente de la *risa-conciencia*), y por el otro lado los que la conciben como una manera de olvidar el dolor (la corriente de la *risa-balsámica*).

¡Cuántos razonamientos útiles! ¿Verdad?

Pero *seguimos sin saber* **de dónde** procede la risa.

Otro aspecto surge inmediatamente: la risa ¿es *innata, aprendida* o *inducida*?

Si es **innata**, ¿dónde se origina? Al principio se buscó un *órgano* de la risa, tal vez cerca del corazón; luego se buscó alguna *glándula*; luego se habló de algún posible *gen* que sea el que produce la facultad de reír (actualmente parece ser que se lo ha identificado en el genoma humano: se llama SNRPN, y hasta el momento aparece asociado a síndromes que provocan carcajadas involuntarias); ahora se habla, como vimos, de un *centro hilarante* en los lóbulos del cerebro.

Aunque pensamos que de lo que debiéramos hablar es de una **neuroquímica** y de una **bio-energía** de la risa, postura en la que nos encontramos y que explicamos a lo largo de este libro.

También están los que la consideran un *don divino* otorgado a los humanos por los seres superiores para hacerles más llevadera la vida en la Tierra. De esta manera se la define, *junto con la alegría*, como "expresiones del alma". Sin duda la sonrisa y la risa son las manifestaciones físicas de la alegría, y más aún: la risa es el *eco sonoro* de la alegría.

Si es **aprendida**, ¿de quién se aprende? Indudablemente que de nuestros progenitores. ¿Y de quién aprendió a reír el primer hombre? ¿Acaso alguien un día se rió "por casualidad"? No lo creemos.

Si es **inducida**, por ejemplo por un cosquilleo, es una experiencia puramente *física*, y no nos resuelve el planteo. Tampoco lo resuelve si experimentamos la risa como una liberación inducida *emocionalmente* o si se manifiesta como un fenómeno *social,* donde la risa se convierte en una experiencia que compartimos los unos con los otros.

Aunque debemos aceptar algún tipo de inducción: la risa está en íntima relación con las *imágenes mentales* que nos creamos, con el *lenguaje* que escuchamos y con la *gestualidad* que observamos, que son un gran apoyo para hacernos reír.

Finalmente, debemos volver a preguntarnos: ¿la risa surge como una especie de triunfo al "captar el sentido" de lo risible, o de lo cómico, o de la contradicción (muchas veces aparente), o de la sorpresa? Tal vez por todo ello. Cualquiera de estos elementos incita a una *reacción* de nuestra mente (a veces del consciente pero muchas más veces del subconsciente) que nos hace partícipe del proceso que culmina en la satisfacción o el placer que provoca el estallido de la risa.

¿Le quedó más claro?

Como ha visto, se ha avanzado mucho en especulaciones interesantes, todas válidas pero ninguna terminante. Aquí aparece lo bueno de los temas como éste, que usted cierra el libro y se queda con numerosas dudas...

La risa en el reino animal

En el reino animal, afirma Holden, hay numerosas especies a las que les gusta jugar, y por lo tanto debe haber numerosas formas de reír: el gato parece reír con el ronroneo; el conejo con las orejas; el delfín emite un sonido que se asegura es una risa; la hiena parece reír de forma bastante parecida a la del hombre; el loro imita a la perfección una carcajada humana; el perro lo demuestra con la cola. ¿Sabe usted por que el perro mueve la cola cuando está contento? (pausa) ¡Porque la cola no puede mover al perro...!

Charles Darwin, en una de sus obras maestras ("*Expresión de las emociones en el hombre y en los animales*", 1872) aseguraba que la acción de reír proviene del "mostrar los dientes" de los simios. La idea consiste en que cuando éstos muestran los dientes ahuyentan las amenazas y que, de un modo similar, cuando los humanos sonríen y ríen, están sublimando la agresión y transmitiendo control. Concluye Holden que el *¡já,já!* de los humanos está vinculado con el *¡jú,jú!* de los monos (33).

Pero, ¿de qué se ríen los simios? Los humanos nos reímos cuando algo es gracioso, o cuando sentimos mucho agrado por alguien o algo. Los investigadores encontraron que en los orangutanes ocurre algo muy similar. Los animales producen estas expresiones cuando están en una situación positiva, por ejemplo cuando están jugando, lo cual revela que el contexto social también es muy importante para ellos. Y algunos estudiosos aseguran que lo desarrollaron antes de que surgiera la especie humana. ¿Los monos "inventaron" la risa?

El neurobiólogo Robert Provine, hizo cosquillas y jugó con chimpancés en el Centro Primate Regional Yerkes en Atlanta. La risa en los chimpancés, nuestros parientes genéticos más cercanos, está asociada con juegos rudos y cosquillas. Cuando los chimpancés ríen, emiten jadeos característicos, desde los apenas audibles hasta fuertes gruñidos, con cada respiración. "Los humanos reímos cuando expulsamos el aire. Cuando decimos ja-ja-ja, cortamos la expulsión de aire", dijo Provine. "Los chimpancés no pueden hacer eso. Ellos hacen un sonido al tomar aire y al expulsarlo. No tienen control de la respiración para producir la tradicional risa humana".

Un pionero neurólogo, Jaak Panksepp, de la Universidad Bowling Green del Estado de Ohio, que describió la risa de las ratas, sugiere que el estudio de las emociones animales, en el pasado un tabú científico, está siendo rápidamente aceptado. "Los circuitos nerviosos de la risa existen en regiones muy antiguas del cerebro", dijo, "y formas ancestrales de juego y risa existieron en otros animales eones antes de que llegáramos los humanos". Descubrió reacciones haciendo cosquillas a las ratas en la nuca, y éstas chillaron alegremente. Los ratones emiten un sonido de una frecuencia de 50 kHz, en particular durante los juegos en animales jóvenes. Los animales establecen una dependencia a estas cosquillas y las buscan reiteradamente ante la sola visión del experimentador. Observando el comportamiento de los ratones y asemejándolo con la risa espontánea durante los juegos infantiles, los investigadores postulan que la risa transmite modos de solidaridad social positiva, promoviendo formas cooperativas de relación.

La risa, al menos en respuesta a estímulos físicos directos como las cosquillas, puede ser un rasgo común compartido por todos los mamíferos.

El gran paso adelante en el estudio de la risa de los perros lo dio la investigadora de la Universidad de Nevada, Reno, Patricia Simonet. Después de realizar extensas investigaciones sobre los chimpancés, Simonet estaba abierta a la idea de las emociones animales, pero el sonido de la risa que descubrió en los perros fue inesperado: una "exhalación jadeante, pronunciada, forzada que suena al oído no acostumbrado como el jadeo normal de un perro". Pero un espectrógrafo mostró estallidos de frecuencias, algunas más allá del oído humano.

El jadeo es más simple, y se limita a pocas frecuencias. Al oír una grabación de la risa de un perro, los animales buscan sus juguetes y juegan solos, nunca dio inicio a respuestas agresivas.

"Si quieres invitar a tu perro a jugar usando la risa canina, di *he, he, he*, sin pronunciar la *e*", dijo Simonet. Cuando hizo escuchar la grabación de la risa de un perro en un refugio animal, descubrió que incluso los cachorros de 8 semanas reaccionaban empezando a jugar, algo que no habían hecho cuando fueron expuestos a otros sonidos caninos, como los gruñidos.

Aunque hemos visto que para los filósofos y pensadores de todos los tiempos la risa es exclusiva de la especie humana y se dice que no existe otra criatura con capacidad humorística. Y certeramente pregunta Greville: "¿no es también la única criatura que se merece ser objeto de risa?".

Henri Bergson agrega que muchos han definido al hombre como "animal que ríe", del mismo modo habrían podido definirlo como "animal que hace reír", por eso es que la gran mayoría de las veces la risa se convierte en un placer y el ser humano está capacitado para "captar al vuelo" la menor ocasión de hacer brotar la risa.

37. "Muéstrame cómo ríes ...

... y *te diré quién eres".*

O los tipos de risa que pueden distinguirse conforme a la profunda naturaleza humana de quién ríe.

El novelista ruso Fyodor Dostoyevsky escribió: "Puedes conocer al hombre por su risa, y, si te gusta antes de conocerle, se puede afirmar de él que es una buena persona". De manera parecida advierte Ralph Waldo Emerson: "El ser humano debería tener cuidado cuando ríe, ya que muestra todos sus defectos". Y Robert Holden nos dice: "Su sonrisa es una firma, su risa es una etiqueta... Nadie ríe igual. Cada tipo de persona tiene su tipo de risa... Su risa tiene un ritmo, un nivel, un volumen y una duración particulares que le pertenecen a usted única y exclusivamente".

Sin duda que el mejor tipo de risa es cuando nos reímos *con* alguien y no *de* alguien, es la risa **compartida**, de la que escribió W. Grant Lee: "La risa compartida crea un vínculo de amistad. Cuando las personas ríen juntas, dejan de ser jóvenes y ancianos, maestros y alumnos. Se convierten en un solo grupo de seres humanos que gozan juntos de su existencia". En las relaciones y en el seno familiar es necesario un intercambio de sonrisas y de risas *de manera constante*.

Asegura Holden que reír **"de"** es una actitud defensiva, divisiva, y son las personas inseguras y desconfiadas las que adoptan esta actitud. No obstante, aconseja que en el caso de que la cólera le esté carcomiendo las entrañas, es preferible reírse *de* alguien antes que agarrarse a las trompadas con él. También cuando reímos a **"costa de"** una persona por la cual sentimos afecto, ocurre que inmediatamente nace la necesidad de consolarla mediante un exceso de ternura (a menos que riamos de un desconocido que resbaló y se cayó). Mientras que reírnos **"con"** nos ayuda a sentirnos más cómodos, a conectarnos; es la actitud de las personas felices y confiadas.

Luego está quien **ríe demasiado**, y dicen: "yo siempre tengo facilidad para reírme" o "a mí cualquier cosa me hace reír". Esto puede indicar una gran y constante felicidad o una escasa felicidad. Según Jean Paul Richter: "nadie está más profundamente triste que aquél que ríe en exceso". Un dicho popular dice "Quien quiera vivir bien, de todo se ha de reír".

Y otro contrasta: "Quien ríe demasiado es tonto confirmado".

Según Desiderio Erasmo (1466-1536): "Reírse de todo es propio de tontos, pero no reírse de nada es de ignorantes". Nosotros agregamos que no reírse de nada es una falla en la "inteligencia emocional" ante las circunstancias de la vida. Ya corroborado por Aristófanes (450-385 a.C.) cuando dijo: "la risa es una obligación de la inteligencia".

A su vez, quien **no ríe** nunca, nos está mostrando varias cosas: depresión, enfermedad, insatisfacción existencial, disconformismo o algo peor, como dijo Thomas Carlyle: "El hombre que no ríe no sólo es propenso a las traiciones y estratagemas, sino que toda su vida es ya una traición y una estratagema". Otro dicho popular dice: "Del hombre que nunca se ríe, nadie se fíe". O han perdido esa facultad de poder reír sin saber por cuales circunstancias concretas. En nuestra escuela es muy común escuchar: "hace años que no me río con ganas" o "yo no puedo llegar a la carcajada" o "¿por qué yo no puedo recuperar mi risa fresca y espontánea?"

Y realmente, es suficiente con mirarles el rostro para darnos cuenta.

Hay muchos tipos diferentes de risa.

La **carcajada** es un fuerte estallido, sin restricciones, pero de corta duración, de la risa: reír de una manera ruidosa y bulliciosa. La palabra es de origen escocés y entró en inglés a fines de 1700, casi al mismo tiempo que el similar *gawf*, que significa "reír en voz alta". Este término fue acuñado por el amado y caprichoso artífice de la palabra --Humpty Dumpty (Zanco Panco)--, de Lewis Carroll en su novela de 1871, *"A través del espejo"*.

De aquí aparece, a mediados de 1900, el término *boff*, del ámbito teatral, como algo que produce un estallido repentino de risa, probablemente como un acortamiento de la palabra *boffo* que significa "una broma o chiste". La palabra italiana de sonido similar *buffo*, se traduce como "divertido, cómico".

También apareció otra palabra en la misma época, en Estados Unidos, del argot teatral: *yuk* o *yock*, que significa algo así como "reír por una broma", y como a veces se lo escribía *puaj*, los hablantes ingleses en la década de 1960 comenzaron a usarlo como una exclamación de disgusto.

La risa **explosiva** (a "mandíbula batiente") es la más *espontánea* y además, una verdadera bendición. ¡Es tan lindo escuchar --y ver-- reír de esa forma a las personas! Aunque "desternillarse de risa" puede ocasionar dolor de cabeza, de mandíbulas, de estómago y de abdomen.

En este tipo de risa pueden aparecer sonidos como parecidos a las exclamaciones de algunos animales: **cachinatar** o **cacarear**, reír de una manera "rota o chillona", como una gallina o un ganso; también el **rebuznar** (el término *heehaw*, de principios de 1800), una carcajada que recuerda a un caballo relinchando.

La risa **ahogada** (reírse "para adentro"). Son los que hacen todos los gestos y movimientos de la risa pero... ¡no sale el sonido!

La risa **abdominal**, sacuden mucho el estómago y el abdomen. Es una risa franca. Es muy evidente en las personas gorditas.

La risa **convulsiva**, sacuden todo el cuerpo, mueven los brazos y las piernas. Son muy expansivos.

La risa **contaminante**, tambien "*quinestésica*", son los que se vienen encima y agarran, o empujan o dan golpes por su evidente euforia.

La risa **disimulada** --por lo bajo-- sugiere la existencia de un secreto o alguna picardía. También considerada como **risita**, ha estado presente desde finales de 1600, y significa "una risa espasmódica tonta, especialmente con breves jadeos repetidos, muy común en menores y adolescentes por una diversión mal disimulada o nerviosa".

La risa **falsa**, o *hipócrita*. Parece que ocurre cuando persisten los pensamientos a pesar de estar riendo.

Esto es porque cuando uno ríe realmente --nos dice Osho-- entra en una especie de profundo estado meditativo. Los pensamientos se detienen. Es imposible reír y pensar a la vez. El gozo que produce la risa acalla los pensamientos, porque la risa es la sinfonía triunfal de la mente. Si usted sigue pensando es porque está falseando su risa. Un refrán de origen judío dice: "No hay más falsa que la risa de la cara".

La risa **burlona**, busca destacar lo grotesco o lo débil y se escarba en la herida. Se busca la diversión a costa del sufrimiento de otra persona. La persona ríe allí donde la otra tiene ganas de llorar.

El poeta griego Hesíodo (s.VII a.C.), cuenta que Momo, al mismo tiempo hijo del Sol y de la Noche, era el *dios de la Burla*, y castigaba a dioses y hombres con sus críticas despiadadas acompañadas de risas burlonas.

Cabe preguntarse si los burlones no intentan tapar con su actitud alguna imperfección propia. Esto lo analizaron Descartes ("los más imperfectos tienen la costumbre de ser los más burlones") y Nietzsche ("puesto que soy un canalla, tú deberías serlo también"); y lo ejemplificó Victor Hugo en su novela *"Notre-Dame de París"*, cuando el jorobado Quasimodo gana un concurso de fealdad al provocar la más **salvaje** de las risas al mostrar a las multitudes su figura deforme.

Sin embargo, observa Alfred Stern, nadie se ríe de una fealdad "interesante", si ésta pertenece a algún genio, o a un gran artista. Y tampoco nos reímos ante una fealdad "aterradora", puesto que en realidad nos hace temer.

Aunque sí nos hace reír, y tal vez sin tono de burla, la *tontería* cometida por alguna persona, y cuando más grande es la tontería, mayor es la impresión cómica que desata la risa.

La risa **maligna**, surge cuando vemos que algún daño se le produce a la persona que, creemos, es merecedora de ese daño (esto incluye que también se envidia o se odia a la persona afectada).

La risa **incontenible**, vulgarmente denominado "tentación de la risa", no es fácil pararla o detenerla.

La risa más **sabia**, es la de reírse de uno mismo y con uno mismo. Sin duda es un medio de auto-conservación moral y psico-físico.

La risa más **genuina** es la que nace del corazón. La risa es el cantar de la sirena en el océano del corazón. Una de las lecciones más importantes que nos enseña la risa --concluye Holden-- es que no deberíamos tener miedo de vivir la vida directamente del corazón.

De la misma manera que con la sonrisa, aquí también podríamos hablar de numerosos tipos de risas. Algunos investigadores japoneses dicen distinguir 180 clases de risas. Probablemente puede haber una para cada estado de ánimo y sería por supuesto un alto número. La autora Mari Cruz Garcia Rodera (22) hace una distinción entre lo que serían tipos de risas *sanas* (las llama "risas del amor"), y risas *insanas* y *enfermizas* ("risas del temor"). Así tendríamos: risa **alegre**; *risitas* **tontas**; risa de **saludo**; de **triunfo**; de **juego**; de **autocongratulación**; de **diversión**; de **superioridad**; de **felicitación**; **vigorosa**; **impulsiva**; **atractiva**; **suave**; **liberada**; **cándida**; o bien: risa **sarcástica** o **irónica**; risa **maquiavélica**; risa **diabólica**; risa **lasciva**; risa **violenta**; **histérica**; **nerviosa**; **vengativa**; **falsa**; **fingida**; **amenazante**; **interesada**; **despreciable**; etc.

Acústica de la risa

La risa produce todo tipo de sonidos, incluyendo bufidos y gruñidos. Los estudios indican asimismo que la risa no suele componerse de frases sonoras como *"ja-ja"* o *"jo-jo"*. Al contrario, está compuesta de sonidos mucho más neutrales. Las risas pueden asociarse incluso una física vocal fuera de lo común, incluyendo remolinos de aire o silbidos próximos a la laringe.

También se han apreciado diferencias en el uso de tales sonidos en función del sexo (los hombres tienden a gruñir y a soplar más a menudo que las mujeres). Estas últimas, además, suelen reír de forma cantarina.

Sus risas implican el uso de los tejidos de la laringe que se usan para producir vocales y sonidos parecidos. En ambos sexos, las risas suelen tener un tono muy alto. Los científicos han medido sus frecuencias fundamentales y han comprobado que la risa de la mujer, como promedio, duplica la entonación del habla normal (la frecuencia se duplica). En el hombre, la diferencia es 2,5 veces la frecuencia fundamental del habla normal, habitualmente de tono más bajo que la mujer. Por ejemplo, en el hombre, las frecuencias fundamentales se hallan sobre los 1.000 Hz, mientras que la mujer alcanza los 2.000 Hz.

Al igual que la sonrisa, la risa es un **lenguaje universal**. ¿Se dio cuenta? Todos reímos en el mismo idioma...

38. Aspectos relacionados

Siguiendo una vez más los lineamientos de Raymond A. Moody --a los que hemos sumado nuestras experiencias-- es posible distinguir algunos aspectos relacionados principalmente con la acción de reír.

1. La risa y el llanto.

Dos máscaras, una con el rostro del llanto, la otra con el rostro de la risa, simbolizan al Teatro, entendido éste como una de las expresiones más totalizadoras del ser humano. Efectivamente, tragedia y comedia, llanto y risa, ambas son las respuestas del ser humano más íntimamente relacionadas; "debemos aprender por la risa tanto como por el llanto", ha dicho Ralph Waldo Emerson. Y al respecto agrega Alfred Stern (67), que no sólo podemos aprender de nuestras propias risas y llantos, sino de los ajenos: si no supiéramos nada de un grupo social dado, excepto aquello que es objeto de sus risas y sus lágrimas, bastaría para conocer su esencia.

Ocurre que alguien derrama lágrimas allí donde otro las reprime, que una persona se ríe locamente donde otra no se siente nada divertida y --según Stern-- esto se debe a los distintos juicios de valor de las personas que, a su vez, están influidos por *condiciones* psicológicas, culturales, sociales, etnológicas y otras.

Según el poeta inglés Leigh Hunt: "Dios creó las lágrimas y la risa con fines constructivos; la risa hace posible que el alborozo y la sorpresa respiren a pleno pulmón, mientras que las lágrimas permiten dar rienda suelta, con paciencia, a la tristeza y al dolor".

Rudolf Steiner, desde la antroposofía, también habla de la risa y el llanto "...vemos que el Yo, si no encuentra una satisfacción en la relación con el mundo exterior, o bien se puede elevar hacia una libertad interior a través de la risa, o bien tiene que sumergirse en el llanto, consolándose de la pérdida a través de una actividad creativa".

Sin duda el llanto tiende a acompañar un estado de ánimo de desesperación y en general, se lo reconoce como expresión de este estado que asume las características de dolor, sufrimiento, angustia, desolación, tristeza, depresión, preocupación, frustración, fracaso, soledad, etc. Dice Stern que si existe en el mundo un manantial inagotable, es ciertamente las lágrimas de todos estos casos o estados de ánimo, convertidas en el más amargo de los líquidos. El llanto es importante como catarsis o desahogo emocional, y no debe reprimirse. Lo que sí es importante cuidar es que cuando hemos llegado a un cierto punto en nuestro dolor o disgusto, seguir llorando no sea lo más saludable, pues las lágrimas no nos dejarán "ver" otras perspectivas.

Existen algunas líneas de conocimiento y aprendizaje que apelan a trabajar el llanto como catarsis para luego, desde allí, acceder a la risa. Personalmente no estamos de acuerdo con esos mecanismos, aunque aceptamos que a las lágrimas --sean vertidas por alegría o por tristeza-- suele ser útil, muchas veces, dejarlas correr. El riesgo reside en que quien se acostumbra a "soltar" sus lágrimas, lo hace cada vez con mayor facilidad, hasta que termina llorando ante cualquier circunstancia de la vida y en cualquier lugar. Y de lo que no caben dudas es que el llanto *debilita* psicofísicamente. En cambio la risa tiene el doble efecto de *relajarnos* y *energizarnos* al mismo tiempo, en lo mental, en lo emocional, en lo físico y hasta en lo espiritual.

Sin embargo el llanto puede aparecer como resultado de una emoción fuertemente placentera. Se dice que "reímos por no llorar", y Miguel de Unamuno creía que la vida es llanto para los que *sienten* y risa para los que *piensan*. El equilibrio entre risa y llanto, entre pena y alegría --risa y llanto pueden ser consecuencia de pena o de alegría indistintamente--, es uno de los misterios del hombre, ese animal que ríe y llora. Al respecto, dice Anne Rice: "Lo cierto es que la risa siempre suena más perfecto que el llanto. La risa mana con violenta abundancia y es melódica sin esfuerzo. El llanto a menudo es convulsivo, entrecortado, o entregado a la humillación".

En el sentir popular, algunas creaciones musicales reflejaron en canciones esta relación de la risa y el llanto. En el habla hispana, por ejemplo, el tradicional *"Cielito lindo"*, cuyo estribillo dice: *"Ay, ay, ay, ay, canta y no llores, porque cantando se alegran, cielito lindo los corazones"*;

o una del cantautor español Peret, que dice: *"Es preferible reír que llorar, y así la vida se debe de tomar, los ratos buenos hay que aprovechar, si fueron malos mejor olvidar"*; o el tema de la cantante Celia Cruz: *"No, no hay que llorar, que la vida es un carnaval"*.

El poeta mexicano Juan de Dios Peza, dice: "El carnaval del mundo engaña tanto que la vida es una breve mascarada, aquí se aprende a reír llorando y también a llorar con carcajadas".

El 21 de abril de 1988, Osho introdujo una nueva terapia meditativa llamada *Meditación de la Rosa Mística*: "el crecimiento supremo se simboliza como una rosa mística; cuando tu ser florece, abre todos sus pétalos y libera su bella fragancia".

La meditación es así: 1) una semana de risas por tres horas al día, riendo sin ningún motivo, y cada vez que la risa comienza a disminuir, gritar *"¡Yaa-Jú!"* y regresará; 2) luego una semana de llanto por tres horas al día, derramando lágrimas sin ningún motivo, si no salen sólo decir *"¡Yaa-Bú!"* suavemente, para que se suelten; y 3) finalmente una semana de presenciar por tres horas al día, un testigo silencioso, el observador en la cima de una colina que simplemente observa lo que le suceda sin identificarse o extraviarse con pensamientos, sensaciones corporales, sentimientos, juicios, sentándose en el piso o usar una silla, cabeza y espalda bien derechas, ojos cerrados y respiración natural, y terminar bailando con música que toque el corazón. Lo que hace una duración total de 21 días.

Lo que sí vemos todos cotidianamente es que la risa suele ser acompañada de lágrimas, tan característico de una *risa sana*: "llorar de risa ante algo muy divertido". William Blake lo explicó con un juego de palabras: "El exceso de llanto hace reír; el exceso de risa hace llorar".

Durante los accesos de risa, a menudo aparecen las lágrimas y, frecuentemente, después de haber llorado mucho, nos dan ganas de reír a carcajadas. Hasta las expresiones faciales son similares: a veces no es fácil distinguir si una persona está riendo o llorando. Sin embargo, a pesar de todas estas semejanzas, Allen Klein distingue una gran diferencia entre reír y llorar: la risa nos ayuda a trascender nuestro sufrimiento, el llanto puede perpetuarlo. Un proverbio yiddisch afirma: "La risa se puede oír desde más lejos que el llanto".

Pero existe un tipo de risa que --aunque nos pareció no incluible dentro de las patologías-- no podemos catalogar de muy normal: es la llamada por Moody risa **contraria**. Son las personas que ante los acontecimientos dolorosos (una muerte u otro tipo de desgracias) en lugar de llorar ¡se ríen! Ellos aseguran que esta conducta --que no pueden evitar-- les resulta embarazosa ya que les preocupa lo que pueden pensar quienes los observan.

También es muy común la *risa* **nerviosa**. Es algo así como una "válvula de escape" después de haber vivido una situación muy estresante o de peligro inminente y haber salido airosos o sin ningún rasguño. El desahogo suele producirse a través de la risa, mezclada con lágrimas.

2. Como rasgo "explosivo".

Cuando la risa es repentina, muy sonora y explosiva, ya vimos que puede ser considerada poco cortés y ser motivo de censura por parte de otra gente. Por supuesto que este tipo de risa revela la presencia de quien se está riendo, todos se dan vuelta para mirarle, porque escuchar ¡seguro le escuchan! Un dato curioso, durante la risa cada carcajada hace que la garganta tenga espasmos que expulsan bocanadas de aire a una velocidad de 110 km. por hora.

Dice Osho: "la risa no conoce modales ni etiquetas: es salvaje; y en su estado salvaje tiene toda la belleza". Un gran actor inglés, Peter Ustinov, dijo: "El sonido de la risa siempre me ha parecido la música más civilizada del mundo".

3. Como rasgo "expresivo".

Tampoco hay dudas que a través de la risa salen al exterior diversas emociones o sentimientos. ¿Vió cuando alguien comienza a mentir, o es sorprendido en una mentira, que además de sonrojarse empieza a sonreír y hasta suelta una carcajada? ¿Usted sabe a que se debe esta actitud? Piense (pausa) ¿No lo sabe? Nosotros tampoco. Bueno, esto es así, continuamos con el desconocimiento de muchas cosas.

4. Como efecto "contagioso".

Esto lo vemos claramente en la escuela primaria, cuando se "tienta" un alumno, al ratito se están riendo todos y es casi imposible detener la epidemia. Termina sola. Algo parecido ocurre en lugares muy solemnes o muy formales, donde supuestamente no hay cabida para la risa... ¡es cuando más nos tentamos! Muy común en las iglesias, salas de espera y velorios.

Se preguntaba Mark Twain: "¿Por qué nos alegramos en las bodas y lloramos en los velorios? Porque no somos la persona involucrada".

La risa es, en líneas generales, **contagiosa**. El escritor Antonio Porchia lo explicó así: "Río porque ríen, no por lo que ríen". La risa que más nos contagia es esa que hace parecer a la persona que ríe al sonido de algún animal: una gallina, una foca, un perro. ¿Sabe por qué contagia la risa?

Piense (pausa). ¿No lo sabe? Nosotros tampoco. Como le decíamos antes, estos temas siembran el beneficio de la duda.

Lo interesante es que el contagio puede ser muy masivo. En la historia reciente se narran dos casos muy significativos. Uno ocurrió en España, en el Parlamento andaluz, cuando tuvieron que interrumpir la sesión por un ataque de risa que les dio a los diputados. Lo notable es que cada vez que volvían al recinto, se volvían a tentar, así repetidas veces. Otro caso fue el de risa histérica colectiva ocurrido en África, a principios de 1960 y que afectó a más de 1.000 mujeres jóvenes. El hecho comenzó en la escuela de una Misión, propagándose a otros catorce centros docentes que tuvieron que ser clausurados. "Cuando estas mujeres llegaron a sus casas --narra el doctor Fernando Sanjuán-- las madres y otras parientes resultaron contagiadas de su risa teniendo, en algún caso, que ser ingresadas en centros hospitalarios por agotamiento... Nunca llegó a descubrirse una causa orgánica".

Lo mismo ocurre en los teatros, con la llamada *claque*: personas contratadas y distribuidas entre el público para reír, aplaudir y *contagiar* a los demás. Los actores también podemos testificar lo que pasa con las *toses*: suficiente que sólo una persona de un público numeroso comience a toser, pronto habrá un "coro de toses" en toda la sala.

También es muy contagiosa otra respuesta fisiológica como el *bostezo*: si una persona de un grupo bosteza pronto le seguirán otros. Ya sabe, la pregunta es obligada: ¿usted conoce a qué se debe este efecto contagioso de la risa, la tos y el bostezo? (pausa) La respuesta también es obligada: ¡nosotros tampoco!

Bueno, fuera del repetido "gag", algo podemos explicarle. Y vamos a comenzar por el **rubor**. Fue motivo de mucho estudio por parte nada menos que de Charles Darwin quién llegó a alguna conclusión: una persona se sonroja por una reacción involuntaria del organismo al pensar que ha cometido una torpeza o error, o ha violado alguna norma; o por extrema timidez al ser puesta en evidencia.

La **tos**, parece ser un mecanismo de respuesta de tipo nervioso.

El **bostezo**, intenta ser explicado desde la medicina por un nivel alto de bióxido de carbono en el torrente sanguíneo, o por necesidad de oxígeno en el organismo. Otra explicación es que cuando alguien bosteza se convierte en el centro de atención y aparecen registros de nuestra memoria que nos hacen repetir la acción. Si se bosteza por aburrimiento, nuestro subconsciente quizá esté indicando que debemos despedirnos. Desde lo energético, el bostezo está considerado una *descarga* de energía superflua o negativa (igual que el eructo y hasta el estornudo) y es por lo tanto bien recibido, ya que demuestra que esa persona se está, de alguna manera, *liberando*. Cuando nosotros nos dedicábamos exclusivamente a la profesión actoral nos desalentaba mucho si sorprendíamos a alguien del público bostezando. Actualmente, con nuestra actividad pedagógica, nos sentimos muy conformes si nuestros alumnos bostezan, ya que ahora sabemos que es una respuesta energética.

En cuanto a la **risa**, aquí sí que no hay una respuesta satisfactoria. Nosotros vamos a aportar una más: creemos que la risa contagia por un mecanismo de *memoria ancestral y de sensaciones*. Sabemos que al reírnos nos sentimos muy bien, por lo tanto si alguien se está riendo, lo seguimos, nos acoplamos, porque subconscientemente ¡no vamos a aceptar que esa sola persona goce o disfrute de algo tan maravilloso como reír! ¡Yo también me voy a divertir!

5. Como factor "incontrolable".

Esto se manifiesta cuando la risa se convierte en una carcajada casi interminable, que nos lleva a querer "seguir riendo" y se acompaña con la frase: "¡me dió un *ataque* de risa!". La famosa "tentación".

Aquí caben otros interrogantes: ¿qué es esa necesidad de reír que nos continúa después de empezar a reír o que nos deja con ganas de seguir riendo después de terminar de reír? ¿Será, tal vez, porque la risa nos conecta con esa alegría profunda que se oculta en el fondo de nuestra alma, que está en la esencia de nuestra condición de seres humanos?

A comienzos de 1998, Madan Kataria, médico hindú y editor de una revista de salud, convocó a más de 7.000 miembros de un centenar de clubes e instituciones y se reunieron en un parque céntrico de Bombay para "desternillarse" de risa durante un cuarto de hora sin parar, y de este modo celebrar el Día Mundial de la Carcajada (primer domingo del mes de Mayo). Kataria, estudioso de las propiedades terapéuticas de la risa, explica una experiencia anterior: "Comenzamos invitando a la gente a contar un chiste. Funcionamos así durante quince días, pero después se nos acabó el repertorio. Entonces, decidimos *reírnos* **sin** *chistes*. La mejor manera era mirarle la cara al otro".

6. Como "reflejo" ante las cosquillas.

Cuando nos hacen cosquillas comenzamos a movernos, a saltar y, por supuesto a reír. Pero no intentamos sacarle las manos a quien nos hace cosquillas, en una especie de aceptación cómplice. Por ejemplo, los niños responden bien cuando las cosquillas se las hace un ser querido por él; en cambio, si es un extraño reaccionan con disgusto. Lo curioso es que no podamos hacernos cosquillas a nosotros mismos.

7. Como regresión inconsciente.

Esta especulación de Moody nos parece muy acertada. La risa puede ser el resultado de una regresión parcial a niveles anteriores de desarrollo como la provocada por el comienzo gradual del sueño. Por ejemplo, cercana la medianoche, la persona se vuelve más propensa a reír por cosas estúpidas que en otras horas del día no le hubieran provocado ni una sonrisa. Asegura Moody: "la mente, que no está totalmente alerta, puede deslizarse a unos modos de ser infantiles, más primitivos, relacionados con la apreciación del humor". Además la risa nos lleva, por sí misma, a regresiones infantiles: cuando se ríe satisfactoriamente, un adulto no se diferencia de un niño.

8. Como diluyente de emociones negativas.

Es imposible enojarse, violentarse, preocuparse, deprimirse y reírse al mismo tiempo. La ira, el mal humor, la tristeza y la risa se excluyen mutuamente. Incluso una actitud risueña o humorística puede impedir adoptar una actitud de castigo. Los padres que primero se ríen con sus hijos por algo incorrecto que éstos hayan hecho, no podrán después reprimirlos.

9. Como "emoción positiva"(EP).

¿Es la risa una "emoción" en sí misma? ¿O es la manifestación física de una emoción, en este caso positiva, como la *alegría* ? ¿O sólo es una respuesta neuroquimica y energética? Creemos que es todo eso al mismo tiempo. Tal vez por este motivo es que todavía no se la ha podido conceptualizar ni clasificar. Para nosotros, por lo tanto, se la puede incluir (junto con la sonrisa) en la lista de EP.

39. ¿Estadísticas exactas?

Vea lo que escribió Og Mandino en 1972 respecto del pueblo estadounidense (aunque aplicable a muchos pueblos del mundo): "Párese en alguna esquina de mucho movimiento y ¡observe los rostros! ¿Cuántos ve sonrientes? ¿Cuántos parecen siquiera contentos o felices? Nos estamos convirtiendo en un país de robots con el ceño fruncido que corren como hormigas ciegas de un lugar a otro, que se preocupan... por lo que sea. Ojala tuviéramos algunas *estadísticas* acerca de la sonrisa y de la risa, porque yo me pregunto cuál es el *porcentaje* de nosotros que en cualquier día jamás reímos o siquiera sonreímos desde el momento en que nos levantamos hasta que nos retiramos a descansar" (43).

Finalmente, las estadísticas comenzaron a aparecer.

En octubre de 1998 se realizó un Congreso Internacional sobre el Buen Humor en Basilea, Suiza. Entre otros estudios relacionados con el tema, se sacaron unos curiosos cálculos sobre estadísticas tomadas a partir de los años 50: parece ser que las personas de aquella época manifestaban su alegría --sobre todo a través de la risa-- en un promedio de 18 minutos por día, mientras que en la actualidad lo hace apenas 7 minutos. Según el psicoterapeuta alemán Michael Titze las causas deben buscarse en "una sociedad muy competitiva, basada en el éxito; aquél que no lo logra es ganado por un sentimiento negativo y deja de reírse".

Hasta los programas cómicos de televisión y las películas humorísticas se muestran incapaces de arrancar las carcajadas de antaño. Cabe aquí preguntarse si, además del cambio de humor en la gente, no existe también una disminución en el nivel de comicidad en los textos y en los actores. Esto tan es así que se recurre a grupos de **reidores** profesionales, en vivo, durante la grabación o emisión de los programas, o a las risas **grabadas** (enlatadas).

Entre los norteamericanos (considerado por algunos el pueblo más optimista del mundo), se han hecho estudios que han comprobado que las risas se reducen un *5 % anual* desde 1957. Es decir que, para la fecha, ya no debieran reírse.

Otro estudio, proveniente de Francia, revela que el 30 % de las *mujeres* francesas se ríe a carcajadas dos o tres veces al día, mientras que los *varones* no llegan a un 22 %. Lo más significativo es que el 90 % de los encuestados admitió que les gustaría **reír más**.

Otras estadísticas hablan que el 93 % de las *mujeres* responden con una risa a otra risa, en cambio los hombres sólo en el 67 % de las ocasiones. Muchos han querido minimizar esa capacidad femenina, algunos con humor como Kot Zebre: "Reír y llorar sin saber por qué, es el privilegio de las mujeres". En su defensa, responde Naomi Weisstein: "¿Por qué dicen que las mujeres no tenemos sentido del humor, cuando en realidad siempre estamos riendo?... Y cuando no estamos riendo, estamos sonriendo".

Creemos que, efectivamente, son las mujeres las mejor predispuestas. En nuestro caso, es una constante que vemos cumplirse en todas nuestras actividades, además de un dato muy llamativo: son las mujeres las que más acuden a este tipo de convocatorias con un afán de adquirir conocimiento y evolucionar muy superior al de los hombres. Aún en la actualidad, donde la mayoría de las mujeres ha ocupado su tiempo saliendo a trabajar a la par de los hombres (esto lo decimos porque muchos varones aluden a su "falta de tiempo" para enrolarse en talleres y cursos). ¿Cambiará el planeta si la mujer asume una predominancia? Pensamos que sí.

Es más probable que las mujeres se rían instantáneamente por la risa de otros que los hombres (72% vs. 56%), así como por cosquillas (58% vs. 43%). Mientras que es más probable que los hombres se rían instantáneamente gracias a un comediante o un chiste (73% vs. 66%).

Un aspecto curioso: parece que las mujeres ríen mucho más cuando están en presencia de los hombres y éstos dicen más chistes en presencia de las mujeres. Los hombres también demostraron que se ríen más bajo cuando están entre mujeres mientras que lo hacen más fuerte en un grupo de iguales.

Las personas que viven solas tienen menos probabilidad de reírse en el día (67%) que los que viven con alguien (77%). Los adultos de entre 18-34 son los que más se ríen (81%), mientras que los mayores de 65 años son los que dicen reírse menos (60%).

Muy lejos en un primer puesto en hilaridad están los **niños**. Se sostiene que hay una edad pico, entre los 5 y 6 años, que un niño ríe unas 300 veces por día, y un adulto, de los considerados *risueños*, no llega ni a las 10 veces diarias. Claro que hay quienes no llegan ni a 10 veces al mes, y otros no se ríen ni en 10 meses. ¿Que pasó? ¿Dónde quedó ese niño que fuimos y que reíamos tanto? Nadie es demasiado viejo para reexperimentar y reivindicar estos derechos naturales de nacimiento. Nosotros tenemos alumnos de todas las edades que vienen a "re-aprender" algo olvidado en algún recodo de la vida.

Los niños parecen saber de manera intuitiva que el reír los mantiene equilibrados y sanos. Ríen porque les agrada la sensación, muchas veces no necesitan de nada para reír, sólo ríen. Lo notable es que también son los niños, y las mujeres --y en este aspecto se agregan los ancianos-- los más propensos al llanto.

Nuestros alumnos deben realizar como tarea práctica, encuestas sobre estos temas. Algunos resultados los exponemos aquí. Ante la pregunta *¿Que es la risa?*: 92% respondió que "una modalidad expresiva del ser humano", 6% un "movimiento del rostro", 2% "sólo algo ruidoso". Y ante *¿Cuanto se ríe?:* un 68% de *mujeres* contestaron "mucho", 30% "medianamente", 2% poco.

Finalmente, ante *¿Como se siente después de reír?*: 60% se siente mejor, 13% se olvida de los problemas cotidianos, 27% "no se da cuenta" (este último dato es tan cierto como lamentable).

40. Reacciones ante la risa

Existe una clasificación propuesta nuevamente por Raymond A. Moody que agrupa a las personas según las reacciones que las mismas tienen frente a la actitud de reír, en un libro que aconsejamos leer (49). Nosotros hemos reordenado esas reacciones de la siguiente manera:

1. Aburridos.

Son las personas que padecen de algo así como una "abulia crónica" y, obviamente, tienen una deficiencia en la capacidad de gozar, de divertirse y de reír. Por ejemplo, usted los podrá encontrar en una fiesta, sentados a un costado, sin participar: no bailan, no aplauden, no ríen, no-nada. Rápidamente preguntan: *"¿Cuándo nos vamos?"*.

2. Amargados o Preocupados.

Suelen carecer de sentido del humor y, claro está, se *autolimitan* para divertirse. Dicen frases como ésta: "¡Cómo me voy a reír con todos los problemas que *hay*!", pues se hacen eco de los problemas propios, de los ajenos, de los del barrio, del país, del mundo y hasta del universo: les preocupa la probable destrucción apocalíptica del mundo.

3. Miedosos o Culposos.

Son los que tienen miedo de *liberar* su risa, su carcajada (y también de experimentar EP) porque padecen, fundamentalmente, de sentimientos de culpa, de remordimientos y hasta de vergüenza. Se sienten indignos de gozar. Íntimamente se *niegan* a reír.

En una oportunidad, una alumna nuestra --mientras estábamos trabajando la energía de la alegría-- comenzó a llorar desconsoladamente. Preguntada por el motivo de su actitud, nos dijo que sentía una gran culpa por estar ella divirtiéndose y aprendiendo estas cosas que su madre, recientemente fallecida, ya no lo podía hacer.

No confundir con quien no se ríe por *timidez*; a diferencia del anterior, la persona tímida *disfruta* verdaderamente de la situación, aunque no se anime a expresarse con una carcajada.

4. Pesimistas.

Están adiestrados para "ver" todo lo que está mal y a lo que es imposible encontrarle una solución. No hay cabida en ellos para la risa, pues inmediatamente dicen frases como ésta: "¿Y crees que todavía queda algo por qué reírse?"

5. Malhumorados.

Se encuentran en un estado tal de irritabilidad e intolerancia que les molesta cualquier actitud que tomen las personas que están a su alrededor, pero muy especialmente las risas. Su expresión más clásica --y a los gritos-- es: "¡¡Se puede saber de qué diablos te ríes!!".

6. Despreciativos o Burlones

Evitan la risa franca apelando a normas de conducta, moral y buenas costumbres. Son los que miran con fastidio y desagrado cuando alguien se ríe en algún café u otro lugar público. Hay quienes abonan su consumisión y se retiran molestos. Son los que dicen: "Cómo vas a reírte de esa manera, ¿no ves que es una mala educación?". Claro que están los que también se burlan del que se ríe, imitando su carcajada.

En una oportunidad, una alumna de nuestra Escuela de "La Risa y la Salud", nos refirió la siguiente experiencia: "Mi padre estaba festejando su cumpleaños en un restaurante, yo compartía mi mesa con unos amigos muy queridos, y les comentaba que había hecho un curso sobre risaterapia y que en dicho curso aprendimos a reírnos a viva voz y a carcajear de una manera que llamaba bastante la atención.

"Estábamos muy contentos ya que mi padre había salido airoso de una enfermedad y estábamos festejando sus noventa años, por eso en cada oportunidad que teníamos de sacarnos una foto aprovechábamos para reírnos con toda la fuerza que podíamos y lo hacíamos como brindando por su salud. Hasta que una invitada se acercó a mi, mientras comíamos, y me preguntó: ¿la máquina de fotos que están usando tiene grabador? le contesté que no. Y me dijo: ¿Entonces para que se ríen tan fuerte? Fue ahí que me di cuenta que desde su paradigma, la *risa porque si*, no tenía sentido".

Ya el 19 de octubre de 1748, el famoso Lord Chesterfield, le decía en una carta a su hijo: "La risa estentórea es la alegría del populacho, que sólo se complace en cosas estúpidas; pues la verdadera sabiduría o el buen sentido nunca se excitan con risas desde la creación del mundo. A un hombre con nobleza, por tanto, sólo se le ve sonreír, pero nunca se le oirá una risa". ¡Son los famosos *mandatos*! Y agregaba este noble: "Creo que no hay nada tan poco liberal y tan mal educado como una risa audible". También se han registrado expresiones de su esposa, Earl de Chesterfield: "Desde que llegué al cabal uso de mi razón, nadie me ha oído reír". ¡Venía de familia la cosa! No debe llamarnos demasiado la atención, mucho antes, en el Eclesiástico (o Sirácida, 21:20) se lee: "El necio, cuando ríe, lo hace a carcajadas, más el hombre sensato apenas si sonríe". De aquí surgió el dicho popular: "Risa y necedad, juntas las verás".

7. Misorrisueños.

También llamados "arrisueños": literalmente *odian* reírse y que se rían. Son estados casi patológicos. Siempre malinterpretan el humor, haciendo severas observaciones sobre una broma u otra humorada como si éstas se hubieran dicho o hecho en serio. Hasta pueden tener reacciones peligrosas, pues creen que se están riendo de ellos.

Clemente de Alejandría (150-215), en *"El pedagogo",* propone "desterrar de nuestra convivencia las pasiones que hacen reír. Porque si todas las palabras tienen su origen en el pensamiento y en el carácter, es imposible que quienes hablen risiblemente no dejen entrever un modo de ser despreciable".

Cerca del año 400, San Juan Crisóstomo, escribió: "...la risa y el habla jocosa no parecen ser pecados conocidos, pero conducen a esos pecados. La risa suele abrir el camino al discurso loco y el discurso loco a acciones más locas todavía. A menudo, de las palabras y la risa proceden las burlas y los insultos; y de las burlas e insultos, los golpes y las heridas; y de los golpes y las heridas, las carnicerías y el asesinato. Si quieres, entonces, aprovechar un buen consejo: evita no sólo las palabras locas y los actos locos; o los golpes, heridas y muertes, sino también evita la misma risa intempestiva".

Algunos dichos populares afirman: "Donde hay mucha risa, hay poco juicio".

8. Risueños.

En el otro extremo, están los de *risa fácil.* Son los que se ríen de cualquier cosa con extrema facilidad, soltando desde risitas cortas hasta sonoras carcajadas. Son los que también hacen constantemente chistes y bromas en su afán de reír o de hacer reír.

Aunque a veces pueden resultar algo "pesados" o "cargosos" (suelen contar reiteradamente los mismos chistes), son generalmente personas agradables y divertidas. No parecen tener ningún HMN.

9. Retrasados.

Son los "lerdos" para captar la humorada. Quién no conoce en algún grupo al último en reírse, o a la que se queda esperando que le "expliquen" el chiste o "de qué se ríen" los otros.

A pesar de ellos, tienen una virtud: como se ríen varios minutos después (al entender finalmente el chiste) ¡hacen reír de nuevo a los demás!

10. Somatizantes.

Existe un reducido grupo de personas que experimentan ciertos *síntomas físicos* durante la risa intensa tales como: lágrimas y tos (los dos más comunes en aparecer), hipo, rubor, erupciones cutáneas, palpitaciones, problemas gastrointestinales, y las llamativas "urgencias urinarias", debidas a la fuerte presión de los músculos inguinales sobre los esfínteres de la vejiga para la retención de líquidos, obligándolos a abrirse. Algo parecido --aunque menos común-- puede ocurrir con los esfínteres anales, de aquí que las personas que no ríen suelen ser estreñidas.

11. Pasivos.

Aceptan de buena gana la risa de los demás, aunque ellos no rían.

12. Vergonzosos.

Se ruborizan cuando alguien ríe --especialmente si lo hace con mucho volumen-- y también cuando ellos mismos no pueden ocultar su risa.

13. Aprendices.

Se interesan y estudian para tener una mejor calidad de vida a través de la risa.

14. Informáticos.

Son los que solamente se ríen, a solas, frente al monitor de su computadora, cuando se conectan a la red y buscan sitios web dedicados al humor. Bueno, algo es algo. La gracia y la picardía digitalizada entra en las oficinas, en los hogares, en los hospitales y contribuye a un nuevo estilo de contacto social. Se presenta como una alternativa colectiva que promueve nuevas formas de socialización. El nuevo imperativo tecnológico sumerge a los cibernautas en una inmensa profusión de chistes y otros artilugios cómicos, generalmente copiados, pegados y reenviados. Si bien son muchas las personas que utilizan y comparten la afición a los juegos lingüísticos que circulan por el ciberespacio, sólo un grupo muy reducido de ellas es capaz de crearlo.

Para ellos, una novedad: investigadores australianos de la Universidad de Monash desarrollaron un software que permite al usuario entrar en el sistema de su computadora de una forma bastante curiosa: ¡mediante la risa! El software, que recibe el nombre de *Sound Hunters* reconoce la voz y la risa de una persona mediante micrófonos y el ordenador carga su configuración personal. Ver sobre el final de este libro una actualización al respecto.

41. Seriedad y risa

Miremos a nuestro alrededor y veremos qué se nos dice desde la sociedad, desde la educación pública, desde la religión, y aún desde el grupo familiar: los negocios son algo muy serio, el dinero es una cosa seria, el deporte es serio, la política es seria, la pareja es algo muy serio, el trabajo es serio, las relaciones son cosa seria, la profesión es algo serio, hacer de padres, o de hijos, o de hermanos es muy serio, la religión es profundamente seria. Hasta el sexo y la comida (elementos que deberían proporcionarnos verdadero placer) se han convertido en cosa seria.

Pertenecemos a una civilización que parece empeñada en que se debe vivir con extrema seriedad, pero con un criterio de seriedad producto de conceptos preocupantes, angustiantes y desestructurados, fruto de los numerosos HMN que se enseñorean en la mente de los humanos.

Se nos ha pretendido enseñar que la **seriedad** y la **solemnidad** son absolutamente necesarias para que nos vaya bien en la vida, cuando son la risa y la sencillez la esencia del ser humano. Con una cara seria no se pueden decir siquiera las cosas más insignificantes. La humanidad intenta tomar todo tan seriamente que se está agobiando.

¿Por qué la gente persiste en permanecer el mayor tiempo posible seria? Si es en el terreno profesional o empresarial, una frase muy común es: "si me río pierdo autoridad"; cuando lo verdadero es que impone más respeto aquél que sabe sonreír y reír sin resignar un ápice de su jerarquía. Si es en lo personal, y esto es más notorio en cierto tipo de mujeres, la frase es: "trato de no reírme mucho porque me invaden las arrugas", cuando lo verdadero es lo contrario: el movimiento muscular y la irrigación sanguínea que producen la sonrisa y la risa *¡desarruga!*

Cuando damos motivación y capacitación en empresas relacionadas con la cosmética, intentamos erradicar este mito de "arrugarse". Sólo habrá marcas si la piel no está sana, si no produce *fibroblastos* que generan *colágeno* y *elastina*. Las que sí son inevitables son las arruguitas en los rabillos de los ojos, pero ¿que son tres o cuatro arruguitas comparadas con los beneficios de la sonrisa y de la risa? Como dijo Mark Twain: "solo debe haber arrugas allí donde hubo risa". Porque las otras, las arrugas, marcas y surcos que producen en el rostro los HMN sí que no son fáciles de disimular ni de quitar.

Con la risa, el primer "lifting" que se produce es, por supuesto, en el alma, y luego comienza a reflejarse en el rostro: la piel del rostro es una "cartelera" donde se manifiestan todas las carencias y la *carencia de risa se nota mucho.*

En casi todas las sociedades, pareciera que aquella persona que se ríe plenamente, a carcajadas, no es respetada o "tomada en serio". Parece ser obligatorio aparentar seriedad. Eso muestra que se es civilizado y cuerdo. La risa, para muchísimas personas parece algo solo para los niños, los irresponsables, los locos o los primitivos. Sin embargo, --como bien lo hace notar Osho (52)--, la persona seria se transforma en un inválido: crea barreras en sus relaciones. Y fundamentalmente en las exteriorizaciones de sus estados anímicos. Es incapaz de bailar, de cantar, de celebrar... La dimensión misma de la celebración desaparece de su vida. Y continúa este pensador: "...más templos deberían estar llenos de risa, baile y canto. Si la seriedad se pierde, nada está perdido; de hecho uno se vuelve más saludable y total. Pero si la risa se pierde, todo está perdido. De repente, pierdes la festividad de tu ser; te vuelves descolorido, monótono, de alguna manera muerto. Entonces, tu energía ya no fluye... Has convertido la vida en una tragedia. Has hecho de tu vida un trágico desorden. Aún cuando te ríes, no ríes... Ríes por razones que no tienen nada que ver con la risa".

Si en algún aspecto pudiésemos hablar de "pecado", la seriedad sería un verdadero pecado. Una persona seria siempre se está controlando a sí misma; ha sido educada de tal manera que se ha convertido en su propio carcelero.

Advierte Oscar Wilde: "La seriedad es el único refugio de la gente superficial". Y otro gran autor, Alejandro Casona, aseguraba: "No hay ninguna cosa seria que no pueda decirse con una sonrisa". Aconseja L. Ronald Hubbard (creador de la *dianética* --ahora llamada *cienciología*-- a la que pertenecen famosos actores de Hollywood): "No se tome la vida demasiado en serio: igualmente nunca saldrá con vida de ella".

En las situaciones laborales, con frecuencia los jefes desaprueban que sus empleados se rían. En los hospitales, se suele reprender a las enfermeras si ríen mientras trabajan y se acusa a los parientes demasiado alborotadores de molestar o trastornar la rutina de la internación. Algunos familiares suelen sentirse culpables si se ríen junto al lecho de un ser querido enfermo.

Dice Allen Klein (37) que tratar de no ser tan serios en nuestra vida diaria requiere un esfuerzo muy serio; el mayor impedimento a la hora de intentar reírnos más durante nuestra existencia somos nosotros mismos. Y agrega: "Si busca la risa en un lugar distinto a aquél en donde usted se encuentra, no la hallará. Su propio mundo es el laboratorio donde puede experimentar con la risa; no necesita buscar en ningún otro sitio".

Federico Nietzsche (1844-1900), en una de sus obras maestras (*"Así hablaba Zaratrustra")*, hace una directa alusión a la importancia de reír a través de su personaje Zaratustra (conocido como Zoroastro, quien, aunque es incierta la fecha en que existió fue, sin dudas, reformador de la religión llamada "mazdeísmo" de los antiguos persas), se declara a sí mismo como *¡el profeta que ríe!* Y *así hablaba*:

"¿Cuál ha sido el pecado más grande aquí en la Tierra? ¿No fue la palabra del que dijo *pobre de los que se ríen*? ¿Es que él no encontraba en la Tierra ninguna razón para reírse? Mal buscó entonces. Hasta un niño puede encontrar razones. Ese no amaba lo suficiente, sino nos habría amado también a nosotros, los *risueños*, pero nos odiaba y se burlaba de nosotros prometiéndonos gemidos y rechinamiento de dientes.

"Esta corona del risueño, esta corona de rosas, yo mismo la he puesto sobre mi cabeza, yo mismo he *canonizado mi risa*. No he encontrado a ningún otro lo suficientemente fuerte para ello hoy.

"Aprended pues a reír más allá de vosotros mismos. Elevad cada vez más vuestros corazones, buenos bailarines, más y más alto, y no olvidéis de reír bien. Esta corona del risueño, esta corona de rosas, a vosotros hermanos míos os la arrojo. He canonizado la risa, **aprended a reír**, Hombres Superiores".

Y agregaba: "En la mayoría de los hombres el intelecto es una máquina pesada, sombría, rechinante, que cuesta poner en movimiento: cuando quieren trabajar y pensar bien con esta máquina lo llaman *tomar en serio el asunto*. ¡Oh, cuán fastidioso tiene que serles el pensar bien! Tal como parece, la amada bestia hombre pierde el buen humor cada vez que piensa bien: ¡se pone *serio*! Y dice: *en donde hay risa y jovialidad nada vale allí el pensar*. Así suena el prejuicio de esta bestia seria en contra de toda *ciencia jovial*. ¡Pues bien, mostremos que es un prejuicio!".

Y continuaba hablando Zaratustra: "No con la cólera sino con la risa se mata al espíritu de la pesadez... Tu risa tiene pies ligeros frente al pesado caminar del espíritu de gravedad que considera que la risa no puede existir en el ámbito del pensamiento. La **ciencia** jovial de la **alegría** se encargará de mostrar que la risa misma puede ser parte del filosofar".

Como bien dijo Joseph Addison: "Si tuviéramos en cuenta los constantes alivios que nos proporciona la risa y la frecuencia con la que rompe la oscuridad y el pesimismo, capaces de deprimir la mente, procuraríamos ser menos serios y eruditos de lo que somos para gozar más y mejor los placeres de la vida".

Ese maravilloso autor, aviador y hombre enigmático que fue Antoine de Saint-Exupéry (1900-1944), escribió en su obra maestra: *"El Principito"*, lo siguiente:

"Me quedé de nuevo helado por un sentimiento de algo irreparable. Comprendí que no podía soportar la idea de no volver oír nunca más su risa. Era para mí como una fuente de agua en el desierto.

Y él rió una vez más.

-- ¡Ah, muchachito, muchachito, cómo me gusta oír tu risa!

-- Mi regalo será ése precisamente, como el agua en el desierto...

-- ¿Qué quieres decir?

-- La gente tiene estrellas que no son las mismas. Para los que viajan, las estrellas son guías; para otros sólo son pequeñas lucecitas. Para los sabios las estrellas son problemas. Para mi hombre de negocios, eran oro. Pero todas esas estrellas se callan. Tú tendrás estrellas como nadie ha tenido...

-- ¿A que te refieres?

-- Cuando por las noches mires al cielo, al pensar que en una de aquellas estrellas estoy yo riendo, será para ti como si todas las estrellas riesen. ¡Tú sólo tendrás estrellas que saben reír!

Y rió nuevamente.

-- Cuando te hayas consolado de mi pérdida (siempre se consuela uno) estarás contento de haberme conocido. Serás siempre mi amigo y tendrás ganas de reír conmigo. Algunas veces abrirás tu ventana sólo por placer y tus amigos quedarán asombrados de verte reír mirando al cielo. Tú les explicarás: "Las estrellas me hacen reír siempre". Ellos te creerán loco. Y yo te habré jugado una mala pasada...

Y se rió otra vez.

-- Será como si en vez de estrellas, te hubiese dado multitud de cascabelitos que saben reír...

Una vez más dejó oír su risa y luego se puso serio".

Por eso la verdadera *necesidad* **es** la risa, la risa une al ser humano con la existencia misma, le devuelve la energía, cada célula y fibra muscular del cuerpo es como si bailara por sí misma. "Si puedes reírte en toda clase de situaciones, estarás capacitado para enfrentarte a ellas, y ese encuentro te dará madurez".

"De ser posible, debería hacerse reír hasta a los muertos", sentenció nada menos que Leonardo Da Vinci (1452-1519).

La risa y el sexo

Dice Clarissa Pínkola que "en lo sagrado, lo obsceno y lo sexual siempre hay una risa salvaje esperando, un breve paso de silenciosa risa, o de desagradable risa de bruja, o un jadeo que es una carcajada, o una risa salvaje y animal, o un gorjeo que es como un recorrido por la escala musical. La risa es la cara oculta de la sexualidad de las mujeres; tiene carácter físico, es elemental, apasionada, revitalizadora y, por consiguiente, excitante. Es una especie de momentánea sexualidad de la alegría, un verdadero amor sensual que vuela libremente, vive, muere y renace por obra de su propia energía. Es sagrado porque es curativo. Es sensual porque despierta el cuerpo y las emociones. Es sexual porque resulta excitante y provoca oleadas de placer".

El sexo puede ser un tema muy serio. Excepto, claro, que sea divertidísimo. Esa profunda actriz inglesa, Glenda Jackson, ha dicho: "si tengo que reír, pienso en mi vida sexual".

Sin duda la risa puede ser una manera saludable de ponerle sazón al asunto del sexo. La clave radica en asegurarse que ambas personas estén en el mismo humor juguetón. "La risa es la mejor forma de liberar la tensión y el sexo es la segunda; así que si estás teniendo sexo humorístico, seguramente estás en buena forma", dijo Mark Gorkin, el autoproclamado *"Doctor del Estrés"* quien trabajaba como el psicohumorista en línea para AOL (América Online).

Otro personaje, el llamado *"viejo bribón"* aclara con sorna: "El sexo es la mayor diversión que se puede tener sin sonreír ni reír". Claro que hay que tener cuidado, no haga chistes ni deje salir una carcajada inesperada la próxima vez que esté en medio de la acción. La risa puede llegar muy profundo, especialmente cuando alguien está desnudo.

Dice Alfred Stern: "La risa de Eros supera las más altas barreras sociales y étnicas, y atraviesa los más espesos muros del pudor". No obstante, el sexo suele ser tratado con tal seriedad que reírse en la cama es como contar chistes de mal gusto en un funeral. Por ejemplo, hay personas que establecen una conexión muy importante entre el sexo y las creencias religiosas, por lo cual el tema se vuelve casi sagrado.

No obstante, el mencionado Gorkin cuenta, sobre este tema, una relación de pareja: "Una mujer llamada Georgia y yo llevábamos algún tiempo saliendo. Ella era una amante muy vocal. Ella gritaba: *¡Oh, Jesús, oh, Dios!*, finalmente yo conseguí su atención y le dije: *¿Y que tal un poquito de* ¡Oh, Moisés! *de vez en cuando?*"

Bien, terminemos este apartado con algo más de humor. ¿Por qué los huracanes tienen nombre de mujer? Porque cuando llegan son salvajes y mojados y cuando se van se llevan la casa, el auto…

42. Risa y espiritualidad

¿Posee la risa alguna significación espiritual de la que se deba hablar? Conforme con Osho, si la risa es la *ausencia del ego*, pensamos que también es la *esencia misma de la espiritualidad*, es el puente que nos permite contactarnos con seres espirituales *con* luz y *de* luz, y, en última instancia, con Dios. La risa puede ser una verdadera oración, porque expresa una especie de agradecimiento. Quién ríe está de la mejor manera agradeciendo la vida misma.

Un antiguo proverbio dice: "Junto a una oración que exalta el alma siempre hay una risa que nace de lo que es puro en sí mismo". Afirma Robert Holden que la risa es una canción del alma, un gozoso poema religioso, un himno piadoso.

Dijo nuestro muy argentino Leopoldo Marechal: "una carcajada puede ser el arranque de toda una metafísica". La risa y su combinación de cualidades --por sobre todo un buen sentido del humor-- es uno de los aspectos fundamentales de una persona orientada hacia la espiritualidad.

"Dios es el creador de la risa, que es algo bueno", proclamó el judío Filon, filósofo del siglo I a.C. Esa risa como *don divino* ha sido reverenciada en repetidas ocasiones por los poetas, sacerdotes y filósofos como una *energía sagrada* y una *bendición divina.* Estar llenos de *"la luz y la vida de la risa"* --nos dice Holden-- es un derecho inalienable con el que venimos al mundo.

Todas las grandes *tradiciones espirituales* del mundo ofrecen en su *forma original*, un evangelio de la alegría. Judíos, musulmanes, hindúes, budistas y cristianos (para hablar de los mas remotos en el tiempo) tienen algo en común: todos ellos respetan las enseñanzas espirituales ricas en sagrados mandamientos de amor, celebración, regocijo y dicha. En el *Corán* (o *Alcorán),* libro sagrado de los musulmanes y de la religión mahometana, dictado por Dios --a través del arcángel Gabriel-- al profeta Mahoma (570-632), y terminado en el siglo VII, se lee: "Merece el Paraíso quien hace reír a su prójimo".

Pero a lo largo de la historia, los gozos, la calidez y la risa de esta espiritualidad comenzaron a ahogarse por las frías aguas de los criterios separatistas, moralistas, muy severos y basados en el sufrimiento, la culpa y el castigo, que comenzaron a invadir a muchas religiones. El escritor francés Emile Zola (1845-1902) dijo que le gustaría ser el pionero de una nueva religión que sólo tuviera *un* mandamiento: *"**Disfruta**".*

 Busca en cuales aspectos de la vida deberías reír más.

Escribió el checo Milan Kundera: "En lo alto, como formando la bóveda del templo de la felicidad, suena la risa, delicioso trance de dicha, colmo extremo del goce" (38).

Para algunos, entre ellos Osho, el cuerpo y el alma son antagónicos en cuanto a lo espiritual: cuanto más se tortura o se flagela al cuerpo más espiritual se es; y por el contrario, cuanto más se permite al cuerpo tener placer, goce, amor, risa, más se aleja esa persona de lo espiritual. El dolor parece ser espiritual y el placer materialista, y esta es la consecuencia de muchas creencias religiosas que le han introducido el miedo al ser humano: por pequeños placeres durante unos setenta años de vida, tiene que sufrir el infierno por toda la eternidad.

"Nos enseñaron a creer --concluye Osho-- que la risa y la alegría no eran de diseño divino, sino todo lo contrario: una obra del diablo. Esta es la razón básica por lo que la risa ha desaparecido del género humano".

¿Será tan así? Una cosa es bien cierta, en los planos espirituales *se ríe...* y mucho. Dice Holden: ¡será perfecto reír en el cielo! También lo dijo Martín Lutero (1483-1546), líder protestante alemán: "Si en el Cielo está prohibido reír, no quiero ir allí". Y Sidney Harris: "Dios no puede ser solemne, pues de lo contrario no hubiese bendecido al hombre con el incalculable don de la risa".

En una oportunidad, una joven recibió, a través de una psicografía, expresiones de Jesucristo en las cuales el Maestro le transmitió su asombro de por qué tantos historiadores, religiosos, filósofos, dibujantes, escultores, pintores, fotógrafos y hasta cineastas lo "pintaban" tan estrictamente (y a veces hasta patéticamente) serio. Decía --aproximadamente-- que El era muy risueño, que vino a enseñar, entre tantas otras cosas, la **alegría**... que disfrutaba mucho de los placeres de este plano físico: comer, beber, reunirse en fiestas, celebrar, alternar con todas las personas posibles.

También prometió una *sagrada* risa: "Benditos los que lloran porque *reirán*". Fue un hombre más terrenal que Buda. La tradición budista, se siente orgullosa de conservar la leyenda del "Buda Sonriente", cuya alegría, risa e inteligencia trascienden todos los sufrimientos, penas e ignorancias terrenales. En Occidente, en cambio, se venera al "Jesús Sufriente".

Somos nosotros los que fuimos enseñados y, a su vez, seguimos enseñando, que no hay que reírse ante los mayores, ni frente a los maestros en las escuelas, ni en los velorios, ni en los cementerios, ni frente a los sacerdotes y menos aún dentro de las iglesias, sinagogas y templos.

¿Será por eso que la risa ha sido, y aún hoy suele ser, temida por los poderes del mundo?

Dice Temprano que la risa convoca la unánime enemistad de singulares enemigos: organizaciones, sectas, tradicionalistas, ortodoxos, iglesias, y hasta gobiernos desconfían de esa "tentación" que a todos ellos --como humanos que al fin y al cabo son-- deja a la intemperie, sin posibilidades de enmascararse o disfrazarse (72).

A menudo se describe nuestro paso por la vida (y sobre todo en este planeta) como un *aula*, pero también --como afirma Holden-- es un *patio de recreo*. El espíritu del juego, que se manifiesta a través de la risa, puede ser nuestra mayor fuente de inspiración, autorrealización, energía, y creatividad. Dijo Ovidio: "En nuestro juego revelamos el tipo de persona que somos".

Lao Tzu, el legendario filósofo taoísta, consideraba la risa como algo esencial para la vida: "si no existiese la risa, el Tao no sería lo que es", aseguraba.

Sir George King nos hace observar la estrecha relación que existe entre alegría, felicidad, risa y alma, es decir *espiritualidad,* cuando dijo: "la felicidad es la *risa de la mente* y la alegría es la *risa del alma".*

Saber jugar hace al hombre y a la mujer más ligeros; el amor los hace más livianos y la risa les da alas. Así concluye Osho: "Estas son las cuatro "eles": *Life, Love, Laughter, Light* / Vida, Amor, Risa y Luz. Y suceden exactamente en este orden".

Anandamayi Ma --citado por Robert Holden (32)-- ofrece una reflexión que redondea con exactitud nuestro concepto de la conexión entre risa y espiritualidad. Dice así: "Ríe tanto como puedas, relajará todas las contracciones en tu cuerpo. Deja que tu risa salga desde lo más profundo de tu corazón, deja que te sacuda de los pies a la cabeza. Si tu alma está dormida, sólo reirás con los labios. Quiero verte reír con la boca, con el corazón, con todo tu aliento vital. Para ello, intenta establecer una conexión armoniosa entre tu yo interior, y tu yo exterior, y con toda la energía de que dispongas, conságrate únicamente a Dios. Después, tu risa irradiará alegría por doquier".

Ese inspirado autor que fue Anthony de Mello nos transcribe una profunda anécdota:

"El Maestro estaba de un talante comunicativo, y por eso sus discípulos trataron de que les hiciera saber las fases por las que había pasado en su búsqueda de la divinidad.

--Primero --les dijo--, Dios me condujo de la mano al *País de la Aflicción*, y allí viví hasta que mi corazón quedó purificado de toda afección desordenada. Entonces me ví en el *País del Amor*, cuyas ardientes llamas consumieron cuanto quedaba en mí de egoísmo. Tras de lo cual, accedí al *País del Silencio*, donde se desvelaron ante mis asombrados ojos los misterios de la vida y de la muerte.

-- ¿Y ésa fue la fase final de tu búsqueda? --le preguntaron--

-- No --respondió el Maestro--, un día dijo Dios: *Hijo, hoy voy a llevarte al santuario más escondido del Templo, al* **corazón** *del propio Dios.* Y fui conducido al **País de la Risa**".

Lo que transcribimos en el próximo apartado deberá releerlo, pues se trata de algo así como la comprobación de lo explicado aquí.

La risa, ¿la primera palabra?

Veremos la parte canalizada por el autollamado El Grupo, durante el "Panel de Canalizadores" presentado en Santa Fe, Nuevo México, el 21 de Julio de 2002, durante la Conferencia de *"Kryon Mid Summer Light"* (Kryon: la Media Luz de Verano). Estaban en el escenario: Ronna Herman (que canaliza al Arcángel Miguel), Geoff Hoppe (que canaliza a Tobías), Lee Carroll (que canaliza a Kryon) y el matrimonio de Bárbara y Steve Rother.

Lee Carroll y Geoff Hoppe comenzaron a bromear sobre el sombrero de Steve Rother. Así fue como comenzó todo, y se tentaron tanto de risa que ahora es conocido en los círculos de canalizadores como, *"Santa Fe Hat Trick"* (La Travesura del Sombrero de Santa Fe).

Ellos dijeron que la risa acarreó mucha atención intra-dimensional y que esa risa atrajo a muchos espectadores de otros planos a la sesión de ese día. ¡Ellos aman la risa más de lo que imaginamos!

Por bastante tiempo, este Grupo de famosos canalizadores ha enfatizado la importancia de la risa. De hecho, solían llevar a cabo poderosos seminarios titulados *"Angel Play Plurkshop"* (La Obra del Ángel), durante los cuales discutían sobre cómo tomar las cosas desde el punto de vista de los Ángeles, con respecto a la risa y al buen sentido del humor.

A medida que comience a leer las palabras que están a continuación, ponga, por favor la risa en su corazón y una sonrisa en su rostro.

"Ustedes llaman a este lugar (la Tierra) el Hogar, porque han hecho de ella su Hogar. ¿Cómo lograron hacerlo? ¿Cómo trajeron el Cielo a la Tierra? Ustedes lo crearon. No solamente por medio de su intención, sino de la misma forma que se creó el Universo en el principio, porque en realidad,

la primera palabra de la creación fue una carcajada.

"¿Comprenden que la risa es el lenguaje de los Ángeles? Amamos reír. Si alguna vez se encuentran fuera de equilibrio, especialmente cuando piensan demasiado, cosa que a ustedes les encanta hacer, equilibren su energía con la risa y compártanla con otra persona.

"En ese instante habrán creado el Hogar, reuniéndose como una familia. Les decimos que las vibraciones que ustedes enviaron al Universo en este día con su risa, han logrado que muchos se nos unan y observen los milagros que están ocurriendo en este momento.

"Es para nosotros un gozo observarlos, porque esta es la conclusión y el mejor resultado de este Juego que hubiésemos podido esperar hasta este momento. Ustedes han llevado este juego mucho más allá de lo que soñábamos. Lo que han logrado es elevar sus propias vibraciones a tal punto que el velo ha comenzado a perder su densidad. Está perdiendo su densidad, no porque nosotros nos hemos acercado a ustedes, sino porque *ustedes se han acercado a nosotros*. ¿De que forma? *Con vuestra risa.*

"A medida que la Energía Cristalina se filtra en la Tierra, y el planeta comienza a cambiar, comienza vuestra evolución. A medida que esto ocurre, los milagros se manifiestan. Miembros de familia que no se han visto desde el principio del tiempo, han vuelto a reunirse. Miembros originales de la familia espiritual se saludan de nuevo.

"Ahora les pedimos que cierren sus ojos por un instante y se vean a sí mismos de la forma que nosotros los vemos, porque ustedes son espíritus portentosos que han atravesado espacios incalculables de tiempo en su evolución, para poder adoptar la forma de estos maravillosos cuerpos físicos. Sientan como el propio centro de su ser fluye a través de su cuerpo cuando toman la mano de la persona que está al lado suyo.

"Les pedimos que formen una red entrelazada de manos, porque muchos de los presentes han pedido milagros y sanación. Han venido aquí solicitando milagros que cambien su vida, que los sanen. "*No, nosotros no podemos crear milagros*. No es nuestro trabajo; es de ustedes. Ustedes son los creadores. Ustedes son la energía que, desde el principio, dio origen al Universo.

"Y les decimos que ustedes tienen ahora la oportunidad de acrecentar lo que cada uno tiene. Porque no se acrecienta una, dos, tres, cuatro veces. Se acrecienta una, diez, cien, mil veces. Es exponencial. Hagan fluir esta energía a través de todos ustedes, compartiendo el milagro de la vida, a medida que progresa esta gran re-unión".

La risa es la fuerza vital capaz de mover lo inconmovible.

La "risa santa"

Un fenómeno algo especial se está registrando en estos últimos años, se lo ha dado en llamar el *"Avivamiento de la Risa"* o experimentar *"La Risa Santa"* o *"Borrachera Espiritual"*, en el cual personas que asisten a un culto religioso de repente irrumpen en carcajadas y risas incontrolables sin razón aparente. Dicha experiencia puede ocurrir en cualquier momento de la reunión, durante el mensaje o los cantos, y frecuentemente a la orden del líder que está al frente o al imponerle individualmente a alguien las manos.

Este tipo de risa suele ser intensa, y en ocasiones con brotes histéricos de carcajadas que a decir de los participantes son irrefrenables. La duración de las mismas puede variar desde algunos minutos hasta horas. Hay personas que reportan inclusive días enteros. Es común que la risa vaya asociada a efectos muy parecidos a los que produce una borrachera común. Lo llamativo es que obviamente no se sirve alcohol en estos cultos ni se utiliza ningún tipo de droga; la experiencia está a disposición, dicen, de cualquier persona sólo con un toque de los pastores-gurús o a la simple indicación de su voz.

Eso no es todo, el *Avivamiento de la Risa* es sólo la introducción a estados alterados de consciencia más profundos, pues están bien documentados casos de personas que además *ladran como perros*, *rugen como leones* e intentan *volar como aves*. No son raros incluso quienes emiten gruñidos característicos de los *cerdos* o que se *cacarée como gallinas*.

La experiencia la atribuyen sus líderes religiosos a que Dios *toca* en forma especial a los participantes como una manifestación del Espíritu Santo. Sus promotores dicen que de esa forma se reciben grandes bendiciones espirituales y hasta se le atribuye en ocasiones poder curativo. Lo que es más, se maneja inclusive el concepto de que aquellas iglesias o comunidades religiosas que participan del *Avivamiento de la Risa* son una especie de elite escogida por Dios para tener gran éxito y poder en lo que reclaman es: *El nuevo mover del Espíritu para los últimos tiempos.*

Según el Volumen I de las *"Obras Completas"* de John Wesley, metodista de Inglaterra, en su diario personal entre los años 1735-1745, reporta que un día dos personas estuvieron riéndose incontrolablemente por horas después de asistir a un culto de Wesley. El mismo Wesley indica que el problema se acabó cuando se expulsaron los "demonios" fuera de ellas. Rodney Howard-Browne es según todos los estudios que hay al respecto, la figura más relevante detrás del controvertido fenómeno religioso. Nacido en

Port Elizabeth en 1961, desarrolló su trabajo evangelístico en una iglesia pentecostal de Johannesburgo, Sudáfrica.

Según la narración en respuesta a una oración en la que retaba y exigía a Dios para satisfacer su sed de experiencias sobrenaturales, Rodney "sintió que todo su cuerpo ardía en fuego" y comenzó a reír de manera incontrolable por primera vez en su vida. Desde entonces en sus servicios religiosos o a través de la imposición de manos él puede transmitir esa experiencia a otros. Así se ha ido extendiendo el *Avivamiento de la Risa* desde que llegó a Estados Unidos, ya que a su vez los sacerdotes y pastores que la reciben pueden, según reportes, pasársela a otros de la misma manera. Los efectos de "borrachera espiritual" que acompañan frecuentemente estos eventos han hecho que Rodney se auto-proclame el "Cantinero de Dios" que sirve el "nuevo vino" espiritual que provoca felicidad y gozo instantáneos.

Aunque el fenómeno de la *Risa Santa* se popularizó a partir del movimiento *carismático-pentecostal* inicialmente relacionado con los "predicadores de la prosperidad", la experiencia ha llegado virtualmente a todas las denominaciones evangélicas así como a la iglesia anglicana y católica. Obviamente, no todos dentro de estas religiones están de acuerdo con estas manifestaciones, de hecho muchos no las conocen, pero lo cierto es que hay *cada vez más* líderes que las están aceptando y promoviendo. La cadena televisiva TBN (*Trinity Broadcasting Network)* que dirige el millonario Paul Crouch es la red de comunicaciones religiosas más fuerte de todo el mundo y actualmente se ha convertido en una ardiente promotora del *Avivamiento de la Risa* por medio de sus servicios televisados vía satélite.

43. Características de la risa

Estamos ya en condiciones de analizar la risa desde distintos puntos de vista que configurarían algunas *características* particulares de sus efectos.

1. La risa es libertad.

Conforme con Robert Holden, reír nos libera ese espíritu de alegría que descansa en lo más profundo de todos y cada uno de nosotros. Y también nos libera, aunque sólo sea por un momento, de prejuicios, de formalidades y de solemnidades. Reír es como tener alas, y pocas cosas deben dar más sensación de libertad que poder volar.

Por eso es que cuando finalmente uno entra a reír a carcajadas no desea parar, dan ganas de seguir y seguir riendo. En esos instantes desaparecen las "rejas" de las responsabilidades, los compromisos, las culpas las preocupaciones: se borran todos los HMN de nuestra mente y de nuestro cuerpo.

Como afirma Emilio Temprano, la risa es ingobernable, huidiza ante las doctrinas, reacia a todo tipo de sermones y promesa de un estado espiritual difícil de discernir, la risa es la inesperada vía de una *libertad* íntima y la *inexpugnable fortaleza* del individuo.

2. La risa es amor.

Cuando se *re-aprende* a reír varias veces por día todos los días, renace en nosotros esa innata capacidad de amar que todos tenemos como un potencial maravilloso que inunda todo nuestro entorno cuando estamos alegres y risueños. Y es un proceso que se retroalimenta: cuando amamos estamos predispuestos a reír y estar alegres.

3. La risa es comprensión y perdón.

La acción de reír muestra que comprendemos o toleramos el suceso que está ocurriendo frente a nosotros. También que perdonamos alguna falta cometida. Dijo Milan Kundera que *la risa es el remedio más eficaz para olvidar.* Esto es muy común con los niños: cuando nos reímos con ellos asumimos a sabiendas una actitud de complicidad que es al mismo tiempo comprensión, tolerancia y perdón. Y así la risa se convierte en juego, de igual forma que todo juego termina en risa, **es** risa.

4. La risa es compartir.

Sin duda, reír en compañía resulta una experiencia maravillosa. Todas las aparentes *diferencias* (raciales, religiosas, sociales, jerárquicas, económicas, culturales,) desaparecen. Al reír todos somos iguales: seres humanos con el mismo tipo de alma y el mismo tipo de mente, sin condiciones ni imposiciones. Todos reímos igual, ¿se dió cuenta?: los blancos, los negros, los amarillos y los de otros colores.

¿Notó que cuando se rió o se ríe con otra persona la relación entre ambos se vuelve más íntima o más estrecha? Piense en ésto: ¿usted se ríe del mismo modo de un chiste a solas que en compañía? Seguro que no. Porque la risa pretende ser *compartida* y *contagiarse* cuando nos hallamos acompañados. Dice Anthony Burgess: "Ríe y lo harás acompañado, ronca y dormirás solo". ¿Y ésto, por qué cree que ocurre?

Porque la risa es la "llave" que abre más corazones. Y es capaz de abrir los corazones con las más duras cerraduras. Esto casi podría considerarse un milagro: cuando a través de la sonrisa y de la risa nos encontramos con un lenguaje poderoso, capaz de relacionar, mediante la aproximación, un corazón con otro. Ya se ha dicho (Víctor Borge) que la risa y la sonrisa (agregamos) es la distancia más corta entre dos personas.

5. La risa es exorcista.

Nosotros hemos comprobado, testeando la energía con elementos de radiestesia, que unas sonoras carcajadas "barren" con cierta energía "densa", de baja frecuencia vibratoria, negativa. Hasta algunas entidades del *bajo ast*ral "se van" al comenzar nosotros --los encarnados-- a reír con ganas. Hasta ciertas "impregnaciones" se desprenden y desaparecen.

En nuestra escuela enseñamos y practicamos "limpiar" y "cargar" positivamente los ambientes, los muebles y las paredes con mucha risa. Al respecto, existe un largometraje japonés de dibujitos animados titulado "*Totoro",* donde los protagonistas (un padre con sus dos hijitas pequeñas) "limpian" su nueva casa con carcajadas.

De la misma manera ocurre cuando nos reímos de algunas circunstancias o de ciertas personas físicas que intentan asustarnos: esas circunstancias y esas personas se "diluyen" o adquieren su real dimensión. No hay mayor frustración para algún enemigo que uno se le ría en su cara.

En la ya citada obra de Humberto Eco este autor asegura que "...la risa mata el temor, sobre todo el temor al diablo...", según este criterio, la risa es lo único que puede vencer a *Satán*.

6. La risa es aceptación.

Nuevamente recurrimos a *"El nombre de la rosa"*: "...aquí Aristóteles ve la *disposición a la risa* como una fuerza buena, que puede tener incluso un valor cognoscitivo, cuando, a través de enigmas ingeniosos y metáforas sorprendentes, y aunque nos muestre las cosas distintas de lo que son (como si mintiese), de hecho nos obliga a *mirarlas mejor*, y nos hace decir: "¡Pues mira, las cosas eran así y yo no me había dado cuenta...!"

7. La risa es fortaleza.

Al reír borramos lo que nos desanima o debilita. Mantenemos bajo control los egos excesivamente severos (el propio incluido), y eso nos aporta coraje para enfrentar muchas situaciones aparentemente desalentadoras. Recuerde lo que ya se dijo: la risa es la ausencia del ego.

También puede ser el elixir de una larga vida. Aconseja nuestro escritor cordobés Juan Filloy (un "joven" que vivió hasta los 105 años): "comer la mitad, caminar el doble y reír el triple".

8. La risa es dinero

En este libro nos propusimos explicarle por qué consideramos que la risa "es salud". Por eso tal vez le resulte extraña la afirmación sobre que la risa "es dinero". Sin embargo también es así. Se ha dicho que la sonrisa es uno de los agentes de venta más poderosos del mundo. Y este concepto le compete además a la "actitud risueña".

Piense que si usted mantiene una sonrisa en su relación con los demás --o los hace reír--, sus familiares, amigos, compañeros de trabajo, pacientes, clientes y público en general, desearán estar a su lado o volver con usted, y sus relaciones, su profesión o su comercio prosperarán.

Si usted es una persona risueña y en su lugar de trabajo optan por despedir personal, es muy probable que usted no esté en la lista. Si usted necesita buscar trabajo o cambiar de empleo y se presenta con preocupación, tristeza, y desaliño es muy probable que tampoco esté en la lista.

Así considerado resulta un concepto bastante fácil de aceptar. Según un proverbio chino, "el hombre cuya cara no sonríe y no ríe, no debe abrir una tienda". Y usted, y nosotros, y todos, tenemos ya una abierta, la tienda de la propia vida, donde nuestros clientes o público en general, son los seres queridos, los amigos, las relaciones laborales y profesionales, etc.

9. La risa es sabiduría.

Ya hemos visto que el primer desafío que toda persona tiene frente a sí es sonreír. Pues bien, el **segundo desafío** importante es *reírse de uno mismo con uno mismo.* Quizá se tome usted la vida, y por ende a su persona, demasiado en serio, y de eso hablamos anteriormente. Un excelente remedio es elegir la risa y aprender a observar la incongruencia de casi todas las situaciones de la vida.

Cuando uno empieza a ponerse demasiado serio y sensato, es necesario recordar que no hay más tiempo que éste, el actual. ¿Qué se gana con desperdiciar el presente con tanta formalidad y solemnidad cuando la risa produce tantos beneficios? "Ríe, si eres sensato", dijo el poeta latino Marcial. Y agrega Robert Holden: "la autorrealización sin risa, la evolución espiritual sin alegría y la sabiduría sin ingenio, parecen conceptos vacíos, sin sentido ni finalidad".

Ya dijimos que la sonrisa y la risa son la manifestación física, la expresión más genuina de la alegría y también uno de los más importantes "síntomas de sabiduría", así como el enojo lo es de la ignorancia. Ese pensador hindú, J. Krishnamurti, creía que la inteligencia, o la falta de inteligencia de una persona, se mide por las cosas que la hacen reír o sonreír. Así, por su sonrisa y su risa se puede reconocer a la persona sabia más que por sus palabras. ¿Y que decir cuando esa sonrisa o esa risa nacen de nuestras propias actitudes? O sea, cuando damos lugar a reírnos de nuestros errores, de nuestras angustias, de nuestras preocupaciones, de nuestras pérdidas... ¡que sabiduría!

¿Cómo opera el mecanismo?: debemos aprender a reírnos de nosotros mismos pero sintiendo al mismo tiempo un amor profundo, algo parecido a las risas de los padres con los primeros titubeos de los hijos que aprenden a caminar. Todos estamos aprendiendo a caminar en la vida y a veces nos damos unos buenos "porrazos": allí debe surgir la risa.

Cuando se sienta preocupado, o preocupada, por algo que le aflige, sonría, y si puede, trate de soltar una buena carcajada. Esto no significa que lo que nos preocupa no tenga importancia, o que no tengamos que ocuparnos en resolverlo, solo que el buen humor al que nos predispone una carcajada crea un cambio en la percepción que nos ayuda a centrarnos en un punto más lleno de energía y de actitud mental positiva y desde allí, poder resolver o entender mejor --desde una óptica más favorable-- aquello que nos preocupa.

Claro que es muy común que el problema que uno tiene no resulte nada gracioso... pero reírse de él alivia las tensiones que tienden a perpetuarlo. La risa alivia cualquier carga y nos aleja de una situación aparentemente dramática y con esa actitud somos capaces de tener una panorámica más amplia donde seguramente vamos a encontrar más de una posible solución positiva.

Dice Lawrence Peter (56): "Si usted puede reírse de *su* propio problema, y de *usted mismo*, es muy probable que después logre reírse *con* usted mismo *sin* su problema".

La risa puede restaurar el *equilibrio* (para nosotros, *"volver al eje"*), y el equilibrio es lo que crea un mundo sin lucha. Advierte Robert Holden: "la capacidad para reírse de uno mismo es una inmunidad psicológica vital contra una moderna enfermedad del pensamiento: el *exceso de seriedad".*

La siguiente frase de esa maravillosa y eterna actriz, bailarina y cantante, ahora famosa por sus libros de autoayuda, Shirley Mac Laine, (repetida de otras maneras por otros pensadores) refleja la actitud que estamos analizando: "La persona que aprende a reírse de sí misma no deja nunca de divertirse"

Reírse de los demás es muy fácil, reírse con los demás no es tan difícil, pero reírnos de nosotros mismos es imprescindible. Creemos que la gran síntesis, como encabezamos este apartado, es "reírse **de** *uno mismo* **con** *uno mismo*". Es decir "usar" a uno mismo de "cómplice" para reírse de las propias cosas. ¡Y así es!

Deténgase un instante a pensar en lo siguiente:

¿Qué espacio hay para la risa en su vida?

¿Le gusta encontrar motivos para reírse a carcajadas?

¿Qué podría hacer hoy para reírse un poco más?

¿Qué sentido tiene para usted reírse simplemente para festejar la vida o para mostrarle al mundo que está alegre?

¿Prefiere reírse a su manera o le resulta más importante lo que el otro va a pensar de usted, a partir de su manera especial de reírse?

¿Dónde está la salida?

Aún después de desarrollar tantos aspectos sobre la risa, nos queda la sensación como que hay más camino por recorrer dentro de lo que llamamos el "laberinto de la risa".

No obstante, podemos acercarnos a alguna probable puerta de salida: cuando se intenta explicar por qué uno se ríe, *¡cesa la risa!*, por lo que es válida la observación de principios del siglo XX, del autor de *"Psicología del reír"*, el francés Marcel Dugas (1883-1947), citado por Alfred Stern (67), cuando dice: "Se siente uno tentado de decir, con los escépticos, que hay que contentarse con reír y no buscar por qué se ríe, máxime cuando la reflexión mata quizá la risa, y resultaría por tanto contradictorio que descubriera sus causas".

Aún así, hay un aspecto que nos debiera quedar bien en claro, lea detenidamente: tomando un promedio de 70 años de edad, hemos ocupado nuestra vida de la siguiente manera: 26 años en dormir, 24 años en trabajar, 6 años en enojos y rencores, 6 años movilizándonos (transportes, haciendo colas de espera, yendo y viniendo), 5 años en comer, 3 años en jugar, 4 días bostezando y ¡2 días riendo! ¡Debemos cambiar esta estadística!

Así que, ¡**a reír**, que se cura el mundo y sus habitantes!

Ría, inténtelo una vez más, ya está llegando a los fundamentos y a nuestra conclusión sobre este tema.

7

¿HA SENTIDO EL HUMOR?

Una persona sin sentido del humor es como un coche sin amortiguadores, salta de dolor con cada piedrita del camino.
HENRY WARD BEECHER

44. El séptimo sentido

Los autores B. Wild, FA. Rodden, Grodd W. Grodd y W. Ruch, en su trabajo "Correlatos neurológicos de la Risa y el Humor", nos dicen que son numerosas las razones que hacen compleja la investigación sobre el humor. Es posible que lo que resultaba gracioso hace 20 años atrás ya no lo sea. Además, el significado de términos como *humor*, *gracioso*, *júbilo*, *hilaridad*, no sólo varían con el tiempo sino también según las lenguas y las culturas.

Lo claro es que la percepción del humor depende de ciertas facultades cerebrales; entre ellas: atención, memoria, flexibilidad mental, evaluación emocional, abstracción verbal y sentimiento de emociones positivas. La teoría señala que al menos las regiones cerebrales asociadas con estos procesos se encontrarían activas en la percepción del humor.

Parece ser que los lóbulos temporales (y sus regiones temporales postero izquierdas y derechas, centrales e inferiores) son estructuras esenciales para apreciar lo humorístico, pero no hubo diferencias significativas en la capacidad global de percibir el humor entre pacientes con lesiones en el hemisferio izquierdo o en el hemisferio derecho. También se involucra la corteza frontal derecha, la corteza prefrontal medioventral, y posiblemente el cerebelo.

Conocemos los cinco sentido físicos, que nos permiten percibir sensorialmente. Pero además se habla de un *sexto* sentido para-normal (alrededor de lo normal) o meta-físico (más allá de lo físico), al que se lo llama *percepción extrasensorial,* una facultad posible de alcanzar por cualquier ser humano, aunque no muy bien conocida aún, no muy bien explicada y tampoco no muy bien aplicada. Algunos la consideran como "intuición", "inspiración", "sensibilidad", "lucidez".

Tal vez en el afán de seguir agregando formas de "sentir", algunos hablan del **sentido** *del humor*, como de un séptimo sentido, haciendo alusión con esto a que no todas las personas lo poseen y que tampoco es fácil de poseer, o de utilizar.

Lo interesante aquí, es poder establecer las diferencias que existen entre "sentido del humor", "buen humor", "humorismo" y "humor" a secas. ¿Usted cree que pueden emplearse como sinónimos, como lo hace mucha gente? Observe que agudos pensadores también emplean dichos términos indistintamente:

Frank Tygger: "El mejor test para saber si alguien tiene sentido del humor es su reacción al decirle que no tiene humor".

Edward De Bono: "El humor es, de lejos, la actividad más significativa del cerebro humano".

Groucho Marx: "El humor es la razón cuando se vuelve loca".

Proverbio chino: "Nunca se necesita tanto sentido del humor como cuando se discute con un tonto".

Anónimo (para algunos es de *Michel de Montaigne*): "El humor nos recuerda que no importa cuán alto sea el trono sobre el que uno se sienta, porque siempre se sienta sobre el propio trasero".

Una frase atribuída a *Francis Bacon*, siglo XVI (para otros es de *Winston Churchill*), dice: "La imaginación consuela a los hombres de lo que no pueden ser. El humor los consuela de lo que son".

Finalmente *G. K .Chesterton* quiso soslayar el problema diciendo que "intentar definir el humor demuestra falta de humor".

Sin embargo, nosotros distinguimos sutiles diferencias. Veamos.

Humor: (del latín "humedad") a secas es, según diccionarios, la capacidad de observar los aspectos cómicos de la vida. Pero esta acepción es abarcativa de "buen" humor, de "humorismo", de "sentido" del humor y hasta de "mal" humor.

Humorismo: es el aspecto profesional del humor. Cuando se "emplea el humor" en todas las artes, en especial en la literatura. Y hasta se ha convertido en una especie de género literario, teatral y televisivo.

La necesidad de entretenerse de forma humorística se ha manifestado, probablemente, en todas las épocas de la humanidad. Y no se trata sólo de expresar una actitud alegre, también puede ser un humor que linda más con los laberintos de la existencialidad y la desesperación que con los de la felicidad convencional. Por eso es que se distinguen distintos tipos o "géneros" de humor, ¿o humorismo?

Buen humor: es una emoción positiva (EP) que se contrapone a la emoción negativa del "mal humor" (que generalmente es un hábito, un HMN). De quien tiene buen humor se dice que es alguien "divertido". El buen humor es la "salsa condimentada" que hace tragable lo intragable.

Dentro de este concepto, como del concepto siguiente (sentido del humor) interviene un aspecto muy importante que es la *humorada.*

¿Y que es "humorada"? (piense) Es la capacidad de acotar algo gracioso, divertido, cómico, en el momento oportuno. También puede ser contar una anécdota o un chiste adecuado. En el pasaporte del cineasta más espectacular en cuanto a filmes de suspenso, Alfred Hithcock (1899-1980), figuraba "productor" como profesión. Cierta vez en un control de aduana le preguntaron: "¿productor de qué...?", *"De carne de gallina...",* contestó Hithcock. No obstante, la utilización de la humorada debe siempre responder, según Allen Klein (37), al principio "AOE": asegurarse de que resulte *apropiada, oportuna, elegante.*

Sentido del humor: ¿es una EP, una actitud, un estilo de vida, una postura? No es fácil categorizarlo. Pensamos que es una postura más intelectual que emocional. Para algunos, permite responder de forma positiva a la vida y a las personas, y disculpar las cotidianas deficiencias en los demás como en uno mismo.

Veamos una anécdota atribuida a Georg B. Shaw (1856-1950). Se dice que envió a su ayudante a la casa del vecino a pedir prestada la Biblia. El vecino dijo: "No acostumbro a prestar la Biblia a domicilio. No soy biblioteca pública. Si él quiere leerla que venga aquí, a mi casa". Pasado un tiempo el vecino fue a la casa de Shaw a pedir prestada la máquina de césped, y el escritor le dijo: "No acostumbro a prestar la máquina a domicilio, si quiere usarla puede hacerlo aquí, en mi jardín".

En este aspecto, sería más importante tener "sentido" del humor que ser simplemente divertido, es decir que tener "buen" humor. La relación que más se establece --aunque algunos no lo adviertan-- es con el *buen* humor. Para muchos existe *sentido del humor* cuando alguien "se **ríe** a pesar de todo". Desde este punto de vista se podría decir que es el camino más fácil para conectarse con las propias emociones y controlarlas en situaciones difíciles. El sentido del humor sería la capacidad de soportar serenamente las adversidades.

Para nosotros es a la inversa, consideramos más importante tener "buen humor" por la sencilla razón de que existen personas con agudo sentido del humor pero no poseen **buen** humor, y algunos hasta tienen **mal** humor.

Usando estos dos últimos términos como sinónimos, aconseja G. S. Merrin: "El sentido del humor (nosotros usaríamos "buen humor") es el aceite de la maquinaria de la vida. Sin él, la maquinaria cruje y chirría. Ningún destino es tan pesado, ningún aspecto de las cosas es tan terrible: relájate y **ríe** cordialmente".

Y Russell Lynes, advierte: "La única manera de tomar un insulto es ignorarlo; si no puede ignorarlo, devuélvalo; si no puede devolverlo, ríase; si no puede **reírse**, probablemente se lo merecía".

Nuevamente aparece involucrada la **risa**, y la pregunta es: ¿cómo funciona la risa con respecto al humor?

La risa es la respuesta *psicofisiológica* al humor. Aunque necesario es aclarar, como lo hace Lawrence Peter (56), que tener sentido del humor no significa andar por ahí riéndose de todo y de todos. El enfoque humorístico de la vida lo pueden adoptar tanto las personas de naturaleza serena como aquellas de carácter expansivo o risueño.

Y esto lo hacemos notar porque hay quienes poseen un buen sentido del humor pero no son risueños. El humor es personal, individual y subjetivo. La risa es universal, la habilidad de reírse es virtualmente innata en todos los seres humanos. El humor es una función psicológica, o intelectual, por la cual cada persona decide qué es divertido en una historia o situación. La risa es más física.

La risa y el humor también son respuestas que nos permiten guardar una *distancia emocional*: podemos percibir y reaccionar ante las situaciones de la vida con enojo, violencia, desagrado, etc., o... con humor. Encontrar el humor en una situación nos permite controlar nuestros impulsos emocionales y no reaccionar de inmediato de manera inadecuada. Casi todos podemos reaccionar con humor una vez pasado el hecho, o al día siguiente cuando lo recordamos; pero un buen sentido del humor --y eficaz-- es el que nos ayuda a reaccionar con complacencia en el *mismo momento* en que las cosas ocurren. ¡Todo un desafío!

Cabe aquí una pregunta: ¿a usted le agradan las personas con buen humor y risueñas? (piense). Le anticipamos que en la mayoría de las encuestas que hacemos en nuestra escuela, casi la totalidad de las personas contestan que sí. Si contestó que sí, piense: ¿usted "trabaja" por la recíproca? Es decir, ¿usted practica un buen sentido del humor y es de reírse? Porque a las demás personas que alternan con usted también les gusta lo mismo. Si usted contesta que no, trate de analizar un poco más en profundidad por qué le ocurre eso.

Función social del humor y de la risa

Incluimos ambos aspectos pues ya vimos que están íntimamente relacionados.

Las personas que integran cualquier sistema social ejercen con el humor y con la risa una función correctora y hasta de castigo de todo aquello que no esté acorde a su propio sistema de valores.

De esta manera, los individuos y los distintos grupos sociales, destacan sus oposiciones a través del uso del humor y de la risa, y la *crítica* que allí va implícita puede cumplir con esta función correctora y, a veces, peligrosamente degradante. Así --aclara Alfred Stern -- la *libertad de reírse* de las personas, de las instituciones y hasta de los valores sagrados de una sociedad, es una de las libertades fundamentales del ser humano. Y no hay suficiente protección legal contra el uso de esta arma tan aparentemente inocente y al mismo tiempo tan eficaz.

El resultado de esta actividad suele ser llevar a la persona, a la institución o a toda la sociedad hacia el *ridículo.* Y el ridículo, que aparentemente es superficial, constituye para mucha gente la más dura de las sanciones sociales. Un dicho francés dice: “el ridículo mata”. Y efectivamente, mata los valores que están puestos en juicio.

La risa es la mejor arma para los esquimales. En sustitución de los duelos con armas, algunos moradores de Groenlandia prefieren los duelos de ridículo; ante la tribu, los dos contendientes, frente a frente, se insultan y ridiculizan; las carcajadas de los asistentes señalan al vencedor: el humillado se toma la cuestión tan en serio que a veces prefiere el exilio a que cada día continuasen riéndose.

En cuanto a los artistas, suelen no tener miedo de la risa. El buen comediante, el buen humorista, nos muestran con sus ficciones, hasta qué punto algunos de esos valores tienen necesidad de ser expuestos y degradados para beneficio de la mayoría de la sociedad. Los que sí temen son quienes están en la mira y son blanco de ese humor y de esa risa, tal vez porque saben que se lo merecen.

Señala Moody que en París existía una Sociedad para el Humor en las Relaciones Internacionales, dedicada a la promoción del buen humor como medio de aminorar las tensiones entre las naciones. Se ha dicho que el humor debería tener su puesto entre el armamento de las autoridades encargadas del control de las revueltas políticas y sociales, como medio para evitar la violencia durante tales confrontaciones. ¡Que importante si esta postura se llevase efectivamente a la práctica! (49).

☺ ¿Usted sabe cómo se dispersa una manifestación de judíos? Llega la policía con alcancías...

45. ¡Flor de tipos!

O los "tipos" de humor. Ya en 1607, en *"El espejo de los humores",* Thomas Walkington relaciona lo humoral (bilis, melancolía) con el término *mit*: "ingenio" y "gracia", y enumera seis tipos de humor o formas de *mit*: la gracia del "mono" o imitador; la gracia del que cree cantar cuando en realidad rebuzna como un asno; la gracia gestual; el ingenio socarrón que "se mofa de cualquiera y de cualquier modo, en cualquier momento y en cualquier lugar, pasando por alto las reglas de la civilidad"; la gracia del que se ríe de sus propias bromas y se jacta de ellas en público; y, finalmente, el ingenio "burlón, rápido y ágil" que caracteriza a quienes se pueden calificar particularmente de *ingeniosos.*

En 1711, en sus notas en *"The Spectator",* Joseph Addison (1672-1719), afirma que el Humor verdadero está exento de melancolía y es el hijo del Ingenio y de la Alegría y el nieto de la Verdad; la Melancolía solo permanece en el Falso Humor, hijo del Frenesí y de la Risa y nieto del Absurdo.

No entramos aquí en una clasificación de "géneros literarios", aunque existen numerosas variantes, principalmente dentro de la narrativa y del teatro (surrealismo, grotesco, farsa, sainete, sketch, comedia --de capa y espada, de carácter, de costumbres, de enredo--, etc.), y también existen personajes que resultaron prototipos del humor y hasta de la comicidad aguda como los creados por tres grandes clásicos de la literatura: Francois Rabelais ("Pantagruel" y "Panurgo"), Miguel de Cervantes ("Don Quijote" y "Sancho Panza") y William Shakespeare ("Sir John Falstaff").

Podemos, sin embargo, hablar de ciertos tipos de humor, algunos muy frecuentes en el lenguaje o el trato cotidianos (la *ironía*, el *sarcasmo* y la *exageración*), y otros pertenecientes más a la literatura (el humor *negro* y el *absurdo*).

Lo desarrollamos a continuación.

Ironía

Un recurso que empleado con moderación y oportunidad hace más atrayente una comunicación verbal. Es una actitud que consiste en decir con rostro serio algo divertido, o inexacto y exagerado. También es una figura del lenguaje que consiste en dar a entender lo contrario de lo que se dice. Su abuso puede derivar en el sarcasmo, la burla y hasta la ofensa. Necesita de una buena dosis del sentido del humor al que acabamos de referirnos, además de mucha inteligencia, agudeza y seguridad.

Un ejemplo lo tenemos, una vez más, en otra anécdota que se narra sobre el agudo escritor inglés George B. Shaw. Cuando estaba ya entrado en años y era muy famoso, la joven que fue elegida Miss Universo en ese año, le escribe una nota a Shaw confesándole que deseaba tener un hijo con él, un niño perfecto, que nacería "con la inteligencia de Shaw y la belleza de ella". A lo que Shaw contestó: "Estimada jovencita, la idea no deja de atraerme, más no estoy de acuerdo en llevarla a cabo, pues temo que ese niño nazca con mi belleza y su inteligencia".

En cierta ocasión, George B. Shaw escribió a Winston Churchill (1874-1965): "Estimado señor Churchill: adjunto dos entradas para mi nueva obra teatral que se estrena este Jueves por la noche. Le ruego que asista y que traiga a un amigo, si es que tiene alguno". A lo que sir Winston respondió: "Lo lamento, pero un compromiso previo me impide asistir a su estreno. Sin embargo, acudiré a la segunda representación, si es que la hay".

Continuando con Shaw, era alguien extremadamente delgado, y en oportunidad que lo conociera el cineasta Alfred Hitchcock (que era bastante gordito), éste le dijo: "Viéndolo a usted, mister Shaw, uno se da cuenta que hay hambre en el mundo", a lo que el escritor respondió: "Viéndolo a usted, mister Hitchcock, uno se da cuenta quien lo provoca".

Cuenta otra anécdota que el mismo Chaplin fue, de alguna manera, víctima de una ironía: cuando estaba de vuelta radicado en Europa, luego de su exilio obligado de Estados Unidos, se le ocurrió presentarse en un concurso de imitadores de "Charlot" en Montecarlo, ¡y quedó en tercer lugar!

Durante una discusión entre Churchill y la diputada feminista Lady Astor, en la Cámara de los Comunes, ésta se impacientó y le dijo: "Si yo fuera su esposa le echaría veneno en el café". Winston le retrucó: "Y si yo fuera su marido, me lo tomaría".

En la historia argentina fue famoso por sus ironías (y también por su mal humor), Domingo Faustino Sarmiento (1811-1888). En una oportunidad, en alusión al joven Sarmiento y su grupo político, se decía: "A los jóvenes liberales, si se los pone patas para arriba, no se les caerá ni un cobre de los bolsillos", a lo que Sarmiento retrucó: "Y a ustedes, viejos políticos, si se les pone cabeza abajo, no se les caerá ninguna idea". En ocasión de ser senador, estaba Sarmiento dando un discurso y pronunció el apellido "Shakespeare" tal como se escribe, cuando advirtió las sonrisas socarronas de sus pares, por lo cual terminó el resto de su discurso hablando en perfecto... ¡inglés!, para desconcierto de todos los presentes.

Otro ejemplo: al ver una noticia en TV donde se anuncia que un hombre fue hallado muerto con cinco disparos en la cabeza, un espectador comenta "Para mi, fue un asesinato".

Una persona que debe ir al hospital a visitar a un pariente enfermo puede comentar, a modo de lamento: "Tengo un plan muy entretenido para esta tarde". Algo similar ocurre cuando dos compañeros de clase se juntan a estudiar y uno afirma: "No sabes cuánto nos vamos a divertir con estos libros".

La ironía más cruel y violenta se conoce como *sarcasmo*: "No, no estás gorda, es que todas las demás están muy flacas".

Sarcasmo

Es un término que proviene del latín *sarcasmus*, la etimología de la palabra remite a "cortar o morder un pedazo de carne". El concepto hace referencia a una burla cruel y mordaz que ofende o maltrata a alguien o algo. Por eso su origen etimológico está vinculado a "morder la carne" (de la persona víctima del comentario sarcástico).

Muchas personas confunden estos dos términos. La ironía es como la forma elegante (sin serlo propiamente) del sarcasmo. El sarcasmo es una burla malintencionada y descaradamente disfrazada, ironía mordaz y cruel con que se ofende o maltrata a alguien o algo. Es una crítica indirecta, pero la mayoría de las veces muy evidente.

Es proverbialmente descrito como "la forma más baja de humor pero la más alta expresión de ingenio" (frase atribuida a Oscar Wilde). Suelen distinguirse dos tipos de sarcasmo:

a) *el sarcasmo en la comunicación oral*: como las entonaciones vocálicas usadas para denotar sarcasmo son tan sutiles, el uso del sarcasmo para expresar ideas que no son obviamente irónicas puede llevar a la confusión, especialmente donde hay diferencias de acento o no se tiene experiencia en el uso del lenguaje. El uso del sarcasmo difiere entre países. Muchas veces el sarcasmo es extrañamente mal interpretado, por parte de los que reciben el "insulto". Por otra parte, también puede concebirse como una forma de expresión semi-secreta, de forma en que puede decirse por ejemplo, "aquel respetable varón" refiriéndose a una piltrafa truculenta que emana mal olor. Igualmente el uso que puede darse haciendo referencias con la realidad, en un tono más cortante y ofensivo;

b) *el sarcasmo en la comunicación escrita*: puede ser difícil de plasmar y es fácilmente malentendido, por lo cual se apela al uso de mayúsculas, especialmente para denotar un énfasis que habría sido puesto en una conversación hablada (por ejemplo: "Bueno, no fue PRECISAMENTE fantástico"); también con el uso de comillas ("), signos de exclamación (¡!) o de interrogación (¿?). Sin embargo, esto no fue siempre así, por ejemplo, Shakespeare usaba regularmente al sarcasmo como una herramienta literaria para enfatizar el punto de un chiste, pero raramente usó alguna marca distintiva en la escritura. Es un fenómeno reciente que se ha incrementado con el intercambio a través de la Internet y de los softwares que conforman las llamadas "redes sociales".

Como dijo Jefrey Toloza: "El sarcasmo no es una forma más de hablar nuestro idioma; simplemente se ha convertido en una obra de arte". También afirmó el sacerdote jesuita P.Rey: "Reírse de los demás es sarcasmo. Reírse con los demás es amistad. Reírse de uno mismo implica madurez". O Thomas Carlyle: "El sarcasmo es el lenguaje del diablo".

Para entender mejor las diferencias, veamos ejemplos de **ironía**:

-- ¿Vas a salir con esta lluvia?

-- No, solo la llevo hasta la esquina para tomar un café y vuelvo…

Tu amigo te llama a tu casa y pregunta:

-- ¿Donde estás?

-- ¡En el Polo Norte…Un tornado me llevó la casa para allá…!

Cuando llevamos un aparato electrónico para reparar y preguntan:

-- ¿Esta con algún problema?

-- No, el aparato esta cansado de estar en casa y lo saqué a pasear un rato…

"Hay dos cosas infinitas: el Universo y la estupidez humana, y del Universo no estoy seguro" - Albert Einstein.

Estás en el baño cuando alguien golpea la puerta y pregunta:
-- ¿Hay alguien?
-- No… soy el inodoro que aprendí a hablar…

Y ahora vemos ejemplos de **sarcasmo**:
* Me molesta la gente que no da la cara. (Anónimo)
* Ser ciego no es nada, peor sería ser negro. (Stevie Wonder)
* Tengo un nudo en la garganta. (Un ahorcado)
* No eres un completo inútil...por lo menos sirves de mal ejemplo.
* Gracias a dios soy ateo.
* Mi sarcasmo es una defensa natural a tu estupidez.
* Mátate estudiando, y serás un cadáver culto.

El: ¿Me amas solo porque mi padre me dejo una fortuna?
Ella: No, querido. Yo te amaría sin importar quien te la dejo.

El: Cinco centímetros mas y seria un rey.
Ella: Cinco centímetros menos y serias una reina.

El: ¿Por que nunca me dices cuando tienes un orgasmo?
Ella: Lo haría, pero nunca estas ahí.

El: ¿Ensayamos una posición diferente esta noche?
Ella: Buena idea; tú planchas y yo me siento en el sofá a ver la TV.

Un matrimonio circulaba en su vehículo sin decirse una palabra debido a una pelea que acababan de tener. Mientras pasaban por una hacienda donde habían varias mulas y cerdos, el esposo sarcásticamente preguntó:
-- ¿Familiares tuyos?
-- Sí... mis suegros.

Exageración

Al igual que la anterior, es útil si se usa con moderación para intentar convencer. Cuando es intencionada y manifiesta es útil para el debate y la polémica, para destruir --al caricaturizarla-- la argumentación del oponente.

Pero cuando se usa intentando hacerla pasar por la verdad, se convierte en un exabrupto. Veamos un texto de principios de 1900:

"El terror de toda dama regordeta es que se rompa el cordón de su corsé. Una vez tuve ocasión de presenciar de cerca una catástrofe de este género. Fue durante una cena. Al principio no nos dimos cuenta por la forma gradual que se fueron soltando sus carnes, hasta que de pronto, el caballero que estaba sentado a la izquierda de esta regordeta señora, y yo, que me hallaba a su derecha, fuimos despedidos de nuestras sillas. Toda la mesa del banquete salió expulsada, volcando comida, bebida y utensillos sobre los 200 comensales. Para demostraros hasta que punto es útil el uso del corsé, os diré que la señora en cuestión había ido a la cena, antes del episodio, en un auto pequeño, y para volver a su casa necesitó un autobús"(68).

Humor negro

Constituye la expresión humorística más audaz, es el alzamiento contra los valores más venerados: los identifica, los trastoca y los anula. El primero que aludió a esa visión del ser humano fue Aristóteles que, hablando de la melancolía, la llamó "bilis negra", y dijo que en dosis adecuada es un ingrediente del genio, pero que poseída en exceso lo es de la locura.

Es un tipo de humor que se ejerce a propósito de cosas que suscitarían, contempladas desde otra perspectiva, piedad, terror, lástima o emociones parecidas, y que de pronto termina en forma cómica.

Tomamos como ejemplo la *"Historia del joven celoso",* de Henri Pierre Cami (1884-1958), considerado por Charles Chaplin el más grande humorista del mundo:

"Había una vez un hombre joven que estaba muy celoso de su novia, una joven muchacha bastante voluble. Un día le dijo: *Tus ojos miran a todo el mundo.* Entonces, le arrancó los ojos. Después le dijo: *Con tus manos puedes hacer gestos de invitación.* Y le cortó las manos. *Todavía puede hablar con otros,* pensó. Y le extirpó la lengua.

"Luego, para impedirle sonreír a los eventuales admiradores, le arrancó todos los dientes. Por último, le cortó las piernas. *De este modo* --se dijo-- *estaré más tranquilo.*

"Solamente entonces pudo dejar sin vigilancia a la muchacha que amaba. *Ella es fea* --pensaba--, *pero al menos, será mía hasta la muerte.*

"Un día, volvió a la casa y no encontró a la joven: ella había desaparecido, raptada por un exhibidor de fenómenos" (69).

Absurdo

Dicen los artistas que es de ejecución más difícil que las otras variantes de humor. Está emparentado con la exageración y la ironía, y tiene suaves ingredientes de humor negro. Siendo una infracción a la lógica --pues destaca el sentido del "sinsentido"-- lo absurdo resulta humorístico por sí mismo. A partir del siglo XIII, fue aprovechado en casi todas las artes. Tuvo grandes protagonistas en cine con Buster Keaton y los Hermanos Marx, y en teatro con el autor Eugene Ionesco.

En este caso, el ejemplo es un fragmento de *"Una entrevista sensacional",* de Mark Twain (1835-1910), seudónimo de Samuel L. Clemens, autor que aunque no es exponente del absurdo sino un contundente humorista que abarcó un amplio espectro en su producción literaria, aquí se define muy bien el estilo absurdo:

Pregunta (periodista): ¿Tuvo o tiene hermanos o hermanas?

Respuesta (entrevistado): ¿Eh? Yo...yo...creo que sí, pero no recuerdo.

P.: ¡Caramba! Vea aquí... ¿De quién es ese retrato en la pared? ¿No es acaso un hermano suyo?

R.: ¡Oh, sí, sí, sí! Ahora lo recuerdo, era un hermano mío. Ese es William... lo llamábamos Bill. ¡Pobre viejo Bill!.

P.: ¿Por qué? ¿Está muerto entonces?

R.: Ah, bueno, supongo que sí. Nunca podremos decirlo. Hay un gran misterio sobre él.

P.: Eso es muy triste. ¿Desapareció, entonces?

R.: Bien, sí, de un modo general. Lo enterramos.

P.: ¡Lo enterraron! ¿Sin saber si estaba muerto o no?

R.: ¡Oh, no! Eso no. Estaba bastante muerto.

P.: Bien, debo confesar que no puedo entender esto. Si lo enterraron, y sabían que estaba muerto...

R.: ¡No! Sólo pensábamos que lo estaba.

P.: Bueno, nunca escuché nada como esto. *Alguien* estaba muerto. *Alguien* fue enterrado. ¿Dónde está el misterio?

R.: ¡Justamente ahí!. Ahí está, exactamente. Vea usted, éramos mellizos --el difunto y yo-- y fuimos mezclados durante un baño cuando sólo teníamos dos semanas, y uno de nosotros se ahogó. Pero no supimos cuál. Algunos creen que fue Bill. Otros creen que fui yo.

P.: Bueno, eso sí que es noticia. ¿Usted que opina?

R.: ¡Dios lo sabe! Daría mundos enteros por saberlo. Este solemne y horrible misterio ha ensombrecido mi vida. Pero ahora le diré un secreto que nunca revelé a otra criatura antes. Uno de nosotros tenía una marca característica, una gran mancha en el dorso de su mano izquierda. *¡Ese chico fue el que se ahogó!*

P.: Siendo así, no veo dónde está el misterio.

R.: ¿Usted no lo vé? *Ese chico era yo.* Por otra parte, no imagino cómo pudieron cometer el horrible error de sepultar al otro chico. Pero ¡no lo mencione! La familia podría saberlo, y ya tienen muchos rompederos de cabeza sin éste.

46. Lo cómico y los cómicos

Muchas veces se relaciona a la comicidad con la actitud que las personas suelen asumir con respecto a las bromas. Como si hacerle una broma a alguien pudiera resultar muy cómico. Algunas veces efectivamente es así, pero otras no ocurre el efecto deseado.

Parece ser que el primer bromista de la historia fue el griego **Palamedes**, otros se lo atribuyen a **Homero**, por su obra *"La guerra de las ranas y los ratones"* o *"Batracomiomaquia* (contienda estúpida)". Pero también fue el autor de *"La Ilíada"*, donde relata la historia de Palamedes, que fue un héroe clásico al cual le ha sido arrebatado el privilegio de permanecer en la memoria colectiva. Cabría decir que injustamente.

En la mitología griega, Palamedes de Argos, hijo de Nauplio, era un héroe de ingeniosidad proverbial. La anécdota es que desenmascaró el engaño de Ulises u Odisea, cuando éste sembró un campo de sal para fingir estar loco y evitar de este modo participar en la guerra de Troya. Cuando Ulises intentó zafarse de la obligación de acudir a la guerra de Troya fingiendo estar loco, Palamedes descubrió el engaño. En venganza, Ulises falsificó una carta con el supuesto de que el rey de Troya, Príamo, había propuesto a Palamedes traicionar a los griegos a cambio de oro. Luego escondió el oro en la tienda de Palamedes y éste fue lapidado hasta la muerte por el ejército griego. Nauplio vengó la muerte de su hijo haciendo perderse a la flota griega mediante señales falsas a la vuelta de Troya.

De Palamedes se decía que había inventado el ajedrez y el juego de los dados. Higino, en sus *"Fábulas"* le atribuye la invención de parte del alfabeto griego. Filóstrato le atribuye las invenciones de los faros, de la balanza, del disco y de la guardia con centinelas.

Actualmente se dice que es *cómico* todo aquello (personas, cosas, hechos, dichos, situaciones) que muestra capacidad de divertir o de excitar la risa, incluso si no tenía la intención inicial de hacerlo. Y esa capacidad debe ser mostrada, no solamente poseerla. En lo cómico debe irse de la abstracción a la realización. La comicidad debe verse, oírse, sentirse.

Otros agregan que una situación es cómica cuando es equívoca: "la comedia de las equivocaciones" que Shakespeare fijó definitivamente como título de una de sus obras de teatro. Para esta postura, casi todo lo cómico proviene de una equivocación, influenciados tal vez por la explicación científica de Freud, cuando habló del *chiste*, del *acto fallido* y del *olvido de los nombres propios*, es decir acciones incontroladas de lo almacenado en nuestra mente subconsciente, que terminan siendo cómicas, o causando risa, por encima de la persona que las produjo.

Freud afirma que la persona *no dice siempre lo que quiere* y *no sabe siempre lo que dice.* O sea que muchas veces *queremos decir* algo que se ve excedido, o sobrepasado, o cambiado por lo que terminamos efectivamente *diciendo,* lo que nos ocasiona una enorme "sorpresa".

Como ejemplo de "acto fallido", Freud cita el caso del presidente de la Cámara Legislativa cuando, para dar comienzo a la jornada de trabajo, dice: "Se *levanta* la sesión", en lugar de "Se *abre* la sesión". Él deseaba en realidad que *ya se termine* la jornada que recién comenzaba.

Para el caso del "chiste", cita el caso del agente de lotería y pedicuro que maravillado por el trato que tuvo con él el poderoso barón Rothschild, quiso decir: "me trató familiarmente, como lo hace un millonario", y terminó diciendo: "me trató *famillionariamente*", creando una palabra mixta, inexistente y sin embargo entendible en el contexto, aunque provoque una sonrisa. Otro ejemplo de acto fallido fue el del sacerdote que, en un servicio religioso dijo a los asistentes: "Como hoy es domingo de Pascua, pediremos al señor Jonhson que se acerque y ponga un huevo en el altar".

En el "humorismo" --la comicidad profesional-- el género que mejor ejemplifica lo que venimos desarrollando es la *comedia.* Su trama está más cerca de la realidad cotidiana y su texto está lleno de frases ingeniosas, aforismos, juego de palabras y respuestas sorpresivas. Claro que todo depende de cómo se digan para que estalle la risa en el público. Es muy importante la efectividad del actor, donde además de las palabras juegan mucho los gestos y las pausas cortas seguidas de repentinos "arranques". Los grandes cómicos provocan la risa precisamente cuando parecen no expresar nada.

La tradicional pregunta sigue siendo: ¿es más fácil hacer reír o llorar? El muy personal actor cómico Groucho Marx (1890-1977), se encargó de contestar: "Hacer llorar es más fácil, con una cebolla se puede"; realmente es así, piense: ¿qué verdura u hortaliza hace reír? Por eso es bastante difícil hacer reír. Además nunca puede precisarse cuándo va a reírse el público ya que pocas veces se ríe en las mismas frases o en las mismas situaciones durante las distintas representaciones de una obra teatral.

También es importante el "autodominio" --que sólo lo brinda el oficio o la experiencia-- para no dejarse contagiar por una respuesta inesperada del público, o para no reírse de sus propias ocurrencias (o de la de sus compañeros).

La actuación dramática sólo requiere que el actor se imponga para lograr silencio y concentración del público, y de esta manera puede actuar o interpretar su personaje mucho más tranquilo hasta el final de la obra, cuando, recién con la forma de aplaudir del público, se enterará si gustó o no. En el caso de la actuación cómica, el actor (o la actriz) se ve sometido a una tensión constante, ya que se requiere la respuesta permanente del público festejando con risas los "aciertos" cómicos. Debe ser una respuesta inmediata y espontánea, que obliga al artista a estar con todos sus sentidos en altísima alerta para aprovechar, además, esas reacciones del público y apelar a "gags" que, la mayoría de las veces, no estaban previstos. De esta manera sabe paso a paso si está divirtiendo o está aburriendo, y de aquí surge la expresión "sentirse morir" (o "sudor de fracaso"): cuando se está frente a un auditorio tratando de ser gracioso y nadie se ríe.

Cierto cómico, al ver cómo disfrutaba la gente con su actuación, dijo: "Voy a cambiar el dicho y en vez de *¡Hoy los maté de risa!,* de ahora en adelante diré: *¡Hoy los he ayudado a vivir!".*

Una creencia extendida es que los profesionales del humorismo, especialmente los cómicos, son personas tristes en su vida privada. De los que hemos conocido, la mayoría son personas como cualquier otra, que tienen angustias y alegrías. Lo que sí hemos advertido es que muchos poseen el insólito HMN del **mal humor**, creemos que porque se sienten presionados por el público a estar siempre con una sonrisa en los labios y predispuestos para contar un chiste en la primera ocasión que se presente. Lo que sucede es que puede llamarnos más la atención cuando la depresión o el mal humor se manifiestan en un humorista.

Tal vez esta creencia nació del poema del mexicano Juan de Dios Peza (1852-1910), titulado *"Reír llorando",* en el cual narra una bella anécdota (probablemente fruto de su imaginación), referida aparentemente al gran actor y revolucionario del teatro británico y mundial, David Garrick (1717-1779), dotado por igual para el drama, la comedia y la farsa. Según este poema, todos los ciudadanos de la época se desvivían por ver actuar al "Gran Garrick", el Rey de los Actores, que les hacía cambiar su amargura en carcajadas. Cierto día --continúa el poema-- un hombre muy triste se presentó ante un médico famoso, buscando un alivio a su pesar que sólo lo hacía anhelar la muerte. El médico descubrió que este hombre todo lo poseía y nada le servía para curar su depresión, por lo cual le aconsejó que para curarse, lo fuera a ver a Garrick, que lo haría vibrar de risa y de felicidad. A lo que el enfermo le contestó: "Así no me curo, *yo soy Garrick*, cambiadme la receta".

Uno de los aspectos mas notorios del humor es su masculinidad obsesiva. Parece que las mujeres tuvieran prohibido provocar la risa. Difícilmente se encuentre una mujer atractiva ejerciendo el humor; cuando una actriz hace chistes, generalmente adopta una autocaricatura, una disposición payasesca, una negación de su atractivo sexual (recuerde a la actriz de color Whoopi Goldberg cuando hace papeles cómicos).

Los grandes cómicos del cine fueron varones (las excepciones femeninas pueden enumerarse fácil y cortamente: Lucille Ball, Jamie Lee-Curtis, Goldie Hawn, algunas actrices del viejo cine europeo y unas pocas del viejo cine latinoamericano --como la especial argentina Niní Marshall, que era además autora de sus guiones cómicos--) y hasta "Los Simpson" de la televisión dejan a las mujeres en un rol de racionalidad, sentido común y falta de humor.

Claro que existen actualmente excelentes actrices cómicas pero es notorio que no logran la trascendencia de los varones.

Muchas mujeres adoptan una curiosa actitud corporal cuando se ríen: se tapan la boca con la mano, gesto absolutamente ausente en los varones. En las plateas de los teatros y los cines, las voces dominantes en las carcajadas generales suelen ser las masculinas.

Siempre hay un vozarrón que se desprende de la masa sonora para hacer un "*solo* carcajeante". ¿Por qué no hay carcajadas sopranos?

Así, asegura Carlos Rehermann, la historia les ha impedido a las mujeres hacer reír desde su sexualidad plena; cuando ríen, les impone la censura de no mostrar la boca, apertura metafórica; las silencia, porque una expresión directa de la corporeidad liberada sólo puede dar vergüenza.

¡Vaya con los hombres y las mujeres!

47. Otra herramienta: el chiste

El empleo de cualquier tipo de humor puede hacer reír o no, sin dejar de ser humor, porque no es eso precisamente lo que se propone, a diferencia del chiste, cuyo éxito culmina necesariamente en la carcajada. El humor se dirige en la mayor parte de los casos al sentimiento, el chiste se dirige al *entendimiento*.

Podríamos pensar que el género de los chistes es relativamente moderno. Sin embargo, nada más lejos. *"Philógelos"* es la recopilación más antigua de chistes conocida en Occidente. Es muy difícil de datar, pues antes de ponerse por escrito, tiene una larga existencia de tradición oral. Su redacción se suele situar en los siglos III o IV a.C., pero los primeros manuscritos son del siglo IX. Más complicado es hablar de quién o quiénes fueron los autores. Aunque los manuscritos nos dan los nombres de Hierocles y Filagrio. Hay recogidos varios autores con estos mismos nombres, por lo que se hace difícil identificarlos. Lo realmente interesante son los propios chistes que nos dejaron y que tienen cierta validez universal, pues no se alejan mucho de los que nosotros contamos.

Aquí una pequeña muestra de esta obra. Los textos en griego han sido tomados (en parte) de la Biblioteca Augustana y la traducción es la hecha por el profesor Manuel González Suárez, que la ha publicado en Ediciones Clásicas con el título *"Philógelos (El chistoso)"*.

☺ Uno acudió a la consulta de un médico y le dijo:

-- Doctor, cuando me levanto de dormir, veo todo sombras durante media hora, pero luego me restablezco como si tal cosa.

-- Pues despiértate después de que pase media hora.

☺ Un médico gruñón tuerto preguntaba a un enfermo:

-- ¿Cómo estás?

-- Como tú lo ves.

-- Si estás como veo yo, estás medio muerto.

☺ Un intelectual que deseaba ver si tenía buena pinta al dormir se miraba al espejo con los ojos cerrados.

☺ Un intelectual que acababa de comprar una casa, se asomaba a la ventana y preguntaba a los transeúntes si le sentaba bien.

☺ Un intelectual bromista que no sabía qué hacer con sus deudas vendió sus libros, y en una carta le decía a su padre:
-- Felicítame, padre, porque ya vivo de los libros.

☺ Un avaro, al hacer testamento, se designó a sí mismo como heredero.

☺ Un envidioso, propietario de una casa, al ver que a sus inquilinos les iba bien, los echó de su casa.

☺ A un profesor inepto le preguntaron:
-- ¿La madre de Príamo cómo se llamaba?
Como no tenía ni idea, contestó:
-- Yo, por respeto la llamo "señora".

Un equipo de académicos de la Universidad de Wolverhampton ha logrado recopilar los chistes más antiguos de nuestra civilización. El primero, que data de 1900 a.C., de la antigua Sumeria, es de flatulencias y ventosidades. Pedos, en realidad (del latín *pedĭtum*). Y es bastante malo. ¿Habrá que ser un sumerio para entenderlo? El primer chiste de la humanidad, o al menos el primero documentado, dice más o menos así: "Algo que nunca ha ocurrido desde tiempos inmemoriales; una mujer joven que no se peda en el regazo de su marido".

Ahá, hummmmmm... no, definitivamente no se entiende. ¿Hemos de suponer que las mujeres jóvenes tenían por costumbre pedarse en los regazos de sus maridos y el chiste es como una ironía? El trabajo de los académicos, que además lograron recabar muchas otras humoradas históricas, es genial. ¡Pero deberían haber explicado porqué un sumerio encontraba eso gracioso!

El mejor chiste de la investigación es uno que data del siglo I a.C. y dice: "El emperador romano Augustus va paseando por su reino y se cruza con un hombre con un parecido insólito a su persona. Intrigado, Augustus le pregunta: ¿Estuvo tu madre en el servicio del palacio? A lo que el hombre responde: -No, su alteza, pero mi padre sí". ¡Nada mejor que el adulterio para hacer reír a un romano! ¿Dentro de 1.000 años harán estudios sobre nuestros chistes?

El chiste necesita del efecto-sorpresa, por lo tanto, pierde todo o gran parte de su comicidad cuando es conocido. En este caso es fundamental la comicidad de la persona que lo cuenta; más que del chiste en sí (que ya lo conocemos) disfrutamos de la forma de relatarlo.

¿Y que es un chiste? *Chiste* es "dicho agudo y gracioso", inseparable de "chistar", también "charlar amistosa y graciosamente". ¿Y usted que cree? (piense). En cierta ocasión fuimos a amenizar la celebración de la primera comunión de un niño (había muchos chicos) y cuando hicimos esta misma pregunta, uno de los niños que estaban allí nos contestó: "¡un chiste es lo que te arregla un mal día!", que profundidad tienen las respuestas de los niños. Bien, para nosotros, el chiste es una "unidad discursiva" compuesta de dos partes: un *comienzo*, donde se explican las presuposiciones que hacen imaginar al que escucha cómo será el desenlace del chiste, y lo que se llama *línea de golpe* o *"remate"*,que es el final del chiste, donde los supuestos del comienzo se confirman... ¡o no!, porque la mayoría de las veces el remate del chiste sale "disparado" para dónde uno menos se lo imaginaba, y aquí es donde aparece el *efecto cómico* del chiste.

Asegura Allen Klein que la mayoría de nosotros nos reímos cuando llega el desenlace de un chiste, pero pocos lo hacemos ante los "desenlaces de la vida". Ésta, sin embargo, tiene una estructura parecida a la de los chistes. En la vida, creemos que vamos en una dirección (como en el *planteamiento* del chiste) y luego las circunstancias (como en el *desenlace* del chiste) nos llevan por otro camino distinto.

Por una parte, el chiste nos proporciona placer mediante procesos mentales que nos permiten liberarnos de la necesidad de ser lógicos, morales, realistas; y por otra, nos libera, al menos momentáneamente, de deseos e impulsos prohibidos de carácter inconsciente, que el chiste disfraza, aliviando, así, la ansiedad asociada a la manifestación de tales deseos e impulsos: por un momento, la agresividad, la obscenidad o el absurdo nos están permitidos.

Hay relaciones interesantes entre el tema y la estructura de los chistes y la manera de contarlos, por eso necesario es aclarar que no suele haber chistes "buenos" ni chistes "malos" (sí los hay más o menos "inteligentes" en cuanto a su contenido), tampoco hay chistes "nuevos" ni chistes "viejos" (este aspecto depende sólo de si el chiste era "conocido" por nosotros o no: si no lo conocíamos pensaremos que es nuevo). Algo realmente importante es saber *actualizar* un chiste viejo o conocido. Una persona que cuenta chistes es alguien que tiene muy buena memoria y la esperanza de que los que lo escuchan no la tengan.

Un profesional del chiste es alguien que conoce muchísimos chistes, pero recuerda bastante menos, y por supuesto, cuenta muchos menos, y además cuenta siempre los *mismos*, por lo cual es como si conociera muy pocos chistes. Indudablemente, el gran secreto para que el público irrumpa en carcajadas reside en *quién* los cuenta y *cómo* los cuenta.

Muchos consejos prácticos se pueden exponer sobre la manera de mejor contar un chiste, en cuanto a la velocidad, al ritmo, si se acompaña de gestos y ademanes o si se lo hace con un rostro serio, si es preferible el chiste corto o el largo, etc., pero sería abundar en detalles que dependen exclusivamente del narrador. Lo que sí hay que cuidar es si el chiste que se va a contar es adecuado para la situación, el lugar, las personas, si podría resultar molesto u ofensivo por causas religiosas, raciales, sexuales, etc., y observar siempre la reacción de quienes escuchan, esto último es la mejor manera de comprender algo de los complejos y sutiles factores que hacen reír a la gente... ¡o no!

De la enorme cantidad de chistes que existen, hemos diagramado una clasificación, que sabemos puede ser aún más completa, y que nos ha permitido ubicarlos en grupos y subgrupos. Si a usted le gusta más contar chistes a que se los cuenten (cosa que habitualmente es al revés), esta clasificación puede resultarle útil para su “archivo profesional”.

1. **Cortos**
2. **Largos**
3. **Sobre Sexo:**
   - **Implícitos**
   - **Explícitos**
     - **Obscenos**
     - **Groseros**
4. **Socio-Raciales:**
   - **Clases sociales**
   - **Nacionalidades**
   - **Razas o Etnias**
5. **Populares:**
   - **Personajes Famosos**
   - **Regionales**
6. **Inteligentes o Intelectuales**
7. **Tontos**
8. **Personalizados:**
   - **Defectos, enfermedades, vicios**
   - **Profesiones u Oficios**
   - **Edad**
   - **Parejas**
   - **Machistas - Feministas**
9. **Animales**
10. **Políticos**
11. **Religiosos**
12. **Seriados**
13. **Humor negro**
14. **Participativos**

No nos extendemos aquí en ejemplos de chistes de todos los grupos y subgrupos, sólo exponemos un “mix”.

☺ Un loco llega a la administración del manicomio a quejarse:
-- Mi compañero de cuarto no me deja dormir.
-- ¿Por qué?, le pregunta el secretario.
-- Porque se cree una moto.
-- ¿Y qué es lo que le molesta, el ruido que él hace?
-- No, lo que me molesta es el humo que larga.

☺ Un avión de Iberia llegando al Aeropuerto Internacional de Ezeiza:
-- "Aquí torre de control, torre de control... ¿cuál es su posición?"
-- Pues, aquí estamos...con José...sentados delante de los relojitos...

☺ Le pregunta un italiano a otro:
-- Salvatore, ¿es bueno tu oculista?
-- Por supuesto, Giussepe, le tengo una confianza ciega.

☺ ¿Qué es un negro desnudo en la nieve?
-- Un blanco perfecto.

☺ En un comercio le pregunta un judío a otro:
-- Abraham ¿te puedo pedir un favor?
-- Por supuesto, Jacobo, lo que quieras.
-- ¿Me cambiarías este billete de $ 100 por 11 de $ 10 ?
-- Querrás decir por 10 de $ 10...
-- ¿Ah, sí ? ¡¡Y dónde está el favor!!

☺ El famoso investigador Sherlock Holmes y su colaborador el Dr. Watson salen de camping. Arman su carpa en un hermoso paraje, en medio de unas montañas. Esa noche conversan cerca del fuego y se van a dormir con un cielo estrellado.
Al cabo de unas horas, Holmes despierta a Watson y le dice:
-- Watson, mira las estrellas y dime que deduces.
-- Bueno, Sherlock, veo millones de estrellas que me hacen pensar que tal vez haya vida en otros lugares del Universo.
-- Elemental, Watson, ¿y que más?
-- Bueno, Sherlock, también veo la luna, que ha inspirado a tantos poetas...
-- ¡¡Watson, tremendo idiota, nos robaron la carpa!!

☺ En el bosque el Lobo Feroz intercepta a Caperucita Roja indecentemente:
-- Ven, Caperucita, vamos atrás de aquellos arbustos...
-- No, Lobo, porque a mi abuelita no le va a gustar.
-- ¡A tu abuelita le encantó!

☺ El señor de la casa llama por teléfono y contesta la sirvienta:
-- ¿Ha llamado algún imbécil, María?
-- No, usted es el primero, señor.

☺ Camina por la calle una dama adinerada, lujosamente vestida, y se le acerca un mendigo:
-- Disculpe señora, hace cinco días que no almuerzo ni ceno...
-- ¡Ay, caballero, como le envidio la fuerza de voluntad!

Tambien están, por supuesto, los chistes **gráficos**, como el que sigue:

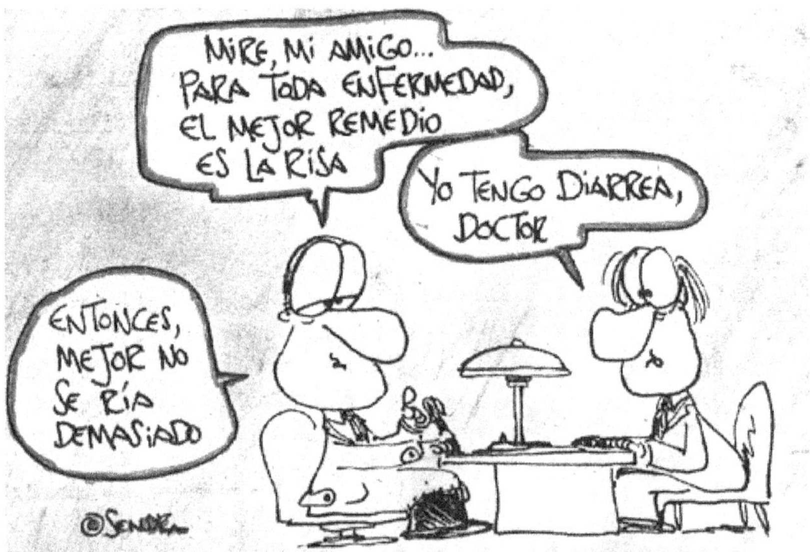
MIRE, MI AMIGO... PARA TODA ENFERMEDAD, EL MEJOR REMEDIO ES LA RISA
YO TENGO DIARREA, DOCTOR
ENTONCES, MEJOR NO SE RÍA DEMASIADO

No le pedimos que sonría o se ría porque esperamos que ya lo haya hecho, con algunos chistes de este capítulo. Así que continuamos.

8

AQUÍ LLEGÓ LO BUENO

Hay que reírse por el mero placer de la risa.
Es en sí misma su propia justificación.
No tienes que tener ningún motivo especial
para reírte. Hazlo simplemente.
WAYNE W. DYER

Muchas personas creen que la risa es algo espontáneo y, por lo tanto, piensan que no pueden hacer nada para conseguir que surja cuando no hay nada real o verdadero que la provoque. Bien, sin dudas **es** *espontánea*, pero podemos preparar las condiciones para que aparezca: podemos favorecerla u obstaculizarla, planificarla o dejarla de lado, estar abiertos o cerrados a ella.

Las preguntas obligadas de la gran mayoría de los alumnos que llegan a nuestra escuela, son: "¿cómo hago para reírme con las cosas que están pasando?", "¿cómo se recupera una risa perdida a lo largo de los años?", "¿cómo incorporo a mi vida cotidiana, y que me perdure, ese momento de risa descontrolada, al ver una obra de teatro o una película, que me hizo sentir tan bien?", "¿cómo reírme si estoy desempleado?", "¿cómo reírme conviviendo con un cáncer?", "¿cómo reírme si acabo de divorciarme?", "¿cómo reírme después de haber perdido un hijo?"... ¿cómo..?, ¡cómo...!

48. Una respuesta insólita

¿Recuerda cuando hablamos de dónde procede la risa, que para nosotros se origina en un proceso neuroquímico y bioenergético? Ahora lo explicamos.

Cuando sonreímos o reímos, el movimiento de los músculos que intervienen en cada caso, genera estímulos o impulsos tipo eléctrico-nerviosos (como si el músculo internamente se "cargara de electricidad"), que son tomados por las terminaciones de los nervios *sensitivos* (los que vuelven al cerebro con la información de lo que ocurre en la periferia) y son llevados a toda la corteza cerebral y a ciertos núcleos internos del cerebro, en especial a la glándula *pituitaria* o *hipófisis*. Esta glándula parece ser la única que, además de producir reacciones químicas (como el resto de las glándulas que contiene nuestro organismo), está preparada para reconocer estímulos eléctricos. Es bioeléctrica. En el momento que estos estímulos le llegan, la glándula se siente *estimulada* y libera, en este caso, endorfinas (para otros el primer origen de las endorfinas es el *núcleo arqueado del hipotálamo*).

Conforme con los criterios de León Dumont, citado por John Duckworth (14): "El sistema nervioso en su totalidad no es nada más que un conjunto de caminos entre terminaciones sensoriales y efectores glandulares y musculares. Un camino, una vez atravesado por una corriente nerviosa, debe esperarse que siga la ley de la mayoría de los caminos conocidos, y es la de *hacerse más transitable a medida que se circula por él*, y esto se repite con cada pasaje de corriente. Por eso, un simple hábito, como cualquier otro evento nervioso --tal como el hábito de la carraspera, por ejemplo, o poner la mano en el bolsillo-- no es nada más que una carga refleja; y su sustrato anatómico una senda en el sistema".

Lo que estamos explicando es una respuesta músculo-nerviosa: mientras se *produzcan* los estímulos o impulsos --ya sea generados por la sonrisa, la risa, los movimientos musculares ocasionados por las acciones físicas (gimnasia, deportes, acto sexual, etc.), y hasta las reacciones motivadas por vivenciar EP-- y *lleguen* hasta la glándula, la misma responderá como está preparada para responder.

49. ¡Vaya conclusión!

Los seres humanos no tenemos un grupo de músculos para reír natural y espontáneamente y otro grupo de músculos distintos para forzar la risa, ¡son los mismos músculos que se mueven y generan idénticos impulsos eléctricos o estímulos nerviosos!

Ahora bien, la glándula no reconoce (porque no discierne) si el gesto o la actitud que motivó el impulso nervioso o estímulo eléctrico, es **forzada** o *verdadera*. De esta forma, fácil es imaginar que una corriente, una vez que ha circulado por un sendero, debe recorrerlo más fácilmente en las próximas veces.

Quiere decir que nosotros los humanos, obtenemos las mismas respuestas fisiológicas --en este caso, la liberación de endorfinas-- *ante la sonrisa y la risa* **forzadas** *que ante la sonrisa y la risa verdaderas.* Relea este párrafo, por favor, porque este es el fundamento de toda nuestra propuesta, de todo nuestro método y, creemos, de la risaterapia en general.

De aquí surge lo que decíamos, cuando hablábamos, en "el arte de sonreír", de forzar la sonrisa. Y lo que le solicitamos en casi todos los finales de cada capítulo de este libro.

Por esto es que cuando **en la risaterapia se ayuda a la persona a autoprovocarse la risa**, no es en absoluto una risa *falsa* o *fingida*, es una ***técnica*** que actúa como cualquier ejercitación física, se practica buscando un resultado, y lo más maravilloso es que ese resultado se obtiene: fisiológicamente, mentalmente, emocionalmente y espiritualmente.

La risa forzada --o "voluntaria"-- se convierte en risa estimulada.

Veamos ahora si queda más clara la diferencia entre *fingir* y *forzar*. Ambas actitudes parten del esfuerzo muscular de realizar el gesto de la sonrisa, pero en la primera es un gesto del rostro "para afuera", mostrar algo que no se "siente" en lo más mínimo. *Forzando*, es un gesto del rostro "para adentro", tratar de "sentir" lo que se está mostrando. Es un ejercicio, la práctica de una técnica, que tiene *tres etapas* reconocibles:

a) al principio, todo nos resulta muy artificial. Y efectivamente lo es. Pero, ¿cuál es el inconveniente? Esto no tiene contraindicaciones.

b) en la segunda etapa --cuando persistimos en la técnica-- nos sentimos realmente... *¡ridículos!:* ¿sonreír y reír sin ningún motivo verdadero que lo provoque? Por supuesto que sí, ya que puede ocurrir que si nos ponemos a esperar que algo nos haga reír verdaderamente en la vida... ¡se nos pueden pasar varios meses... y hasta años!

c) en una tercera etapa, con un cierto tiempo de práctica, comienza a formarse el *hábito,* y notamos que la sonrisa y la risa aparecen cada vez más naturalmente. Esto se debe a la naturaleza esencial de los hábitos, que permite reproducir un efecto con menor esfuerzo que al principio.

¿Recuerda cuando hablamos de hábitos al comienzo del libro? Bien, ahora nos acercamos al cierre de esos conceptos. Es necesario *recuperar* el hábito de sonreír y de reír. Y se logra comenzando por **forzar** la actitud.

¿Y cómo se mantiene esa práctica? Con la **vigilancia** sobre uno mismo. Es fundamental mantenerse vigilante, observando, percibiendo si estamos sonrientes o risueños o si, por el contrario, andamos muy serios, con el ceño fruncido y con las comisuras de los labios caídas.

Finalmente la magia se produce: ¡la sonrisa y la risa se instalan nuevamente en nuestra vida! Asegura William James: "No reímos porque estamos contentos, estamos contentos porque reímos". Y una sonrisa o una risa forzada puede desencadenar pensamientos felices con la misma facilidad que una verdadera.

Sabiendo esto ahora, ¿cómo no se va a poner dos broches, como en el dibujo?, para sostener su sonrisa el mayor tiempo que pueda; para, aunque sea, liberar endorfinas...

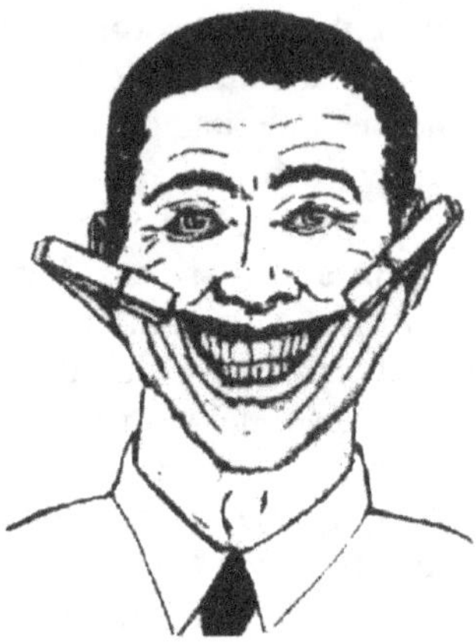

Cabe aquí remarcar lo que dijimos en el comienzo de este libro, en nuestra escuela hemos visto pasar a muchos intelectuales de distintas profesiones con sólidos conocimientos pero *"hicieron agua"* en el momento de reír, es decir, cuando tuvieron que **vivenciar**, **practicar** y **forzar** la risa.

50. ¿Y que hacemos con la risa?

Advierte un proverbio griego: "El que no ríe a la mañana, no ríe al mediodía". Los especialistas en estos temas aconsejan que hay que reírse hasta veinte veces por día, y si es posible varios minutos por cada vez.

Nosotros aconsejamos: reír tres veces por día, en los siguientes *horarios*:

☺ por la *noche* antes de dormir (para dejar bien impresionado al subconsciente que va a comenzar a "trabajar" con más tranquilidad al estar el consciente dormido);

☺ por la *mañana* al despertar (para "ganarle de mano" a esos primeros pensamientos preocupantes que apenas despertamos se adueñan de la mente consciente);

☺ después del *mediodía*, o a media tarde (para contrarrestar las conversaciones negativas o conflictivas en las que nos sumergimos con nuestro entorno o a causa de ese entorno).

Lo que sí puede (y debería) hacer es practicarlo en familia. El maestro Jesucristo dijo: "La familia que reza unida se mantiene unida". Nosotros, humildemente decimos: "la familia que *ríe* unida también se mantiene unida". Y claro que sería maravilloso también practicarlo durante las horas de trabajo, con sus compañeros.

Así, la consigna es "reír hasta que nos duela la cara".

El cómico, músico y "muy narigón" Jimmy Durante (1893-1980), quien fuera partenaire de aquél grande y "muy serio" humorista del cine mudo, Buster Keaton (1895-1966), dijo: "Siempre pensé que mientras pudiera reírme estaría a salvo del mundo. Después descubrí que la risa también me mantiene a salvo de mí mismo. Todos tenemos nuestros defectos y nuestros malos momentos, todos somos ridículos de una u otra forma: en nuestro físico, en nuestra manera de pensar o en nuestros hábitos...cuando aparecen esas ridiculeces, en lugar de defenderlas o intentar justificarlas, *¡comenzamos a reír!...* y el mundo ríe con nosotros".

Una propuesta educativa

Una de las peores enemigas del alumno (aparte de la materia Química) parece ser que es la risa. Un alumno/a, debe adquirir ciertas habilidades para estar integrado y no ser reprendido en la comunidad estudiantil; la más importante de las habilidades es evitar las acusaciones y sobre todo conseguir que la "culpa" recaiga en otro compañero/a. Uno de los aspectos para lograr esto es la necesidad de controlar la risa. Pase lo que pase la cara del alumno/a debe reflejar seriedad y, para que resulte creíble --luego de adquirida cierta experiencia--, debe aparentar hasta interés por lo que está ocurriendo en clase.

En caso de que el alumno/a no consiga reprimir este incontenible instinto de la risa, existen algunas tácticas de camuflaje: taparse la cara con un pañuelo como para sonarse la nariz o para ayudarse a toser, agacharse a levantar algo que aparentemente se cayó; pero si la situación es insostenible hay que apelar al "desvío de la atención": conseguir que algún compañero/a se ría con más escándalo, de este modo el profesor o la maestra descargará su fastidio con el otro risueño/a.

Dice Osho: "de hecho sólo a los niños los encuentras riendo a carcajadas, y los mayores piensan que es porque los niños son ignorantes y entonces pueden ser perdonados: todavía están incivilizados, todavía son primitivos. Todo el esfuerzo de los padres, de los maestros, de los sacerdotes es *cómo* civilizarlos, cómo *hacerlos serios".*

Y efectivamente, en varias oportunidades las maestras del nivel primario de nuestro hijo Valentín, nos mandaban notitas para hacernos constar recriminatoriamente que "su hijo se divierte mucho, se la pasa riendo y jugando, y no lo podemos llamar al orden porque nos contesta que *la risa es salud".* ¡Vaya!

Fíjese lo que escribió Moliére (famoso seudónimo de Juan Bautista Poquelin, 1622-1673) hace más de trescientos años: "Hay que instruir a la juventud *riendo*, reprender sus defectos con dulzura y no atemorizarla en nombre de la virtud".

En los ámbitos de un colegio, una escuela, y especialmente en los años de la niñez y la preadolescencia es donde y cuando cobra mayor importancia el saludo y el trato con una sonrisa por parte de la maestra o del profesor. Es la mejor manera para que el niño se vuelva animoso, entusiasta, más observador, y entable relaciones joviales y duraderas con sus compañeros, trayendo como resultado una mejoría en sus estudios. Es de enorme importancia instaurar dentro de la escuela o colegio el saludo con una sonrisa entre docentes y alumnos, porque después se expande entre los docentes entre sí y entre los alumnos entre sí. También es vital solicitar a los padres que adopten una actitud similar en los hogares.

El estudiante recuerda a través del tiempo a aquella maestra o a aquél profesor sonriente, con buen humor, que impartía su enseñanza con cordialidad y simpatía. La risa y el humor convocan la atención de los niños y de este modo los ayudan a retener la información que están recibiendo. El humor ayuda a reducir la tensión, mental y física, tanto en los niños como en los docentes. La risa contribuye en gran medida a aliviar el estrés. Puede hacer que la jornada escolar parezca más breve y que la tarea educativa parezca más liviana. Puede ayudar al docente a enfrentar las crisis, a romper la monotonía y a tener una vida más sana. La tarea se hace entretenida y la salud mejora. ¿Qué más se puede pedir?

Reír juntos provoca relajamiento y estimula la atención. Un buen ejercicio, práctico y vivencial, que sugerimos para ser usado por los docentes dentro de un aula es: *"¡reírnos durante un minuto por reloj!".*

Explicar que "a la cuenta de tres", deberán comenzar a reír, aclarando que las consignas son: no levantarse de sus asientos, no tocarse ni agredirse, ni menos aún arrojarse objetos. Que es un ejercicio para *compartir* entre ellos y el docente para sentirse bien. Cumplido el tiempo deberán hacer silencio. Por su parte, los docentes darán la orden de silencio en forma progresiva es decir, comenzar con 20 segundos e ir aumentando el tiempo hasta llegar al minuto, sin que los alumnos sepan que no han hecho el minuto. Luego del silencio deberán felicitar a la clase lo bien que lograron el ejercicio.

Otra tarea es implementar "puntaje" a cada alumno/a por tener alegría, buen humor, una amplia sonrisa y, por supuesto, compañerismo.

En uno de sus libros, Federico Nietzsche señala que los "hombres superiores" de Alemania carecían de un gran *medio educativo*: la **risa**. Y en la actualidad, ¿en cuantos países se aplicará esta disciplina?

Por último, pensamos que una buena propuesta es implementar en los colegios primarios y secundarios alguna asignatura que se llame, por ejemplo, *Actitud Mental Positiva*, desde la cual se enseñe la importancia de un lenguaje optimista y se desarrollen todas las llamadas EP (emociones positivas) o "valores humanos --entre las cuales la risa adquiere un valor insoslayable--. Las mismas técnicas que se emplearon en los Estados Unidos para salir de la crisis económica --pero especialmente anímica y mental-- que se había apoderado de la ciudadanía en la década del 30 (crisis que, por otra parte, fue mundial).

La crisis *moral* es la que impide a cualquier país salir adelante en lo político, en lo económico y en lo social. Creemos que no está demás recordar que el futuro de un país está en los niños. Ese tiempo de espera en planes a largo plazo es el que caracteriza a los países que finalmente logran sus objetivos.

51. La Bioenergía

Así se denomina a una sección de la biología que estudia los fenómenos de *producción* e *intercambio* energético en los seres vivos.

Una aclaración necesaria, nosotros --y otros cultores de otras disciplinas-- entendemos como "bioenergía" al **uso** *--generalmente a través de las palmas y los dedos de las manos--* de la energía que circula por nuestros "cuerpos" y que es posible manifestarla psicofísicamente en forma de **traslado** o "movilización" de dicha energía sobre distintas partes del cuerpo físico propio o sobre el cuerpo de otra persona.

Tal vez alguna confusión se genere con la propuesta de ejercicios físicos y posturales de Alexander Lowen, que la llamó "bioenergética" y, no tiene demasiada relación con esta nueva manera de denominar el antiquísimo uso de la **bio** (*vida*) **energía**

Es decir, entonces, que empleando la Fuerza de Vida o Energía Vital que fluye naturalmente por las manos, podemos liberar y equilibrar nuestra energía y la de otra persona. La circulación libre de la energía nos permite experimentar paz, alegría, amor y salud, o sea autoarmonizarnos psicofísicamente. Nuestra *energía vital* es la fuente de nuestro bienestar psíquico y físico.

Toda enfermedad se inicia con un problema en el *nivel de energía*, tal vez con una existencia de varios años antes de manifestarse como enfermedad física. El desequilibrio de energía no es notorio en forma inmediata (a excepción de cuando usted ya se introdujo en estas prácticas); tampoco se manifiesta con un cambio patológico importante, al menos en un principio. Todo esto es tema de nuestro libro *"La Energía y la Salud"*.

Como asegura John Diamond (12), la prevención en medicina siempre es *secundaria*: "ha sufrido un ataque cardíaco, cuídese de sufrir otro", o "le ha salido una úlcera, impida que empeore". No es habitual hacer prevención *primaria* usando, por ejemplo, de la bioenergía, y mucho menos usada es en psicología.

Además de los llamados por nosotros HMN, existen muchos factores que paulatinamente van disminuyendo nuestra energía vital: la polución ambiental, los ruidos de altos decibeles, los alimentos poco naturales o excesivamente refinados, la ropa confeccionada con fibras totalmente sintéticas, los malos hábitos posturales, el escaso ejercicio físico, las bebidas gaseosas, el alcohol, el tabaco, el vivir de prisa, etc. Aumentar la *energía vital* no significa alcanzar una elevación momentánea de la misma como sucede al ingerir dulces; tampoco es esforzarse por llegar a un estado de energía "muscular", sino elevar la vitalidad *interior*, que no es tampoco tener mayor "actividad". La mejor figura para entenderlo nos la da cualquier animal sano en estado de reposo: muestra un elevado grado de energía vital.

A nosotros nos gusta hablar de un estado de *armonización*, o por el contrario, un estado de *des-armonización energético*, al que "testeamos" con elementos de radiestesia (péndulo y/o testeador), a través de los chakras y del timo. Según Diamond, el timo sería la glándula que regula el flujo de energía en el sistema de meridianos que utiliza la acupuntura.

Cuando usted está experimentando en estas técnicas puede "percibir" su estado energético con mucha facilidad. Igualmente, cualquier persona, prestando algo de atención, puede darse cuenta cómo se siente. Por ejemplo, ¿cómo está hoy su nivel de energía? ¿se ha levantado con ansias de afrontar las tareas que tenía por delante? ¿ha comenzado su actividad, profesión, trabajo, con entusiasmo?

La capacidad de entusiasmo es signo de salud espiritual.

Si la respuesta es **sí**. Tanto mejor. De todas maneras, lo que en este capítulo se explica deberá practicarlo con absoluta regularidad por lo menos dos veces por día: por la mañana al levantarse y por la noche antes de acostarse. Sí, leyó bien, por lo menos dos veces al día.

Si su respuesta es **no**. Más aún deberá trabajar. Tal vez usted hace mucho tiempo que está sin la fuerza y el vigor indispensables como para llevar a la acción y con entusiasmo lo que *debe hacer necesariamente*. Tal vez se siente con cansancio antes de comenzar su jornada y se anda "arrastrando" todo el día sin energía y obviamente sin alegría. En este caso, de manera urgente, ¡debe hacer algo al respecto!

Advierta esto: si siempre hace las cosas que no quiere hacer o no hace las cosas que *sí* quiere hacer, usted necesita ponerse en marcha, en acción, pero de una manera positiva, optimista y entusiasta. Esta actitud le va a ayudar a hacer las cosas que tiene que hacer pero que no le agrada hacer, y también por supuesto, le va a ayudar a hacer las cosas que *quiere* hacer. Y una persona que hace lo que le gusta hacer... ¡se divierte! ¿Le quedó claro? Si no es así, reléalo.

52. Un pilar: la estimulación del Timo

Partiendo de los conocimientos de Emile Coué sobre la autosugestión; de la PNI con respecto a la persistencia de esta glándula; del antiguo golpeteo del Timo rescatado por José Silva y de la bioenergía (que explicamos en este capítulo), nosotros hemos creado un ejercicio que facilita la estimulación de la glándula de una manera real y "medible" o testeable energéticamente. El ejercicio que combina todos estos aspectos es el siguiente:

-- De pié o sentado, "generar" energía a través de la palma de la mano no diestra (en la mayoría la izquierda) y percibir como esta energía "sale" por la palma de la mano diestra (en la mayoría la derecha). Juntar los dedos de esta mano y apoyar las yemas de los mismos sobre el centro del pecho, a la altura del Timo (por arriba del corazón y por debajo de la garganta); siempre generando energía por la otra mano;

-- Una vez allí comenzar a "golpetear" suavemente con los dedos juntos la zona, describiendo un círculo pequeño alrededor del espacio de la glándula, en el sentido de las agujas del reloj (atención: como si usted "fuese" el reloj);

-- Sin dejar de golpetear, esbozar una *sonrisa* y mantenerla durante todo el tiempo que debe repetir, en voz alta, la siguiente afirmación: "*Cada día, en todos los aspectos de mi vida, sonriendo, yo voy de mejor en mejor".*

Esta frase fue tomada de la original de Coué: "cada día, en todo sentido, me siento mejor y mejor", sólo que efectuamos algunas correcciones: agregar la palabra "sonriendo", para que usted recuerde que debe sonreír todo el tiempo, y la expresión "en todos los aspectos de mi vida" a cambio de "en todo sentido", que fue sugerida por nuestro hijo Valentín en oportunidad de hacer este ejercicio en familia, ya que, según él --en ese entonces con nueve años de edad-- no entendía que significaba "en todo sentido". Respecto de la duración del ejercicio, es la del tiempo que lleva repetir esa afirmación 21 veces seguidas. Y para contarlas, lo debe hacer con los dedos de la mano no diestra que genera energía: 5, 10, 15, 20. . . + 1.

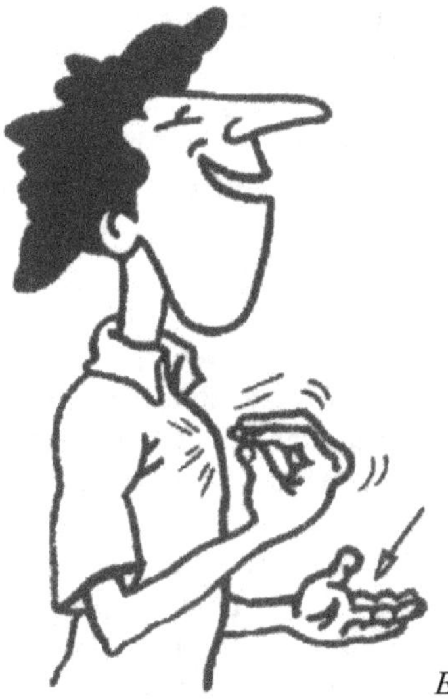

Este ejercicio lo puede ver en YouTube en "Risa y Salud-Glándula Timo"

Es notable la diferencia cuando se testea la glándula antes y después de esta estimulación, el giro del instrumento de radiestesia que se emplee es muy vigoroso hacia el positivo (generalmente hacia la derecha del operador, según los códigos internacionales).

Este ejercicio se ha convertido en un verdadero pilar de nuestro Método RH, y nos ha dado, a lo largo de estos años, visibles buenos resultados sobre nuestra salud personal y sobre la salud de numerosos de nuestros alumnos. Como en todo, sólo requiere de una práctica rutinaria.

Al igual que los ejercicios que se describen a continuación.

53. Autoarmonización de los Siete

La energía vital nos interpenetra todos nuestros cuerpos y de ella se puede extraer una enorme capacidad y fuerza psíquica, y a través de los chakras sabemos se puede interconectar la parte más sutil de esta energía con la más densa que son las glándulas y órganos de nuestro cuerpo físico.

Para ésto es necesario aprender a "armonizar" los siete chakras principales. Existen varias técnicas que responden a otras tantas líneas y escuelas de conocimiento. La gran mayoría lo hace a través de meditación y combinando la emisión de mantras con la visualización de colores y hasta de la "forma" física de cada chakra, también canalizando energía a través del reiki, o con gemas, etc.

Nosotros usamos la técnica que nos transmitieron quienes fueron nuestros profesores, que permite armonizar y "desbloquear" (en caso de ser necesario) los siete chakras **en menos de un minuto**. ¿Le cuesta aceptarlo? A nosotros (y a nuestros alumnos después) también nos costó, en su momento, aceptarlo. Y usamos el término "aceptarlo" y no "creerlo", ya que esta técnica --al igual que la del "ejercicio del Timo" que explicamos anteriormente y que es creación nuestra-- no pasa por una "creencia", pues lo creamos o no, *funciona igual.* Es objetiva, es real, y siempre testeable: cuando la persona no se siente bien psicofísicamente, testeamos --siempre con elementos de radiestesia-- el **pasaje** de energía a través de sus siete chakras principales y comprobamos que generalmente, a excepción del coronario (que en la amplia mayoría de los casos siempre emite y recepta), tiene desarmonizados uno, dos o todos los chakras. Una vez armonizados con la energía que canalizamos por nuestras manos vemos como manifiestan --ante un nuevo testeo-- haberse armonizado.

¿Y cómo advertir que uno **no** se encuentra psicofísicamente en buenas condiciones? ¡Atención!, cuando actúe o se sienta:

☹ Emocionalmente con depresión o frustración.

☹ Con mareos, con dolores de cabeza, nuca y cuello.

☹ Con dolores y presiones lumbares.

☹ Indebidamente con sueño o con cansancio.

☹ Con falta de tacto, con antipatía, con recelo.

☹ Fácilmente irritable, con nerviosismo, con sarcasmo.

☹ Con preocupación, con temores, excesivamente egoísta.

☹ Reaccionando con brusquedad, violencia, o sin piedad.

☹ Con pensamientos muy negativos o ideas suicidas.

El bloqueo de los chakras y su consecuente desarmonización, saca lo *peor* que hay dentro de usted. Sus sentimientos, pensamientos, lenguaje y accionar revelan que sus mejores cualidades están siendo sustituidas por características indeseables y negativas, las cuales, además, pueden ser "agregadas", ya que en ese estado usted "atrae" energías de las mismas bajas frecuencias vibratorias. Aquí no explicamos la técnica.

54. Nuestra "Secuencia de la Salud"

A partir de los principales ejercicios descriptos en este libro (hay algunos más), hemos diagramado una concatenación de los mismos que, siguiendo un orden y una particular manera de ejecutarlos, forman lo que hemos dado en llamar la *Secuencia de la Salud*, y que permite a nuestros alumnos, y a cualquier otra persona:

1) *estimular* la glándula timo;
2) *liberarse* de la energía superflua que, a veces, se instala alrededor de nuestro cuerpo físico y etérico y nos produce agotamiento;
3) *autoarmonizar* los siete chakras principales;
4) *limpiar* los siete chakras principales con el ejercicio que denominamos "el ventilador";
5) *visualizar* las propias endorfinas, o la "luz interior";
6) "trabajar" la *abundancia* en todos los aspectos; y...
7) **reír** a carcajadas.

Todo en* ocho-diez *minutos.

En el *"Fedro",* Platón afirma que el inventor o creador de una nueva técnica no es siempre el mejor juez para decidir sobre la utilidad o inutilidad de su creación. Obviamente, lo mismo cabe decir de una nueva teoría o de un nuevo método. En el caso de esta creación, nos hemos encontrado con testimonios muy favorables de numerosos alumnos que nos llevan a ser muy optimistas en cuanto a los resultados de la aplicación de la mencionada "secuencia de la salud".

Testimonios

A continuación transcribimos tres de los numerosos testimonios de los alumnos --de toda extracción-- que, a lo largo de varios años, han cursado nuestro método. Éste es el caso de **Mónica Liliana T.**, enfermera, a la sazón de 50 años de edad, mientras asistía al segundo nivel de nuestra escuela.

"En lo **físico**: la curación que experimenté de mi *hipotiroidismo* (avalado con resultados de laboratorio prescriptos por mi médica endocrinóloga) y de todas las alteraciones y desequilibrios que acarrea a nivel hormonal y sistémico. Estaba medicada desde hacía tres años con *Levotiroxina* de 100 mg. y *Atenolol* de 50 mg., hasta que decidí comenzar a disminuir las dosis mientras aumentaba la frecuencia (tres veces diarias sin saltear un solo día) de realización de los ejercicios de la *"Secuencia de la Salud"* aprendida en la Escuela de Automejoramiento, ya que había comenzado a experimentar un gran bienestar cuando la realizaba con la seriedad, el empeño y la creencia sin lugar a dudas, que me iba a ayudar en mi curación. No se lo conté en un principio a mi doctora porque como enfermera profesional sé que en el sistema médico convencional estas cosas no son tenidas en cuenta o no lo quieren reconocer. Resultados, a la sola palpación de mi tiroides, el nódulo había desaparecido, al igual que los síntomas: sequedad de piel, frío constante, sueño, astenia, uñas quebradizas, caída de cabello, etc., pero además el laboratorio demostraba que los niveles hormonales habían vuelto a los parámetros normales: "alta médica". Yo se muy bien que fue la perseverancia con los ejercicios, mucha risa y la estimulación de mi glándula timo.

"En lo **mental**: la *polarización del lenguaje* y el haber aprendido a programarlo (y con ello modificar mis pensamientos) me fue de mucha utilidad y es tan tangible como aplicable ante los resultados positivos que se obtienen.

"En lo **espiritual**: el contacto con el **Guía** es maravilloso y de una demostración de Amor, protección y elevación magníficas. Si bien yo siempre fui muy creyente y sentía que me "contactaba", me sentí mucho mejor cuando nuestros queridos profesores Rubén y Mirtha nos lo presentaron y enseñaron a incorporar al Guía en nuestras vidas. Doy gracias por ello.

"Este **Curso** no tiene desperdicios, es un cúmulo de experiencias que "vale la alegría" vivirlas. Personalmente volví a encontrarme con la risa, que durante algunos años no había ocupado en mi vida el lugar que antes tenía. Ahora me reconozco y agradezco a Dios y a todos los seres de luz, que me pusieron estos luminosos focos de conocimiento".

Otro testimonio es el de **Bárbara R.**, de treinta años en ese momento, instructora de yoga, mientras cursaba el tercer nivel.

"El *primer* nivel fue *revelador*: empezar a comprender qué me pasó, qué fue lo que llevó a mi vida a tal lugar, a pesar de mis enormes esfuerzos. No solo una vida se arruina con el pensamiento destructivo, sino varias generaciones, familias enteras, sociedades... Quizás yo podía cortar esa herencia tan oscura, ahora se que puedo, y lo hago todos los días.

"El *segundo* nivel fue *profundísimo,* fue tan sanador que me cambió realmente el rumbo. Iluminó mis oscuros archivos, para aprender que de ellos dependía mi vida, mi alegría, mi destino. Cambiar mis archivos, polarizar lo negativo, deshacer lo hecho por mis padres, por mi entorno, por la sociedad. Eso que creímos que era cierto y nos enfermó tanto. Ahora soy consciente de la locura de otros. Ellos no lo son, como no lo era yo antes, y siguen destruyendo. Sané mi mecanismo de pensamiento negativo, polaricé y polarizo todos los días todos mis contenidos, hago decretos para que el Universo me colme de Bienaventuranza y recupere la Fe, porque ahora sé que yo puedo hacer cosas para que todo cambie. No soy una inútil presencia sujeta a cualquier cosa. Yo Soy Importante, para mi vida y para mi mundo.

"En el *tercer* nivel otra cosa tan importante fue *reconectarme* con mi **Guía** o mi **Ángel**, yo lo "tenía" en teoría pero no sabía como hacerlo, como era la comunicación... y ahora, *saber* que está a mi lado... *saber* que alguien me asiste y me acompaña, y que espera de mí sólo Amor, y poder **corroborarlo**, es sencillamente maravilloso.

"Para mi vida éste fue y es un Conocimiento que me sanó, ahora tengo herramientas para ayudarme, prácticas, efectivas y reales. ¡¡Sólo hay que emplearlas!! Gracias".

El siguiente pertenece a **Cristina B.**, arquitecta, al finalizar su cursada del tercer nivel:

"Hola queridos amigos, ayer fui al cirujano a sacarme los puntos y hoy fui al endocrinólogo para comenzar el tratamiento, les cuento que todo salio muy bien, ¡mas que bien! La risa, el buen humor, las afirmaciones positivas hicieron un milagro. Hoy cuando le mostré la biopsia al endocrinólogo, gracias a Dios me dijo lo mismo que el cirujano, que no era nada serio, pero acá viene lo milagroso: los nódulos, comparados con los de la ecografía (que en la primera biopsia salieron malignos) se redujeron, tenían tamaños menores considerables, y se produjo un fenómeno que en realidad en estos casos no se da: estaban en proceso regresivo, lo que se entiende que podrían haber desaparecido sin intervención quirúrgica.

"Este es el resultado de todo lo que nos enseñaron Mirtha y Ruben, de los consejos de visualizaciones de Valentín, de las afirmaciones que me dio

Mirtha basadas en el libro de Louise L. Hay, de pedirle consejo y ayuda a mi Guía Espiritual, de rezarle al padre Pio de Pietrelcina, de practicar la "Secuencia de la Salud", pero fundamentalmente de un cambio total de mentalidad y de vida en mí, que no me van a alcanzar los días de mi vida para agradecerle a la Escuela de "La Risa y la Salud". Hoy me doy cuenta que yo puedo tener logros y soy feliz, muy feliz.

"Los quiero mucho y doy gracias a Dios por cruzarlos en mi camino. Besos, risas, carcajadas e infinitas emociones positivas, nos vemos muy prontito para festejar, mucha *mística* y mucha *mástica"*.

El siguiente testimonio es de un alumno perteneciente a la amiga colectividad judía, **Roberto P.**, de sesenta y seis años, empresario jubilado, mientras cursaba el segundo nivel. Y lo expresó en forma más poética:

ESTOY SOÑANDO QUE...
Estoy cambiando...

ESTOY SOÑANDO QUE...
Aprendí a *sonreír* y a *reír*, y a sentir un inmenso placer cuando mi sonrisa con mis palabras, producen en mi interlocutor una sonrisa franca en respuesta a la mía...

ESTOY SOÑANDO QUE...
Es cierto que transmitir *buen humor*, *alegría* y *optimismo* me provoca una enorme gratificación...

ESTOY SOÑANDO QUE...
Estoy sano y con ganas de vivir plenamente...

ESTOY SOÑANDO QUE...
Pude, a pesar de circunstancias adversas, acercarme a la naturaleza a casi 2.000m. de altura (cuando ascendí el cerro Uritorco en el Turismo de Salud de la Escuela), y me sentí muy protegido al descender...

ESTOY SOÑANDO QUE...
Descubro la *superconciencia* y nuestra memoria en los *archivos akáshicos*, y que este descubrimiento me va a permitir entender muchas cosas que presiento desde hace bastante...

ESTOY SOÑANDO QUE...
Estoy descubriendo que realmente nosotros trascendemos a esta vida...

ESTOY SOÑANDO QUE...
Conocí mi Timo, y lo empecé a respetar y a *estimular*...

ESTOY SOÑANDO QUE...
Empecé a reconocer mis HMN (hábitos mentales negativos) y a transformarlos en EP (emociones positivas)...

ESTOY SOÑANDO QUE...
Descubrí a **Click** (el nombre que le puse a mi *Guía*) y que desde entonces viajamos juntos para compartir sueños y realidades...
ESTOY SOÑANDO QUE...
Estoy cambiando...
¿Que va a pasar cuando me **despierte**? Me empeño en creer y aceptar que seguirá mi nueva realidad, junto con *Click,* en este camino de cambios y reencuentros. Sé que voy por buen camino con el conocimiento que ya está cambiando el rumbo de mis sueños.
Gracias, profesores, gracias compañeros del Curso...

Además la ejecución de nuestra *secuencia de la salud* resulta ser notablemente sencilla, lo que nos recuerda un dicho popular: "Para ser exitoso no tienes que hacer cosas extraordinarias. Sólo haz cosas ordinarias, extraordinariamente bien".

Así que, si lo desea, ya puede comenzar con el ejercicio de la estimulación del timo.

Y, por supuesto, con el de **reír forzadamente**.

Ahora, sostenga su sonrisa y agréguele una buena carcajada. Como le salga. Ahora conoce nuestro fundamento fisiológico. Adelante.

Ríase junto al libro. Piense en la **"magia" del automejoramiento** a través, principalmente, de la **risa**, o mejor aún, de una **actitud risueña** ante la vida.

Una vez más, libere unas buenas carcajadas.

Gracias.

Felicitaciones.

55. ¡ Morir con humor !

Se ha dicho que la muerte constituye una parte necesaria de la vida, pues sin ella vivir no solo sería algo totalmente distinto de lo que es, sino también algo muy difícil de manejar. ¡Imagínese en su familia conviviendo con sus padres, abuelos, bisabuelos, tíos… y con los de su pareja! ¡Imagínese el mundo, ya superpoblado, conviviendo con todos quienes nos precedieron, desde lejanos y bárbaros guerreros de la antigüedad hasta las personas más contemporáneas!

Usted sobrevivirá a casi cualquier problema emocional si tiene una perspectiva risueña de la vida y humorística de la muerte.

Dicen que aquel que disfruta del buen humor durante su vida, apenas sufrirá su propia muerte; tal como le ocurrió al diácono San Lorenzo (? - 258), mártir ("coronado de laurel"). Cuando lo torturaron, quemándolo a fuego lento para que abjurase de su fe, bromeó con sus verdugos: "Por favor, denme la vuelta, que por este lado ya estoy bien cocido". Cuando sintió que ya estaba completamente quemado exclamó: "La carne ya está lista, pueden comer". Y con una tranquilidad que nadie había imaginado rezó por la conversión de Roma y la difusión de la religión de Cristo.

En la madrugada del 6 de julio de 1535, cuando le comunicaron a Tomás Moro que lo llevarían al cadalso, él se puso su mejor vestido. De buen humor como siempre, al salir al frío corredor dijo: "Por favor, mi abrigo, porque doy mi vida, pero no me gustaría pescar un resfriado". Momentos antes de que fuera decapitado, al subir al cadalso que era muy endeble, le dijo a uno de los oficiales: "Os ruego que me ayudéis a subir sin riesgo, y cuando baje, dejadme que lo haga por mí mismo". Pidió rezar el Salmo 51 y con rostro alegre le dio una moneda de oro al verdugo, diciéndole: "Anímate, hombre, no temas hacer tu oficio; mi cuello es muy corto; pon atención y no falles, para salvar tu reputación". Al poner su cabeza sobre el cadalso, se tomó su larga barba gris y dijo: "Permitidme poner la barba sobre el tajo para que no la cortéis, ya que ella nunca ha ofendido a su majestad".

Así, con mucho humor, terminó su vida "el buen siervo del rey, pero de Dios primero".

Claro que, si debemos aceptar que Tomás Moro fue una de las tantas encarnaciones del maestro ascendido El Morya (a quien citamos especialmente en nuestro libro sobre la alegría), no nos parece tan increíble su paz y su humor.

El especialista en humor Allen Klein (37), que vivió la larga y dolorosa enfermedad de su esposa hasta su desenlace final, afirma: "En el proceso de la agonía, el humor proporciona dos beneficios adicionales: nos ayuda a enfrentarnos a la inquietud que nos produce la cercanía de un fallecimiento, y ayuda a quienes están relacionados con el moribundo --familia, amigos y personal sanitario-- a adaptarse a la pérdida". Narra numerosos casos, y en particular el suyo propio: "Mi esposa, Ellen, yacía moribunda en el hospital, con un ejemplar de la revista *"Playgirl"* a su lado, cuando desplegó un poster central que mostraba a un hombre desnudo e insistió que lo colgara en la pared, pero que como se trataba de la habitación de un hospital, que le pusiera una hoja de una planta tapándole los genitales. Lo gracioso comenzó cuando la hoja empezó a secarse y cada vez dejaba más al descubierto lo que queríamos tapar. Nos reíamos mucho con esa circunstancia. Claro que esos momentos duraban diez o veinte segundos, pero nos aproximaban el uno con el otro, nos reconfortaban y nos iluminaban a través de momentos de oscuridad. A menudo ella me sacudía cuando me veía triste y me decía: *¡Eh, alegra esa cara! Todavía estoy aquí. Podemos seguir riéndonos juntos".*

Y continúa Allen: "Cuando alguien está gravemente enfermo, permitimos frecuentemente que la enfermedad desplace a todo lo demás, sin darnos cuenta que para el mismo paciente el humor y la risa pueden constituir una manera de afrontar el hecho de que sus funciones corporales fallen".

Un párrafo aparte merece la relación que suelen tener los niños con las enfermedades graves y con la muerte, para eso transcribimos la descripción que hace un padre del caso de su hija: "Podrías pensar que debe ser una experiencia triste la vida en una sala de pediatría, pero no lo es. En realidad pareciera por momentos el lugar más alegre del mundo, ya que los niños, tal como hacen siempre, crean la diversión muy fácilmente; su tarea consiste primero en enfrentarse al dolor, y luego pasan a lo que constituye su auténtica tarea: buscar la alegría. No eran pacientes de cáncer o niños moribundos, eran simplemente niños que tenían cáncer".

No obstante, en alguna experiencia que hemos tenido visitando salas de pediatría oncológica disfrazados de payasos (hasta con nuestro hijo Valentín por entonces de 12 años), hemos apreciado que muchos niños están muy serios y tristes, creemos que en verdad lo que están es asustados, especialmente por las agujas inyectadas debidas a la quimioterapia y por el rostro de amargura de sus padres.

En el Centro para la Curación Actitudinal, situado en Sausalito (California), el doctor Gerald Jampolsky trabaja, especialmente, con niños que padecen enfermedades terminales, y una de las actitudes que se les transmiten es tomarse su circunstancia con humor. Por ejemplo, al responder a preguntas relacionadas con la calvicie causada por la quimioterapia, dicen: "Dios ha dado a algunas personas unas cabezas perfectamente formadas; a los demás les ha dado pelos". En un libro escrito e ilustrado por los niños del centro, titulado *"Hay un arco iris detrás de cada nube oscura"*, declaran: "Puedes aprender a controlar tu mente y decidir ser feliz *por dentro* con un corazón sonriente, a pesar de lo que te ocurra *por fuera*".

☺ En el velatorio de un anciano, estaban reunidos familiares, amigos y conocidos, cuando su esposa comenzó a lamentarse con frases como: "no tiene buen aspecto, no se lo ve natural…" Lo repitió numerosas veces ante el silencio de los presentes, cuando de pronto, su nieto de seis años la miró y le dijo: "¡Claro que no lo ves natural, abuela! ¡Hasta ahora nunca lo habías visto muerto!".

Retomemos la propuesta central de este libro: la **risa** como epicentro de un gran abanico de conocimientos, y cerremos el tema de la muerte con divertidas reflexiones que nos han dejado distintas personas. Aconseja Lawrence Peter: "No tema reírse de la muerte, de la jubilación, del divorcio o de cualquier *pérdida* que sufra".

Dijo George B. Shaw: "La vida no deja de ser graciosa cuando alguien muere, así como no deja de ser seria cuando alguien ríe". Los metafísicos cristianos dicen que la mejor forma de recordar al ser querido que ya no está es con risa y con alegría, trayendo a la mente todos los mejores momentos pasados en los cuales compartimos el buen humor, situaciones cómicas, estados de intensa felicidad, *sin nostalgia melancólica ni culposa.* ¡Sólo risa y alegría! Con llanto, angustia y tristeza no ayudamos al alma del que se fue a transitar mejor su camino.

Sí, todos lo sabemos, es un duro trance, pero debemos asumirlo. Ya tendremos oportunidad de reencontrarnos con ese ser. Escribió Steve Tesich: "Recuérdame con risas y sonrisas porque así es como te recordaré. Si sólo puedes recordarme con lágrimas y tristezas, entonces no me recuerdes".

El mismísimo Allen Klein solicitó: "Cuando muera, deseo que todos mis amigos y familia lo celebren con pompas de jabón y que recuerden la sentencia del Talmud: *Tiene tanto sentido, si no más, regocijarse al final de una vida como al principio de ésta".*

Le preguntaron a Winston Churchill, soportando tanto bombardeo si le temía a la muerte, respondió: "Yo estoy preparado para encontrarme con mi Hacedor. Ahora, si mi Hacedor está preparado para encontrarse conmigo, ya es otra historia".

Al informarle a Wilson Mizner que moriría en pocas horas, reunió las fuerzas necesarias para mandar esta esquela a un amigo: "Me enterrarán a las nueve. No seas vago y levántate". Sobre su funeral dijo: "Quiero que asistan un sacerdote, un rabino y un pastor protestante. Tal vez así mejoren mis chances".

Un comentario de Mark Twain sobre un político: "No asistí a su funeral, pero escribí una nota informando que me parecía muy buena idea".

"Nacer es una enfermedad mortal" (Woody Allen); y agregó: "No es que tenga miedo a morir, simplemente no quiero estar allí cuando suceda".

También hay *epitafios* con gran sentido del humor:

* "Perdonen mi polvo" (Dorothy Parker).
* "¿Vieron? Les dije que estaba muy enfermo" (John Barrymore).
* "Aquí yace mi marido; su mujer descansa en paz" (anónimo).
* "Gracias por venir. Disculpen si no me pongo de pié" (anónimo).
* "Éste fue el único ser humano que no dio el último suspiro. Dio la última sonrisa" (anónimo).
* "La muerte es la mejor broma de todas. Por eso la guardamos hasta último momento" (un graffiti).

Y hasta se crearon algunos eufemismos graciosos para reemplazar las palabras *muerte* y *fallecimiento:*

* Lo llamaron a casa.
* Hizo mutis por el foro.
* Se mudó a otro barrio.
* Está aprendiendo a tocar el arpa.
* Saldó su cuenta.
* Estiró la pata.
* Quedó sólo el envase.

Un relato reparador

A continuación un típico relato de Osho, que hemos transcripto textualmente.

Me han contado sobre tres místicos hindúes. Nadie conoce sus nombres. Se los conocía sólo como Los Tres Santos Reidores, porque nunca hacían ninguna otra cosa, solamente reían.

Solían ir de una ciudad a otra, pararse en el mercado y largarse una buena carcajada visceral. Estas tres personas eran realmente hermosas, riendo y con sus vientres agitándose. Era como un contagio, pues todo el mercado comenzaba a reír… Durante unos pocos segundos un nuevo mundo se abría.

Viajaban por toda India sólo ayudando a que la gente se riera. Gente triste, gente enojada, gente codiciosa, gente celosa: todos comenzaban a reír con ellos. Y mucha gente captó la clave: podemos transformarnos.

Sucedió entonces, que en un pueblo, falleció uno de los tres.

Los pobladores dijeron: *"Ahora habrá problemas. Su amigo ha muerto y deben llorarlo"*. Pero los dos estaban bailando, riendo y celebrando la muerte. La gente del pueblo dijo: *"Esto es demasiado. Estos no son modales. Cuando muere un hombre es profano reír y bailar"*.

Entonces, los dos hombres dijeron: *"No saben lo que ha sucedido. Nosotros pensábamos quién de los tres moriría primero. Este hombre ha ganado, estamos derrotados. Nos reímos con él toda la vida, ¿cómo podríamos despedirlo de otra manera? Debemos reír, debemos disfrutar, debemos celebrar. Esta es la única despedida posible para un hombre que ha reído toda su vida. Y si no reímos, él se reirá de nosotros y pensará: ¡Tontos! ¿De modo que de nuevo han caído en la trampa? No pensamos que esté muerto. ¿Cómo puede morir la risa, cómo puede morir la vida?"*

Luego debían incinerar el cuerpo y la gente del pueblo dijo: *"Lo bañaremos como lo prescribe el ritual".* Pero aquellos dos amigos dijeron: *"No, nuestro amigo ha dicho que no hagamos ningún ritual y no cambiemos su ropa ni lo bañemos. Sólo que lo pongamos como está en la pira crematoria; por lo tanto, tenemos que seguir sus instrucciones".*

Y entonces, de pronto, sucedió algo muy importante.

Cuando el cuerpo fue colocado sobre la pira, ese anciano hombre hizo su último truco. Había escondido muchos fuegos de artificio debajo de sus ropas y repentinamente hubo ¡diwali! Entonces el pueblo entero comenzó a bailar. No era la muerte, era la nueva vida, una resurrección.

Toda muerte abre una nueva puerta.

Si cambias tu tristeza por celebración, entonces tú también serás capaz de cambiar tu muerte por resurrección. Aprende este arte cuanto antes.

La risa es una fuerza tan transformadora que nada más es necesario.

56. El que ríe último...

...¿ríe mejor? Dejamos para lo último, como correspondía, este popular y conocido dicho. Si esto es cierto, ¿por qué reír *mejor* al reír en *último* lugar? ¿por lo de "los últimos serán los primeros"? ¿o es una actitud de tomarse una "revancha"?, como diciendo: "ustedes rieron primero, ahora me toca a mí". Así analizado no parecería ser una risa sana. Más bien sería *vengativa.* Tal vez porque sentimos algo como placer al despertar la secreta envidia de los que ya rieron y se les agotó la risa.

Entonces, ¿sería una risa válida? ¿O se reirá *mejor* porque se ríe más *tranquilo*, al reír solo? Sin embargo, ya hemos visto que la risa, al ser contagiosa, necesita ser compartida. Y si río último, nadie ríe conmigo.

También puede suceder que al reír últimos volvamos a hacer reír a los que ya callaron. Eso sería bueno. ¿O *ríe mejor* porque es el único sonido que se escucha en toda su amplitud?

Hubo intentos que quisieron enfocar el tema de manera humorística.
"El que ríe último es el que piensa más lento" (John Nigro).
"El que ríe último, probablemente sea tu jefe" (anónimo).
"El que ríe último es el que tiene el mejor abogado" (Terry Smith)
"El que ríe último es el que no entendió el chiste" (anónimo).

¿Usted que opina? Escríbanos a través de nuestro sitio web y nos cuenta, porque ya más argumentos no le vamos a exponer. Como dicen en el mundo televisivo: "se nos termina el tiempo"... en este caso, el libro.

En una oportunidad, una alumna nos acercó algunos conceptos propios sobre la risa y nosotros le dimos forma quedando un poema titulado *"Si aprendes a reír",* con estas reflexiones:

¿Crees que la risa sólo es circunstancial?
Si aprendes a conocer el poder terapéutico
de la risa, comenzarías a reír.
Si logras reír, evitarás malhumorarte y enfermarte.
Si no puedes reír naturalmente, trata de ***forzarlo***.
Si te permites reír descubrirás
el ritmo de la ***alegría*** que está en tu alma.
Si buscas en tu interior, el "niño"
despertará con una risa.
Si piensas que reír es ridículo
más ridículo es no saber ser feliz.
Si no ríes es porque
no te contentas con lo que tienes,
con lo que haces, con lo que eres.
Si no ríes te convertirás en
despreciativo, amargado, violento.
Si aprendes a reír serás feliz
con lo que la vida te brinda.
Si supieras que el éxito está
en saber reírle a la vida, aprenderías
que la risa encierra mucho más
que circunstanciales momentos de humor.
De tí depende que la Luz se expanda
sobre toda tu vida a través de la risa.
Si aprendes a reír
movilizando tu boca, tu mente y tu corazón
aceptarás que ***la risa es salud.***

Lo inagotable de la risa

La risa siempre ha estado cerca de lo **imprevisible**. Cuenta un cronista que llevaron a unos indios a la corte en Europa, para ver si realmente eran hombres y comprobar si eran capaces de reír; así, los pusieron a contemplar las evoluciones de malabaristas y payasos, pero los indios imperturbables no movieron un músculo de la cara. Al salir de la ceremonia, el obispo que precedía la sesión tropezó y estuvo a punto de caer y las carcajadas de los indios no se hicieron esperar.

Explica muy sagazmente Mónica Giardina (24), que hay risas que no tienen otro objeto que ellas mismas, risas que se generan a partir del derroche y contagio de sí mismas, en esto reside su carácter de gratuidad. La risa se multiplica, crece como un niño, excede los temas cómicos. La risa de la risa evocaría, primero la risa ante lo particularmente risible, luego la risa bajo la que caerían todas las cosas y finalmente la risa que se consagra a sí misma.

Si la risa es un momento soberano, entonces también instaura un modo de aprehender la verdad; como en la obra de arte, de la risa puede brotar lo verdadero. La risa es un momento ineludible en la construcción de toda verdad, pues a su modo la risa es metáfora, una metáfora que se celebra con el cuerpo y se traduce en un gesto de agradecimiento, efímero y que siempre parece insatisfactorio, porque ya hemos dicho que desearíamos seguir riendo, como todo lo que nos lleva en presencia de lo maravilloso.

Por ello, como últimos ejercicios de este libro y de nuestra propuesta, le proponemos **reír con las vocales**.

Reír con una u otra vocal tiene diferentes efectos en nuestro organismo. Cada uno de nosotros solemos hacerlo de forma preferente con una de ellas, vale la pena observar con que vocal solemos soltar nuestras carcajadas. Veamos:

Ja: Reír con la "a", es la más frecuente de las vocales, por lo general nos hace abrir la boca en todo su esplendor, a estirarnos y a abrir el pecho, es la carcajada por excelencia. Provoca la vibración en la zona de los riñones, la cadera y del vientre, por lo que activa sus funciones y las llena de energía. Activa las gandulas suprarrenales y actúa sobre la adrenalina y la noradrenalina dando bocanadas de energía a nuestro organismo.

Reduce el miedo y refuerza el valor. Y por si fuera poco activa la potencia sexual en los hombres y en las mujeres resulta beneficiosa para los ovarios y la matriz.

Je: Cuando nos reímos con la "e", incide vibrando bajo las costillas.

Es la risa diplomática, en cierto modo la que expresa disimulo. Hace que se libere energía del hígado, vesícula biliar y tejido muscular. Es eficaz para reducir los enfados y las tensiones internas, favorece la tolerancia, la paciencia y facilita el proceso de la digestión.

Ji: Al reírnos con la "i", se produce vibración en la zona del cuello y del corazón. Su vibración se nota en la cabeza, e incide en la glándula pineal, la pituitaria, y el hipotálamo. Es la risa saltarina, que nos incita a bailar, es optimista y simpática. Activa la creatividad y la intuición. Actúa sobre el sistema nervioso y estimula la glándula tiroides pudiendo tener efectos beneficiosos en los problemas de obesidad. También influye sobre el intestino delgado y activa la circulación, lo que la convierte en muy adecuada para mejorar problemas de varices.

Jo: Cuando se ríe con la "o", siempre pensamos en la figura de "Papa Noel", invitándonos a sacar la barriga y poner cara de bonachón. Libera energía del sistema digestivo, (desde la boca hasta el ano), bazo y páncreas. Es una muy buena risa para los postres, pues nos ayuda en los procesos digestivos y también en el tratamiento de la celulitis.

Ju: Con la "u", es una risa oscura, la de más bajo tono y vibración, pero muy potente si se practica con frecuencia. Activa la zona pulmonar regulando alteraciones respiratorias. Altamente beneficiosa para liberar emociones y devolver el equilibrio del intestino grueso cuando se tensa a causa del estrés. Rompe los efectos negativos de los pensamientos dolorosos, frustraciones y bloqueos del pasado.

Antes de pasar a la práctica, una advertencia: no ría pronunciando el fonema (o letra, o consonante) "j", no es, por ejemplo, "ja" con "jota" sino con "h" (hache).

De la siguiente manera: la "h" tiene sonido, es el producido por un aliento suspirado fuerte: hhhhhhhhhhhhhhh...y cuando se le esté por terminar el aire agregue el sonido (cortito) de la vocal "a": **hhhhhá**, y oirá que suena que suena como **já**.

Veamos, a la cuenta de tres, ríase con **ha**, luego con **he**, luego con **hi**, y con **ho** y con **hu**: *"a la una, a las dos y a las tres:. . . . ."*.

Ahora, anímese a reír con todas las vocales **sucesivamente**, en lo posible durante *30 segundos* por reloj. A ver: **ha-he-hi-ho-hu... ha-he-hi-ho-hu... ha-he-hi-ho-hu...**

Y para terminar, **sostenga** su risa (como le salga) durante *tres minutos* por reloj sin parar (pausa). Gracias.

Otro detalle interesante, ¿cómo se ríen en la Internet (con el envio de mails y en las redes sociales --facebook, twiter, instagran-- y por medio de los celulares --con el envío de mensajes de textos o por wattsap--) a través del teclado?

Se han incorporado una extensa variedad, desde un *jajajajaa*, *jijijij*, *hahahaha*, *heheheh*, *jejeje*, *ja*, *LOL*, *muajjaajja*, *asdadsadsadafgasdasafafds*, *xD,* hasta los obvios íconos. Veamos cómo se ríen con el teclado en distintos países.

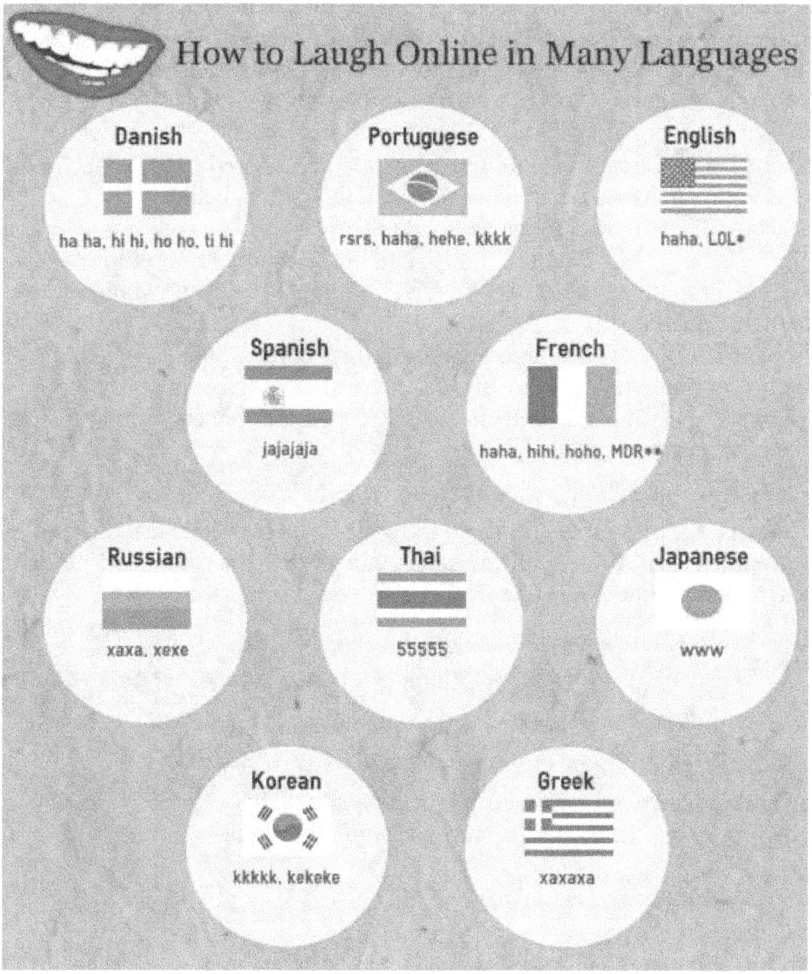

Inglés: Es "hahahaha", mismo sonido, misma idea, se ríen muy parecido a como escriben en el habla **hispana** (que también escriben “ja, ja, ja” ó “jajajaja”), aunque son más amargos.

Francés: Los franceses optan por el "hahaha" tanto como el "héhéhé", los **catalanes** usan el mismo.

Portugués: Igual que los franceses y catalanes, aunque suman otras variantes como "rá!", "kkkkk" (muy gamer por cierto) y "rsrsrs".

Sueco: Optan por el "hahaha" pero también por "hehehe" y "hihihi", este último es usado por los **vietnamitas**, pero la cosa se pone realmente divertida cuando nos alejamos un poco más. Los noruegos, en cambio, aprovechan dos de sus tres letras extra: "hæhæhæ", "høhøhø".

Griego: Usan "xaxaxaxa", **Turquía** "ha ha", "he he", "ehu ehu", "hi hi", **Rumania** "hahahah" o "hihihihi", los que hablan **urdu** (Pakistan, India) diferencian, los hombres "hahahaha" y las mujeres "hehehehe".

Ruso: Tienen una seguidilla de variantes: "xaxaxa" ("hahaha", "бгггггг", "bgggg", "гггггг", "gggggg", "олололо", "ololololo") los **ucranianos** usan un par de estos: "бгггггг", "bhhhh", "гггггг", "hhhhhh" que suenan parecido al ruso.

Árabe: Usan "هههههه" que suena algo así como "hahahah" aunque se escribe como "hhhhhh" porque no usan las vocales para ese sonido. Esto vendría a ser similar al **hebreo** que en vez de poner חָה־חָה־חָה usan חחחחחחחחחחחחחחחחחחחחחחחחחח.

Coreano: También se decantan por el kkkkk: "ㅋ ㅋ" ("kk", "ㅎㅎㅎ", "hhh" que parece más un grito *zerg* --Starcraft, con la horda atacando--).

Japonés: hay un par de variantes, una es "wwwww" que viene de la palabra "warau" que significa risa pero que se escribe “warai” y eso implicaría dos kanji: 笑い pero como no queda bien usan la w solamente y les queda WWWWWWWWW aunque algunos ponen 笑笑笑笑笑笑.

Chino: Usan el mismo sonido que todos, “hahah” o “hehehehe”, pero... claro, en **mandarín** se ve raro: 哈哈哈哈哈 ó 呵呵呵呵呵.

Tailandés: Y tal vez el más original de todos: "55555" porque el cinco se pronuncia "ha"!, aunque curiosamente en mandarín eso sería *llorar*.

Un pensamiento para recordar

Ahora sí hemos llegado al final, aunque había más material sobre la risa, realmente, como han dicho grandes investigadores de todas las épocas: el tema de la risa pareciera ser inacabable. Por ahora, nos quedamos con un pensamiento reciente, supuestamente de Jesucristo, ya que lo extractamos del libro *"Un Curso de Milagros"* (si ha leído ese extenso texto, ¿se anima a encontrar dónde están estas palabras?). Con este pensamiento cerramos siempre nuestro seminario espectáculo-terapéutico, y es una hermosa y perfecta síntesis de todo lo expuesto en este libro. Dice así:

Sin tu sonrisa el mundo no se puede salvar.
Mientras la tristeza se abata sobre ti,
la Luz que el propio Dios designó como medio
para la salvación se atenúa, y pierde su fulgor.
Y nadie se ríe.
Porque toda **risa** *no es sino el* **eco de la tuya**.

Y esto se terminó.

Por el momento, pues seguramente nos encontremos en alguno de nuestros seminarios, o talleres, o cursos, o viajes de nuestra escuela, o en otro libro. Finalmente nos despedimos con nuestra mejor sonrisa, deseando que el *conocimiento* transmitido hasta aquí le haya servido para *cambiar para mejor el rumbo de su vida.*

Que la Risa y la Salud
se manifiesten en usted.

Gracias por leer este libro hasta el final. Ahora… ¡póngalo en práctica!

BIBLIOGRAFÍA GENERAL PARA CONSULTA

1. BERGSON, Henri. "La risa. Ensayo sobre la significación de lo cómico", Colección Austral, Bs.As., 1979.
2. BRISTOL, Claude M. "El poder está en usted", Ed. Central, Bs.As., 1985.
3. CALLEJA, Matías S. y AGUILAR, Susana N. "Cómo crear sus propios ejercicios mentales", Kier, Bs.As.,1992.
4. CARNEGIE, Dale. "Cómo suprimir las preocupaciones y disfrutar de la vida", Ed. Sudamericana, Bs.As., 1995.
5. CARNEGIE, Dale. "Cómo ganar amigos e influir sobre las personas", Ed. Sudamericana Bs.As., 1995.
6. CEDEÑO, Rubén. "Los siete rayos", Ed. Bienes Lacónica, Venezuela 1987.
7. COUSINS, Norman. "Anatomía de una enfermedad", Ed. Kairós, Barcelona, 1993.
8. COUSINS, Norman. "Principios de Autocuración", Ed. Urano, Barcelona, 1991.
9. CHOPRA, Deepak. "Cuerpos sin edad, mentes sin tiempo", Vergara, Bs.As., 1994.
10. CHOPRA, Deepak. "Cómo crear salud", Grijalbo, México, 1990.
11. DELAURO, Rubén y MANNO, Mirtha. "La voz y el habla en el lenguaje teatral", Fonoaudiológica, T. 38/1, 1992.
12. DIAMOND, John. "Kinesiología del Comportamiento", EDAF, Madrid, 1980.
13. Diario "La Nación", Bs.As., Marzo, 1997.
14. DUCKWORTH, John. "Autosugestión práctica", Ed. Glem, Bs.As., 1973.
15. DYER, Wayne W. "Tus zonas erróneas", Grijalbo Mondadori, Barcelona, 1996.
16. FOUGEREAU, Michel. "La inmunología", FCE, Biblioteca Actual, México, 1989.
17. FOX, Emmet. "Dale valor a tu vida", Ed. Solar, Colombia, 1993.
18. FRANCIS, Aníbal. "El psicosoma", Ed. Dunken, Bs. As., 2011.
19. FRANKL, Víktor. "El hombre en busca de sentido", Herder Editioral, Barcelona, 2004.
20. FUNDACION PARA LA PAZ INTERIOR, "Un Curso de Milagros", Miami (USA), 1992.
21. GAMBINI, Amadeo, "Humor con humor se paga", Ed. Galerna, Bs.As., 1989.
22. GARCIA, Ma. Cruz. "El poder de la risa", morales i torres editores, s.l, Barcelona, 2003.
23. GAWAIN, Shakti. "Visualización Creativa", Ed. Selector, México, 1995.
24. GIARDINA, Mónica. "Introducción al pensamiento científico", CBC - UBA.
25. GOLDBER, Jeff. "Las endorfinas", Ed. Gedisa, Barcelona, 1989.
26. GOLEMAN, Daniel. "La Inteligencia emocional", Javier Vergara, Bs.As. 1998.
27. HAMER, Dean y COPELAND, Peter. "El misterio de los genes", Vergara, Bs. As. 1998.
28. HAY, Louise L. "Usted puede sanar su vida", Ed. Urano, Barcelona, 1991.
29. HAY, Louise L. "El poder está dentro de tí " (con Linda C. Tomchin), Ed. Urano, Barcelona, 1991.
30. HILL, Napoleón. "La clave de la riqueza", Ed. Bruguera, Barcelona, 1972.
31. HILL, Napoleón y STONE, W. Clement. "La actitud mental positiva", Grijalbo Mondadori, Barcelona, 1996.
32. HOLDEN, Robert. "La risa, la mejor medicina", Ed. Oniro, Barcelona, 1999.
33. ISERTE, Salvador. "El arte de agradar", Ed. Leo, Bs.As., 1961.
34. JEFFERS, Susan. "Gozar de la vida en tiempos de crisis", Robin Book, Barcelona, 1996.
35. JOUBERT, Laurent. "Tratado de la risa", Asociación Española de Neuropsiquiatría, Madrid, 2002.

36. KANTOR, Aurora C. de. "Timo. Mi médico interno". Ed. Kier, Bs.As., 1999.
37. KLEIN, Allen. "Reír es sano", Grijalbo Mondadori S.A., Barcelona, 2000.
38. KUNDERA, Milan. "El libro de la risa y el olvido", Ed. Seix Barral, España, 2000.
39. LAWSON, Jack. "Endorfinas", Ed. Obelisco, Barcelona, 1995.
40. LEUNDA MOYA, Eduardo. "Caricatos literarios", Ed. Corregidor, Bs. As. 1976.
41. LOCKE, Steven y COLLIGAN, Douglas. "El médico interior", Sudamericana, Bs.As., 1992.
42. LÓPEZ FERNÁNDEZ, Tiberio. "366 Maravillosas Motivaciones", San Pablo, Bogotá, 1998.
43. MANDINO, Og. "El secreto más grande del mundo", Diana, México, 1996.
44. MATHEWS, Andrew. "Por favor sea feliz", Selector, México, 1995.
45. MATHEWS, Andrew. "El libro de los amigos", Selector, México, 1996.
46. McGINNIS, Alan Loy. "El poder del optimismo", Javier Vergara Editor, Bs.As., 1993.
47. MÉNDEZ, Conny. "Metafísica 4 en 1", Vol. 1 y 2, Bienes Lacónica, Caracas, 1990.
48. MILAGRO, Alfonso. "Meditando la vida", Ed. Claretiana, Bs.As., 1990.
49. MOODY, Raymond A. "Risa después de la risa. El poder curativo del humor", EDAF, Madrid, 1979.
50. MULEIRO, Pepe. "Los mejores chistes del siglo", Grijalbo, Bs.As., 1998.
51. OBEDMAN, Carlos. "El enfermo, la enfermedad, el médico, la medicina", Ed. Kier, Bs. As. , 1957.
52. OSHO. "Vida, amor y risa", Ed. Gulaab, Barcelona, 1997.
53. OSHO. "Zaratustra, el profeta que ríe", Ed. Luz de Luna, Bs.As., 2000.
54. PAULING, Linus. "Cómo vivir más y sentirse mejor", Ed. Sudamericana-Planeta, Bs. As. , 1986.
55. PESCETTI, Luis María. "La fábrica de chistes", Ed. La Flor, Bs.As., 1994.
56. PETER, Laurence J. y DANA, Bill. "La mejor receta la Risa", Atlántida, Bs..As., 1990.
57. PIDDINGTON, Ralph. "Psicología de la risa", Leviatán, Bs.As., 1995.
58. POLLOCK, Jonathan. "¿Qué es el humor?", Paidós, Bs. As., 2003.
59. PRUDDEN, Susy. "Meta Fitness" (con Joan Meijer-Hirschland), 1992.
60. ROBBINS, Anthony. "Poder sin límites", Ed. Grijalbo, Barcelona, 1987.
61. RODRÍGUEZ, Ricardo y ASHKAR, Edmundo. "Fisiología humana", López Libreros Editores, Bs.As., 1983.
62. ROMERO, Eduard (comp.). "Valores para vivir", Ed. CCS, Madrid, 1997.
63. RUSSIANOFF, Penélope. "Para vivir felíz", Ed. Altaya, Barcelona, 1994.
64. SARAYDARIAN, Torkom. "Alegría y curación". Ed. Kier, Bs.As., 1997.
65. SATZ, Mario. "Las vocales de la risa", Miraguano Ediciones, Madrid, 2001.
66. SELIGMAN, Martín E.P. (y col.). "Niños optimistas", Grijalbo, Barcelona, 1999.
67. STERN, Alfred,. "Filosofía de la risa y del llanto", Ed. Imán, Bs.As., 1950.
68. STILMAN, Eduardo (comp.). "El libro del humor absurdo", Siglo XX, Bs..As., 1977.
69. STILMAN, Eduardo (comp..) "El libro del humor negro", Siglo XX, Bs..As., 1977.
70. STOLLAVAGLI, Enrique. "Humorterapia", edición del autor, Córdoba (Arg.), 1996.
71. STONE, Randolph. "Construyendo la salud", Ed. Altaya S.A., Barcelona, 1995.
72. TEMPRANO, Emilio. "El arte de la risa", Ed. Seix Barral, Barcelona, 1999.
73. TREVISAN, Lauro. " La vida es una fiesta", Distribuidora Cristal, Bs. As., 1994.
74. VILLEGAS, Víctor. "Chistes, chistes y más chistes", Service Editores, Bogotá, 1992.

INDICE

OTROS TÍTULOS

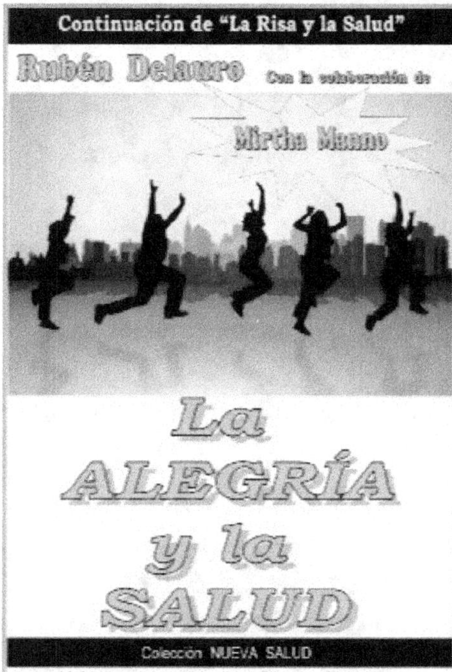

Este libro, continuación de **"La Risa y la Salud"**, de los mismos autores, intenta reflejar esa maravillosa y tan huidiza emoción positiva, o actitud de vida, que es la **Alegría**.
Y responder a variados interrogantes.
¿Nos enferman los HMN (hábitos mentales negativos) como la **tristeza** (para hablar del polo opuesto a la Alegría)?
¿Es nuestra mente un depósito personal de pensamientos y además de emociones?
¿Por qué se confunde fácilmente Alegría con Felicidad?
También se transmiten numerosos ejercicios para "retener" la alegría.

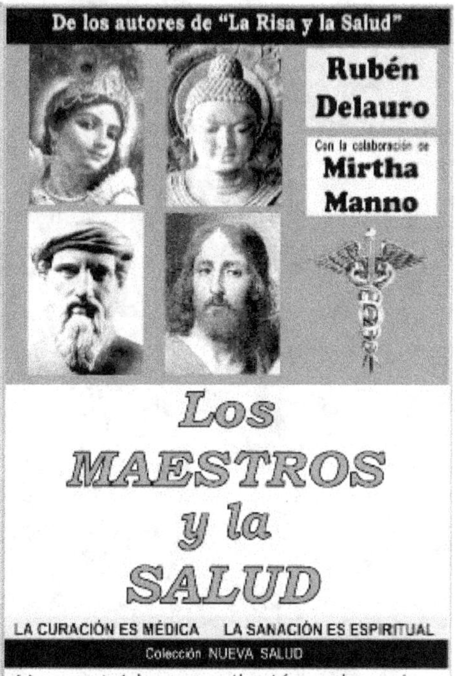

Una nutrida recopilación sobre el paso y la enseñanza de los principales Maestros a lo largo de la **historia** de la humanidad, desde la Teoría de las Razas-Raíz, Lemuria, Atlántida, etc. ¿Conoce que relación existe entre Rama, Krishna, Zoroastro, Hermes Trismegisto, Pitágoras y Jesucristo? ¿Existieron estos seres humanos tan especiales: Osiris, Orfeo, Apolo, Moisés? ¿Las Escrituras que hablan muy poco de ellos, son fidedignas? ¿Los antiquísimos Principios de Hermes nos hablan de la hoy conocida Ley de la Atracción?
¿Dejaron, además, enseñanzas sobre la salud psicofísica-espiritual? Un libro que es, además, casi un tratado de **religiones** comparadas combinadas con historia de la **medicina**.

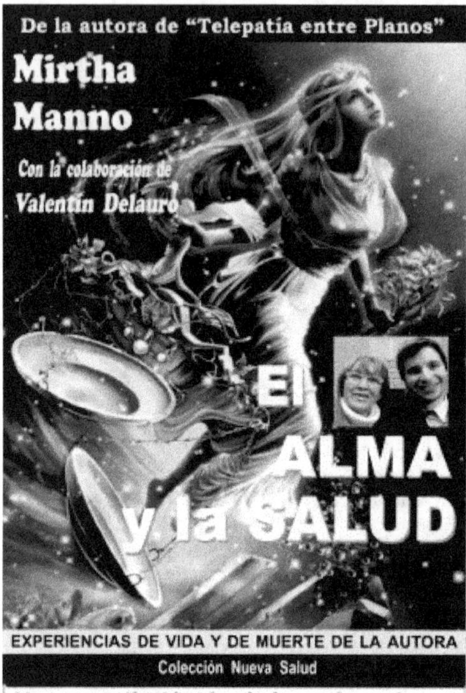

Una recopilación desde los más antiguos escritos sobre los conceptos que se han vertido y discutido sobre esa sustancia inmaterial que conforma nuestro ser interior y que parece sobrevivir en una continua transmigración a través de los tiempos.

En este libro se vierten conceptos amorosos y otros muy profundos sobre la conducta del **Alma** después de desencarnar y sobre la supuesta existencia de otros seres que habitan los distintos planos.

Y un análisis de cómo debiéramos tener más presente en nuestra vida cotidiana al Alma que en esta encarnación habita nuestro cuerpo físico y solemos "ahogarla" con nuestra personalidad, regida por nuestro **Ego**.

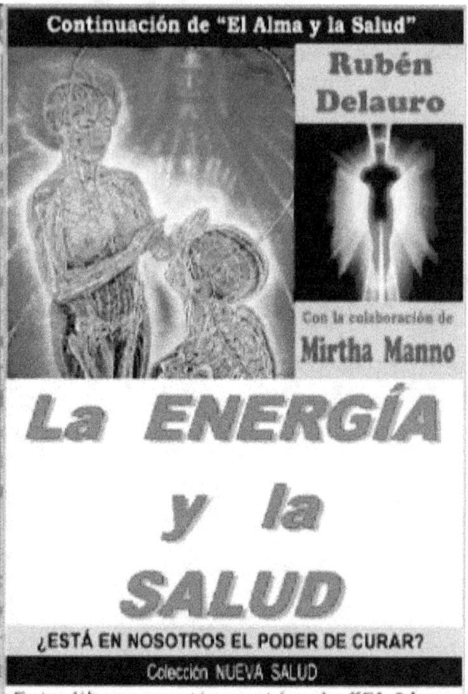

Este libro, continuación de **"El Alma y la Salud"**, del mismo autor, nos introduce en el fenómeno de la energía. Los seres humanos somos "energía caminando".

Nos mantiene vivos una milenariamente llamada **energía vital**, la cual, al mismo tiempo, nos permite "trasladarla" fuera de nosotros (a objetos, plantas, animales y por supuesto a otros seres humanos).

Intentar darle una explicación científica a un tema que ha sido desde siempre comprobable empírica pero muy subjetivamente (como la antigua "imposición de manos" o el más actual "reiki"), es hoy la ocupación de muchos autores y estudiosos.

Este libro contempla los criterios milenarios y actuales.

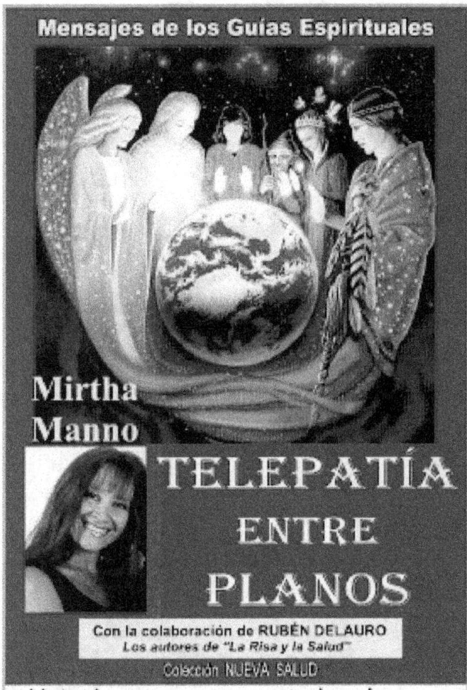

¿Usted cree o conoce sobre las llamadas **canalizaciones**?
En cualquier forma de expresión --y una canalización es una de esas formas-- existen varios tipos de discursos. En el caso de este libro los mensajes son discursos descriptivos y razonados.
La **autora** transmite imágenes a través de palabras y de sentimientos. Es como si todas las palabras estuvieran más cargadas de significados. Inicialmente fueron mensajes canalizados de manera personalizada para los alumnos que en ese momento estaban cursando y los recibían.
Por momentos pareciera como si la mayoría de los mensajes **fueran para cada uno que los lee**. Es evidente un canal de comunicación entre **Guías**: hay todo un equipo comunicador.

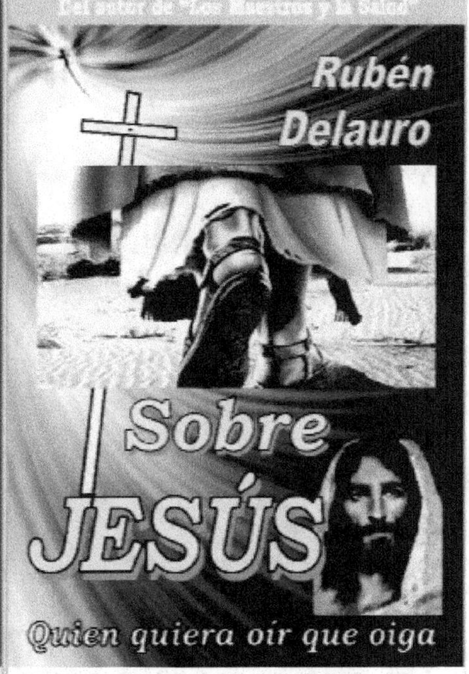

Cuando se lee, se estudia o se escribe sobre Jesús, aparecen inevitablemente, las dos grandes preguntas: ¿Existió Jesús, llamado por muchos El Cristo? ¿Fue el Mesías anunciado? Y luego, se desencadenan otros interrogantes: ¿si el hombre Jesús existió históricamente, fue una encarnación "especial" o "divina"? ¿realmente tenía "capacidades" más allá de las del común de las personas? ¿era un alma muy evolucionada? ¿vino a dejar una enseñanza de tipo universal que, además, perdure en el tiempo? ¿O fue solo un judío predicador más, de tantos que hubo, sin mayores o especiales connotaciones?
Este libro --como la gran mayoría de los que se han escrito sobre el tema-- intenta responder a tantos interrogantes.

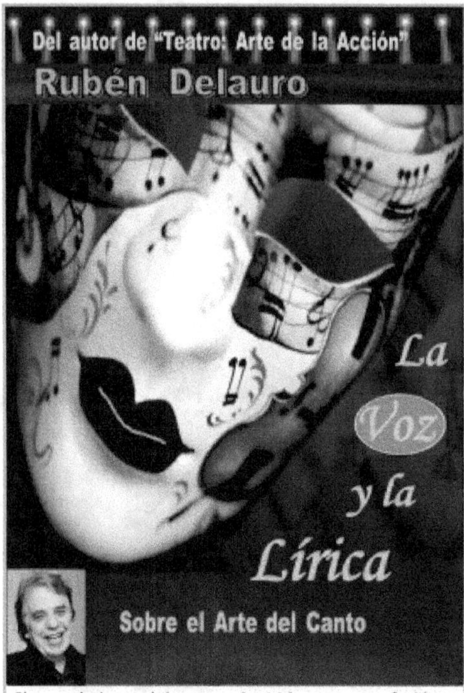

El conocimiento del autor, adquirido por su profesión de fonoaudiólogo, su especialización en foniatría y su experiencia de muchos años como actor, director y profesor de teatro, lo llevó a intentar contemporizar la existencia de criterios tan disímiles respecto de la teoría --y fundamentalmente de la práctica-- de un Arte tan bello pero al mismo tiempo tan exigente por la precisión que requiere en lo vocal.
Así, ha logrado completar los criterios siguiendo lineamientos de ese discutido pero respetado crítico español que es Arturo Reverter, y, por supuesto, de otros excelentes autores de la línea médico-académica, todo lo cual, aunado a su práctica juvenil con otro gran maestro y cantante (bajo profundo): el vasco Eloy Iriondo, culminó en el presente, libro, un completo **ensayo** teórico-práctico.

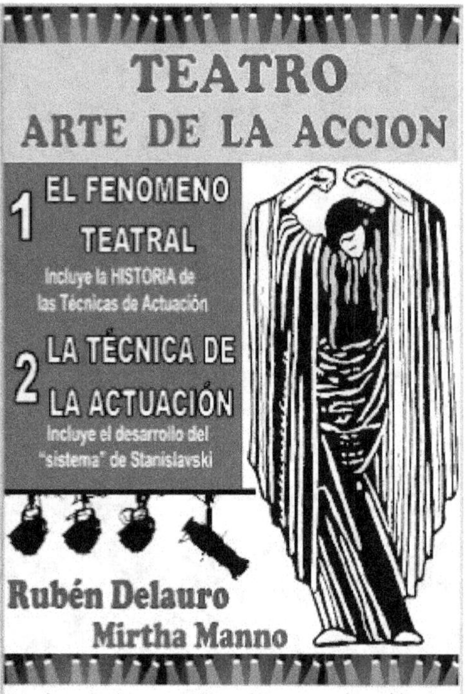

Mucho y desde muy atrás en el tiempo, se ha publicado sobre el Arte Teatral y sobre quienes lo practican: los Actores. Esto dio como resultado que durante años, los libros de texto han inundado el mercado en número importante, pero si bien la teatrología ha avanzado mucho en lo que va del siglo (especialmente desde las publicaciones de hombres de teatro), o se contemplan definiciones muy particulares del hecho teatral o se imponen preceptos subjetivos de lo que debería ser un nuevo teatro.
Por otra parte, la evolución del arte teatral ha provocado que florezcan numerosas experiencias y especulaciones teóricas, dentro de un panorama a veces confuso.
Y esto tiene, tal vez, su explicación: en el teatro, y particularmente en la actuación, el hecho muere con su creador. Cada nueva generación debe descubrir todo el tiempo por sí misma, verdades descubiertas antes, pero siempre perdidas.

www.ingramcontent.com/pod-product-compliance
Lightning Source LLC
Chambersburg PA
CBHW061744250726
48657CB00001B/25

* 9 7 8 1 7 9 2 7 5 2 7 4 2 *